Marcus Mery

Ausgabe 2011

Die mündliche Prüfung

Heilpraktiker Psychotherapie

Fragenkatalog

D1697497

Marcus Mery

Ausgabe 2011

Die mündliche Prüfung

Heilpraktiker Psychotherapie

heilpraktiker
psychotherapie

Marcus Mery
Ausgabe 2011
Die mündliche Prüfung
Heilpraktiker Psychotherapie

Herausgeber: Verlag Heilpraktiker Psychotherapie, Marcus Mery, Offenbach, 2011.

Umschlaggestaltung: SB Design

Bildnachweis: Archiv des Verlages
Grafiken: bitpublishing

*Bibliografische Information der Deutschen
Bibliothek –*
Die Deutsche Bibliothek verzeichnet diese
Publikation in der Deutschen Nationalbiblio-
grafie; detaillierte bibliografische Daten sind
im Internet über http://dnb.ddb.de abrufbar.

Gedruckt auf chlorfrei gebleichtem Papier

© 2011 Verlag Heilpraktiker Psychotherapie
Lübecker Straße 4, 63073 Offenbach
Printed in Germany

Satz: bitpublishing, Schwalbach
Druck: Druckerei Sulzmann, Obertshausen

ISBN 978-3-941356-91-7

0102 - HP M – 0d14

Inhaltsverzeichnis

Vorwort

Die erste Auflage dieses Buches wurde auf Anregung vieler Studenten erstellt und gab einen Einblick in die mündliche Heilpraktiker-Prüfung und ihre Tücken. Die nun vorliegende sechste Auflage ist eine vollständige Überarbeitung, bei der es uns darauf ankam, eine möglichst realistische Prüfungssimulation zu erzielen. So wurden mündliche Heilpraktiker Prüfungen der letzten sieben Jahre aus dem gesamten Bundesgebiet analysiert und zu den hier 25 vorliegenden Musterprüfungen ausgearbeitet. Die vorliegenden Prüfungen beginnen immer mit einem Fallbeispiel, wofür eine Diagnose zu stellen ist. Die gegebenen Musterantworten sind „mögliche" Antworten, die Ihnen ein Gefühl dafür geben sollen, was Sie bei der Prüfung erwartet und wie Sie die gestellten Fragen lösen können.

Dieses Buch eignet sich nicht dafür, umfangreiche medizinische Abläufe zu lernen. Um Verständnis für pathologische und physiologische Prozesse zu erlangen, benötigen Sie entsprechende Lehrbücher. Mit diesen können Sie sich aber nicht gezielt auf die mündliche Heilpraktiker-Prüfung vorbereiten. Hierzu dient diese Sammlung. Sie stellt Ihnen konzentriertes Wissen für die mündliche Heilpraktiker-Prüfung zur Verfügung. Sie eignet sich besonders gut zum Abfragen in der Endphase des Lernens in den letzten Monaten vor der Amtsarztprüfung.

Wir danken für die Mithilfe vieler Heilpraktikeranwärter in ganz Deutschland, die uns Ihre Prüfungserfahrung und das gefragte Wissen mitgeteilt haben. Um den nachfolgenden Kommilitonen die gleichen Chancen wie Ihnen zu ermöglichen, sind wir auf Ihre Kooperation und Ihr Feedback angewiesen. Wir würden uns freuen, wenn Sie uns z.B. eine E-Mail mit Ihren Erfahrungen schreiben. Wir hoffen, dass es uns mit diesem Konzept gelungen ist, für alle Heilpraktikeranwärter den optimalen Leitfaden ausgearbeitet zu haben.

Kontakt

Verlag Heilpraktiker Psychotherapie
Lübecker Straße 4
63073 Offenbach
Telefon 069-60 60 99 72
Telefax 069-43 05 86 02
E-Mail: kontakt@heilpraktiker-psychotherapie.de
Internet: www.heilpraktiker-psychotherapie.de

Einführung

Einführung

Tipps zur Prüfungsvorbereitung

Die Prüfung zum Heilpraktiker besteht aus zwei Teilen:

○ Der erste Teil ist ein schriftlicher Test, bestehend aus (zurzeit) 28 Multiple-choice-Fragen, von denen mindestens 75 % innerhalb von 56 Minuten richtig beantwortet werden müssen.

○ Der zweite Teil der Prüfung ist eine mündliche Einzelprüfung, die nicht länger als 60 Minuten dauern soll.

Üblicherweise findet die schriftliche Prüfung am zweiten Mittwoch im März und am zweiten Mittwoch im Oktober statt (wie z.B. in Hessen, Hamburg, Berlin, NRW, Bayern, Baden-Württemberg). Die mündliche Prüfung findet je nach Gesundheitsamt acht bis zwölf Wochen nach bestandener schriftlicher Prüfung statt.

Die Überprüfung ist kein Test der fachlichen Qualifikation, sondern dient nur der Beurteilung, ob „die antragstellende Person so viele heilkundliche Kenntnisse und Fähigkeiten besitzt, dass die Ausübung der Heilkunde durch sie nicht zu einer Gefahr für die Volksgesundheit wird".

Infos zur rechtlichen Situation

Allgemeines

Nach dem Heilpraktikergesetz müssen alle, die in eigener Praxis berufs- oder gewerbsmäßig die Heilkunde (Erkennen, Heilen und Lindern von Leiden) ausüben, eine staatliche Heilerlaubnis haben (auch wenn sie im Dienst von anderen ausgeübt wird). Dies gilt auch für den Bereich der Psychotherapie. Die Ausübung von Psychotherapie ist jede Tätigkeit zur Feststellung, Heilung oder Linderung von psychischen Störungen mit Krankheitswert, bei denen Psychotherapie indiziert ist und die somatisch abgeklärt sind. Zur Psychotherapie zählt es nicht, wenn lediglich Informationen über psychotherapeutische Verfahren (Beratung) oder nur Hilfen zur besseren Lebensbewältigung oder zur Überwindung sozialer Konfliktlagen gegeben werden (obwohl dies umgekehrt Bestandteil der Psychotherapie sein kann). Sonst müssten auch Sozialarbeiter oder Schulpsychologen eine Zulassung zur Ausübung heilkundlicher Psychotherapie haben.

Wer glaubhaft versichert, sich in seiner Heiltätigkeit ausschließlich auf den Bereich Psychotherapie zu beschränken, kann in den meisten Bundesländern eine eingeschränkte Heilerlaubnis (umgangssprachlich als "kleiner Heilpraktiker" bezeichnet) beantragen. Ausgenommen sind zurzeit die Bundesländer Schleswig-Holstein und Sachsen-Anhalt, die sich auf den etwas fragwürdigen Standpunkt stellen, dass seit der Einführung des Psychotherapeutengesetzes die eingeschränkte Heilerlaubnis überflüssig geworden sei, und diese deswegen nicht mehr vergeben. Folgt man dieser Argumentation, könnte man eigentlich auch den Heilpraktiker generell abschaffen, mit der Begründung, dass es Ärzte gibt! Die Mehrzahl der Bundesländer scheint jedenfalls anderer Meinung zu sein und hat sich daher entschlossen, trotz Psychotherapeutengesetz weiterhin die auf das Gebiet der Psychotherapie eingeschränkte Heilerlaubnis nach dem Heilpraktikergesetz zu vergeben.[1]

Um die eingeschränkte Heilerlaubnis zu erlangen, muss (ähnlich wie die entsprechende Heilerlaubnis für Heilpraktiker) ein Antrag beim zuständigen Gesundheitsamt gestellt werden; meistens (wenn nicht die „Aktenlage" erkennen lässt, dass Sie bereits ausreichende Vorkenntnisse haben) wird auch eine Eignungsprüfung durchgeführt.

Benötigte Unterlagen und Voraussetzungen

Über die benötigten Unterlagen kann Ihnen am genauesten Ihr örtlich zuständiges Gesundheitsamt Auskunft geben. Dieses ist meist nicht das Gesundheitsamt des Wohnortes, sondern ein Gesundheitsamt, welches zentral für Ihren Regierungsbezirk die Aufgabe der eingeschränkten Heilpraktikerüberprüfung übernommen hat (z.B. Regierungsbezirk Nordbaden: Gesundheitsamt Landkreis Karlsruhe). Die Mitarbeiter des Gesundheitsamtes in Ihrem Wohnort können Ihnen aber auf jeden Fall mitteilen, welches Amt in diesem Fall für Sie zuständig ist. Das erforderliche Mindestalter als Heilpraktiker/in (Psychotherapie) beträgt 25 Jahre. In der Regel[2] werden folgende Unterlagen verlangt:

- ○ kurzer Lebenslauf
- ○ Kopie des Personalausweises
- ○ Abschlusszeugnis einer Schule (mindestens Hauptschulabschluss) als amtlich beglaubigte Kopie
- ○ Polizeiliches Führungszeugnis (nicht älter als drei Monate). Einschlägige Vorstrafen können zur Nichtzulassung führen
- ○ Ein ärztliches Zeugnis, das nicht älter als 3 Monate sein darf, wonach keine Anhaltspunkte dafür vorliegen, dass Sie infolge eines körperlichen Leidens oder wegen Schwäche Ihrer geistigen oder körperlichen Kräfte oder wegen einer Sucht nicht über die für die Berufsausübung erforderliche Eignung verfügen.

---

[1]   Weitere Informationen finden Sie im Internet auf den Seiten der Deutschen Gesellschaft für Verhaltenstherapie sowie beim Verband Freier Psychotherapeuten und Psychologischer Berater e.V.

[2]   nach einem Informationsblatt des Landratsamtes Karlsruhe, Stand Juli 2002. Wenden Sie sich an Ihr örtlich zuständiges Gesundheitsamt, um sich die aktuellsten Informationen über Voraussetzungen, Inhalte und Termine der Prüfung zukommen zu lassen. Die Adresse des Gesundheitsamtes finden Sie im Telefonbuch oder unter www.heilpraktiker-psychotherapie.de

○ Bescheinigungen und Nachweise über bisherige psychotherapeutische Aus- und Weiterbildungen. In verschiedenen Bundesländern (z.B. Hessen) wird Ihnen ein Teil oder sogar die gesamte Überprüfung erlassen, wenn die „Aktenlage" zeigt, dass Sie bereits über das benötigte Fachwissen verfügen.

Übrigens: Mit dem Antrag, den Prüfungen und den anfallenden amtlichen Bescheiden für die „Erteilung der auf das Gebiet der Psychotherapie beschränkten Erlaubnis zur Ausübung der Heilkunde" sind Gebühren im Umfang von mehreren hundert Euro verbunden.

Berufsbezeichnung

Die Frage der Berufsbezeichnung für Personen, welche die auf das Gebiet der Psychotherapie beschränkte Erlaubnis zur Ausübung der Heilkunde haben, ist nicht offiziell geregelt. Wichtig ist aber, welche Berufsbezeichnungen man mit dieser Erlaubnis nicht führen darf:

○ Heilpraktiker/in
○ Psychotherapeut/in

Beide Titel sind rechtlich geschützt. Heilpraktiker/in darf sich nur nennen, wer die uneingeschränkte Zulassung als Heilpraktiker besitzt. Psychotherapeut/in darf sich wiederum nur nennen, wer eine Approbation nach dem Psychotherapeutengesetz hat, im wesentlichen also entsprechend weitergebildete Ärztinnen und Ärzte bzw. Dipl.-Psychologinnen und Dipl.-Psychologen.

Wie man sieht, ist die rechtliche Lage hinsichtlich der Berufsbezeichnung etwas verzwickt. Einerseits darf man sich nicht Heilpraktiker nennen, obwohl man eine (eingeschränkte) Erlaubnis nach dem Heilpraktikergesetz zur Ausübung der Heilkunde besitzt. Andererseits darf man sich nicht Psychotherapeut nennen, obwohl man Psychotherapie anbietet. Folgende Berufsbezeichnungen sind aber nach den Angaben der Deutschen Gesellschaft für Verhaltenstherapie möglich:

○ Psychotherapie (nach dem Heilpraktikergesetz)
○ Praxis für Psychotherapie (nach dem Heilpraktikergesetz)
○ Heilpraktiker (beschränkt auf das Gebiet der Psychotherapie)
○ Heilpraktiker (Psychotherapie)

Wichtig ist, dass aus der Berufsbezeichnung deutlich wird, dass man weder Psychotherapeutin bzw. Psychotherapeut noch Heilpraktikerin bzw. Heilpraktiker ist. Im Zweifelsfall sollte man sich an das örtliche Gesundheitsamt wenden.

In diesem Buch wird im Folgenden der Einfachheit halber die Bezeichnung Heilpraktikerin/Heilpraktiker (Psychotherapie) verwandt.

Stärken- und Schwächenprofil

Bei dem Stärken- und Schwächenprofil handelt es sich nicht um ein simuliertes Prüfungsergebnis, sondern es soll Ihnen dazu dienen, zu erkennen, welche Bereiche Sie konkreter lernen sollten. Wenn Sie die Frage richtig beantwortet haben, dann setzen Sie an den dafür vorgesehenen Platz einen Haken.

Die Auswertung der Fragen für das Stärken- und Schwächenprofil funktioniert wie folgt:

- Geben Sie sich für jede korrekt erkannte richtige Antwort, d.h. mit Haken, einen Punkt.

Zählen Sie alle Haken zusammen, die zu einem Themenkomplex gehören (S1-S6), sobald Sie einen der Übungsblöcke komplett bearbeitet haben, und tragen Sie das jeweilige Ergebnis in der Tabelle des entsprechenden Übungsblockes bei „Ihr Ergebnis" ein.

- Die Tabellen finden Sie auf den Seiten 246 bis 259.
- Diese Ergebnisse addieren Sie zu Ihrem Gesamtergebnis auf Seite 259.

Beispiel Amtsarztfrage

1. Was verstehen Sie unter dem Begriff Heilkunde?

Der Heilkundebegriff regelt, was eine Behandlung ist.

Heilkunde im Sinne des Gesetzes ist die berufsmäßige Ausübung der Heilkunde ohne Bestallung, ist jede berufs- oder gewerbsmäßig vorgenommene Tätigkeit zur Feststellung oder Linderung von Krankheiten, Leiden oder Körperschäden bei Menschen, auch wenn sie im Dienste von anderen ausgeübt wird.

Thema:
Skript 6

Richtig: ✔ _____

Fragenkatalog 1

Mündliche Amtsarztprüfung 1

Falldiagnose 1

Ein 30-jähriger Mann kommt zu Ihnen in die Praxis. Beim Eintreten bemerken Sie, dass der Patient ein wenig humpelt. Er arbeitet in einem angesehenen Immobilienunternehmen und ist gerade erst befördert worden. Er gibt an, dass der Hausarzt ihn zu Ihnen geschickt habe, was er nicht so ganz verstünde, da er lediglich ein Schlafmittel benötige, um nachts mal wieder durchschlafen zu können. In letzter Zeit würde er ständig ins Grübeln geraten und sei von Albträumen geplagt. Aufgrund des verminderten Schlafes sei er tagsüber nicht so belastbar. Erst auf Nachfrage erzählt er von einem ca. 3 Monate zurückliegenden Autounfall, bei dem er sich eine Unterschenkelfraktur zugezogen habe. Deshalb würde er ein wenig humpeln, da er immer noch gelegentlich unter Schmerzen leide. Aber über dieses Ereignis würde er nicht gerne sprechen. Er räumt allerdings ein, dass die Beschwerden erst nach diesem Unfall aufgetreten seien.

1a. Amtsarzt: „Wie lautet Ihre Verdachtsdiagnose?"

Weitere Amtsarztfragen

2. Welche psychiatrischen Notfälle kennen Sie?

3. Wie reagieren Sie als Heilpraktiker für Psychotherapie auf Notfälle?

4. Welche verschiedenen Formen von Depression gibt es?

5. Welche Depressionsformen dürfen Sie behandeln?

6. Wie entsteht eine reaktive Depression?

7. Wodurch ist eine rezidivierende Depression bestimmt?

8. Welche Störungen der Affektivität kennen Sie?

Lösung Fragenkatalog 1

Lösungen zur mündlichen Amtsarztprüfung 1

Falldiagnose 1 – Posttraumatische Belastungsstörung

Thema:
Skript 2

Richtig: _____

1a. Amtsarzt: „Wie lautet Ihre Verdachtsdiagnose"

Ausschlaggebend für die Diagnose ist der Autounfall, der sich vor ca. 3 Monaten ereignet hat. Dieses Ereignis könnte der mögliche Auslöser für die berichteten Symptome sein. Das würde eine posttraumatische Belastungsstörung nahe legen. Das Grübeln und die Schlafstörungen, die teilweise mit Albträumen einhergehen, sind typische Symptome einer posttraumatischen Belastungsstörung.

Um die Diagnose abzusichern, sollten Fragen zu weiteren Symptomen gestellt werden. Vermeidet der Betroffene Umstände oder Situationen, die ihn an das Ereignis erinnern könnten? Hat sich die typische Affektivität verändert? Nimmt er Gefühle der Betäubtheit oder Teilnahmslosigkeit wahr? Treten beim Berichten über den Unfall Erinnerungslücken auf?

Thema:
Skript 2

Richtig: _____

1b. Amtsarzt: „Was sind die typischen Symptome einer akuten Belastungsreaktion?"

Die typische Symptomatik weist ein gemischtes und wechselndes Bild auf. Im Allgemeinen treten die Symptome innerhalb von Minuten nach dem belastenden Ereignis ein und verschwinden wieder innerhalb von zwei oder drei Tagen, oft innerhalb von Stunden. Meist beginnt die Symptomatik mit einer Art „Betäubung", einer gewissen Bewusstseinseinengung oder eingeschränkten Aufmerksamkeit, einer Unfähigkeit, Reize zu verarbeiten, und Desorientiertheit. Daraufhin kann es zu einem Rückzug aus der sozialen Umwelt kommen oder aber zu Unruhezuständen und Überaktivität. Des Weiteren können panische Angstzustände auftreten, die sich vegetativ in einer Tachykardie, Schwitzen und Erröten äußern können. Eine teilweise oder vollständige Amnesie bezüglich dieser Episode kann vorkommen.

Thema:
Skript 2

Richtig: _____

1c. Amtsarzt: „Grenzen Sie bitte eine Anpassungsstörung von einer akuten Belastungsreaktion ab."

Eine Anpassungsstörung ist eine Reaktion auf einmalige oder fortbestehende belastende Ereignisse. Hierbei geht es weniger um einen Schock, wie bei der akuten Belastungsstörung, sondern um einschneidende Lebensereignisse, die zu Veränderungen des Lebens führen. Mit diesen Veränderungen kommen die Betroffenen nicht zurecht. Die Symptome sind unterschiedlich und betreffen vor allem den affektiven Bereich. Die Betroffenen klagen über depressive Stimmung. Weiterhin quält sie eine unbestimmte Angst vor konkreten Belastungen. Sie haben das Gefühl, mit ihrer gegenwärtigen Situation nicht zurecht zu kommen. Es kommt zu deutlichen Beeinträchtigungen in der Bewältigung alltäglicher Aufgaben oder sozialer und beruflicher Rollenverpflichtungen.

Weitere Amtsarztfragen

2. Welche psychiatrischen Notfälle kennen Sie?

Angstzustände und Panikattacken, Erregungszustände und Aggressivität, akute Suizidalität, Halluzinationen und Wahn, Bewusstseinsstörungen wie Delir und Verwirrtheitszustände, Drogen-Notfälle, Stupor und Katatonie, schwere psychogene Reaktionen sowie das maligne neuroleptische Syndrom.

Thema:
Skript 6

Richtig: _____

3. Wie reagieren Sie als Heilpraktiker für Psychotherapie auf Notfälle?

Enscheidend ist das Erkennen und das Einleiten von Erstmaßnahmen sowie die Verständigung eines (Not-)Arztes, medikamentös zu therapieren ist verboten. Ein grundsätzlicher Bestandteil der Notfalltherapie ist das einfühlsame und klä-rende therapeutische Gespräch. Ruhiges und professionelles Auftreten kann eine Situation entschärfen. Die akute Symptomatik und eine eventuelle Selbst- und Fremdgefährdung müssen schnell und sicher erkannt werden. Bei Notfällen geht es darum, wenn nötig, die Vitalfunktionen zu sichern, bis der Notarzt ein-trifft. Die sorgfältige Beobachtung des Umfeldes (z.B. Flaschenlager des Alko-holikers) und die Angaben von Angehörigen und Nachbarn können hilfreich sein und wertvolle Hinweise auf die Ursache der akuten Symptomatik geben.

Thema:
Skript 6

Richtig: _____

4. Welche verschiedenen Formen von Depression gibt es?

Depressionen werden nach der ICD-10 in leichte, mittelgradige und schwere Formen unterteilt. Die schwere Form der Depression wird weiterhin unterteilt in eine Depression mit oder ohne psychotischem Symptom. Eine weitere Form, die im ICD aufgeführt wird, ist die rezidivierende depressive Störung. Zu ihr gehören ebenfalls depressive Reaktionen, saisonale depressive Reaktionen und reaktive Depressionen. Auch diese Form wird unterteilt in gegenwärtig leichte, mittelgradige und schwere depressive Episoden mit und ohne psychotischem Symptom. Als Dysthymia wird die chronische Form einer Depression bezeichnet.

Thema:
Skript 4

Richtig: _____

5. Welche Depressionsformen dürfen Sie behandeln?

Als Heilpraktiker/in können weitgehend alle Formen einer Depression behandelt werden. Mit Ausnahme besonders schwerer Depressionen, deren Betroffene eine medikamentöse Behandlung benötigen. Das Verschreiben von Medika-

Thema:
Skript 4

Richtig: _____

menten ist einem Heilpraktiker nicht gestattet. Bei Depressionen ist es immer sinnvoll einen Psychiater wegen eventueller Medikamentenverschreibung einzubeziehen. Patienten mit schweren Depressionen müssen in jedem Fall an einen Psychiater überwiesen werden. Eine Begleittherapie kann allerdings von einem Heilpraktiker betreut werden. Generell gilt, dass der Sorgfaltspflicht Folge geleistet werden muss, das heißt, wenn eine Depression nicht im Behandlungsspektrum des jeweiligen Heilpraktikers liegt, darf der Patient nicht behandelt werden.

Thema:
Skript 4

Richtig: _____

6. Wie entsteht eine reaktive Depression?

Die reaktive Depression ist eine nachvollziehbare Reaktion auf ein besonderes Ereignis (z.B. bei Trauer). Es kommt oft zu vegetativen Beschwerden, die Monate bis Jahre andauern können. Dieses frühere Konzept einer Depression wird in der aktuellen ICD nicht mehr verfolgt. Es wird jetzt unter die rezidivierenden depressiven Störung eingeordnet.

Thema:
Skript 4

Richtig: _____

7. Wodurch ist eine rezidivierende Depression bestimmt?

Eine rezidivierende Depression ist bestimmt durch wiederholte depressive Episoden, die nicht von manischen Episoden abgelöst werden. Allerdings kann unmittelbar nach einer depressiven Episode eine Phase mit leicht gehobener Stimmung und Überaktivität (Hypomanie) auftreten. Diese sind häufig bedingt durch eine antidepressive Behandlung. Eine rezidivierende Depression kann in jedem Alter zwischen Kindheit und Senium auftreten. Der Beginn kann akut oder schleichend sein und die Dauer reicht von wenigen Wochen bis hin zu vielen Monaten. Es besteht immer das Risiko, dass ein Patient eine manische Episode entwickelt, unabhängig davon, wie viele depressive Episoden bereits aufgetreten sind. Beim Auftreten einer manischen Episode spricht man nicht länger von einer rezidivierenden Depression, sondern von einer bipolaren affektiven Störung.

Thema:
Skript 1

Richtig: _____

8. Welche Störungen der Affektivität kennen Sie?

Die Affektivität bezeichnet die Gesamtheit der Gefühle, Affekte und Stimmungen mit ihrer jeweiligen Intensität und Dauer. Eine Störung der Affektivität tritt bei den verschiedensten Störungen auf. Zu den Störungen der Affektivität zählen unter anderem manische Verstimmungen wie Euphorie und depressive Verstimmungen. Des Weiteren zählt dazu die Affektverarmung oder die affektive Verflachung. Diese Störung bezeichnet den Verlust, emotionale Schwingungen zu verspüren. Bei dem Verlust, Freude zu empfinden, spricht man von einer Anhedonie. Eine weitere Störung ist die Affektstarre. Hier empfinden die Betroffenen zwar etwas, verharren aber über die unterschiedlichsten Situationen hinweg in einer Emotion. Sie können ihre Affekte nicht anpassen. Bei einer Affektinkontinenz kann der Betroffene seine Affekte nicht mehr steuern. Er springt von einem zum anderen Affekt in übermäßiger Schnelle und übermäßiger Stärke. Bei einer Ambivalenz springt der Betroffene nicht von einer zur anderen Emotion, bei ihm bestehen unterschiedliche Emotionen zur selben Zeit nebeneinander. Der Betroffene hat gleichzeitig das Gefühl, zu hassen und zu lieben. Bei einer Parathymie passen die Gefühlsausdrücke und die Erlebnisinhalte nicht zusammen. Ein Betroffener lacht z.B., während er vom Tod einer nahestehenden Person erzählt. Eine weitere Störungen ist die Affektlabilität, bei der Betroffene innerhalb kürzester Zeit ihre Stimmung sehr stark wechseln, teilweise während eines Gesprächs. Allgemein sind bei einer Störung der Affektivität Gefühle, Affekte und Stimmungen gesteigert, schlecht gestimmt, situationsunangepasst, unbeherrscht, labil, erstarrt, unpassend oder ambivalent.

Fragenkatalog 2

Mündliche Amtsarztprüfung 2

Falldiagnose 2

Eine 25-jährige Frau kommt mit gesenktem Kopf und hängenden Schultern zu Ihnen in die Praxis. Sie berichtet, dass es ihr seit 3 Wochen besonders schlecht ginge. Sie könne keine Freude mehr empfinden und auch keine Trauer. Sie fühle sich regelrecht „gefühlslos". Sie könne sich zu fast gar nichts mehr motivieren und der Gang zu Ihnen habe sie bereits sehr viel Energie gekostet. Sie berichtet weiter, dass sie diese Gefühle bereits kenne, da sie schon einmal vor ca. zwei Jahren in ein nicht ganz so starkes Stimmungstief gefallen sei. Damals habe sie Antidepressiva verschrieben bekommen, die bereits nach kurzer Zeit gut angeschlagen hätten. Nach dieser Phase ging es ihr eine ganze Weile gut. Allerdings hatte sie nach etwa einem Jahr eine sehr gute Phase, in der sie vor Energie nur so gestrotzt habe. In dieser Zeit habe sie viele verrückte Sachen ausprobiert, unter anderem einen Bungy-Sprung. Das einzige Problem bestand darin, dass sie viel Geld für alles Mögliche ausgegeben habe. Auf Grund der daraus entstandenen Schulden habe sie damals eine gute Freundin gebeten, zum Arzt zu gehen. Dieser habe Ihr ein stimmungsstabilisierendes Medikament verschrieben, welches ihr nach einiger Zeit wieder zu einer ausgeglichenen Stimmung verhalf.

1a. Amtsarzt: „Welche Diagnose würden Sie stellen?"

Weitere Amtsarztfragen

2. Welche Symptome liegen bei einer Depression vor?

3. Welche Behandlungsmöglichkeiten gibt es bei Depression?

4. Was ist eine Hypomanie?

5. Was verstehen Sie unter Zyklothymia?

6. Nennen Sie psychotische Symptome einer Manie.

7. Mithilfe welcher Medikamente werden Manien behandelt?

8. Wann gibt es die Möglichkeit, gemäß Betreuungsgesetz eine Betreuung einzurichten? Geben Sie ein Beispiel aus dem Bereich der affektiven Störungen.

9. Wann kann die Diagnose „rapid cycling" gestellt werden?

Lösung Fragenkatalog 2

Lösungen zur mündlichen Amtsarztprüfung 2

Falldiagnose 2 – bipolare Störung

Thema:
Skript 4

Richtig: _____

1a. Amtsarzt: „Welche Diagnose würden Sie stellen?"

Aus dem Fallbeispiel geht hervor, dass die Patientin momentan unter einer depressiven Episode leidet. Sie ist motivationslos, ihre Stimmung ist stark getrübt, was sich bereits in ihrer Körperhaltung widerspiegelt und auch die Schlafstörungen unterstützen diese Vermutung. Aufgrund ihres Krankheitsverlaufs, der aus bereits einer etwas leichteren depressiven und einer scheinbar manischen Episode besteht, liegt die Diagnose einer bipolaren Störung nahe.

Thema:
Skript 5

Richtig: _____

1b. Amtsarzt: „Welche Medikamente würden Sie verordnen?"

Als Heilpraktiker für Psychotherapie darf ich keine Medikamente verordnen.

Bei einer bipolaren Störung werden die depressiven Episoden meist mithilfe von Antidepressiva aus der Gruppe der selektiven Serotonin-Wiederaufnahmehemmer (SSRI) behandelt. Aufgrund des Risikos, dass es ständig zu einem Wechsel hin zu einer manischen Phase kommen kann, sollten prophylaktisch ebenfalls Stimmungsstabilisierer verabreicht werden. Besonders häufig wird Lithium verordnet. Man vermutet, dass Lithium die Wahrscheinlichkeit einer weiteren affektiven Episode vermindert, indem es den Noradrenalinüberschuss bei manischen Episoden senkt und die Serotoninverfügbarkeit in der Synapse bei depressiven Episoden erhöht.

Thema:
Skript 4

Richtig: _____

1c. Amtsarzt: „Welche Verlaufsformen affektiver Störungen kennen Sie?"

Grundsätzlich können affektive Störungen unipolar oder bipolar verlaufen. Verlaufen sie unipolar, dann treten entweder nur depressive oder nur manische Phasen auf. Beim bipolaren Verlauf wechseln sich manische und depressive Phasen regelmäßig oder unregelmäßig ab. Am häufigsten treten unipolare Verläufe mit ausschließlich depressiven Phasen auf, selten sind dagegen unipolare Verläufe mit ausschließlich manischen Phasen. Zudem werden affektive Störungen danach unterschieden, ob sie einmalig oder mehrmals auftreten, wobei einphasige Verläufe mit etwa 15 Prozent der Fälle relativ selten sind.

Weitere Amtsarztfragen

2. Welche Symptome liegen bei einer Depression vor?

Betroffene leiden unter einer gedrückten Stimmung und einer Verminderung von Antrieb und Aktivität. Die Fähigkeit, Freude zu empfinden, das Interesse und die Konzentration sind vermindert. Ausgeprägte Müdigkeit kann nach jeder kleinsten Anstrengung auftreten. Der Schlaf ist meist gestört und der Appetit vermindert. Selbstwertgefühl und Selbstvertrauen sind fast immer beeinträchtigt. Sogar bei einer leichten Form kommen Schuldgefühle oder Gedanken über eigene Wertlosigkeit vor. Die gedrückte Stimmung verändert sich von Tag zu Tag wenig und es findet keine emotionale Reaktion auf Lebensumstände statt. Die gedrückte Stimmung kann von „somatischen" Symptomen begleitet werden, wie Früherwachen, Morgentief, deutliche psychomotorische Hemmung, Agitiertheit, Appetitverlust, Gewichtsverlust und Libidoverlust.

3. Welche Behandlungsmöglichkeiten gibt es bei Depression?

Bei Depressionen sind folgende Therapiemethoden in Betracht zu ziehen: medikamentöse Therapie mit Antidepressiva, Lithium oder Neuroleptika, psychotherapeutische Verfahren, darunter Verhaltenstherapie, kognitive Therapie und interpersonelle Psychotherapie, Psychoedukation, Schlafentzugsbehandlung, Lichttherapie, Ergotherapie sowie Elektrokonvulsionstherapie.

4. Was ist eine Hypomanie?

Die Hypomanie ist eine schwächere Form der Manie, die kürzer anhält und weniger ausgeprägte Symptome zeigt. Diese Störung ist durch eine anhaltende, leicht gehobene Stimmung, gesteigerten Antrieb und Aktivität und in der Regel ein auffallendes Gefühl von Wohlbefinden und Leistungsfähigkeit charakterisiert. Gesteigerte Geselligkeit, Gesprächigkeit, übermäßige Vertraulichkeit, gesteigerte Libido und vermindertes Schlafbedürfnis sind häufig vorhanden, aber nicht in dem Ausmaß, dass sie zu einem Abbruch der Berufstätigkeit oder zu sozialer Ablehnung führen. Reizbarkeit, Selbstüberschätzung und flegelhaftes Verhalten können an die Stelle der häufigen euphorischen Geselligkeit treten. Die Störungen der Stimmung und des Verhaltens werden nicht von Halluzinationen oder Wahn begleitet.

5. Was verstehen Sie unter Zyklothymia?

Hierbei handelt es sich um eine andauernde Instabilität der Stimmung mit zahlreichen Perioden von Depression und leicht gehobener Stimmung (Hypomanie), von denen aber keine ausreichend schwer und anhaltend genug ist, um die Kriterien für eine bipolare affektive Störung oder rezidivierende depressive

Störung zu erfüllen. In 15 - 30 % der Fälle entwickelt sich schließlich eine bipo-lare affektive Störung. Die Lebenszeitprävalenz beträgt 0,4 - 1 %. Häufig wird diese Erkrankung nicht erkannt, da die Symptome nicht so ausgeprägt sind und die Stimmung auch über einen Monat oder länger normal sein kann.

Thema:
Skript 4

Richtig: _____

6. Nennen Sie psychotische Symptome einer Manie.

Psychotische Symptome der Manie bestehen in Wahn und Halluzinationen. Der Wahn tritt in der Regel als Größenwahn oder Verfolgungswahn auf. Die bei der Manie üblichen Größenideen, bei denen eine Distanzierung noch möglich ist, steigern sich in den Größenwahn mit unverrückbaren Überzeugungen. Die Hal-luzinationen bestehen zumeist in Stimmen, die unmittelbar zum Betroffenen sprechen. Zudem kann sich eine gesteigerte Wahrnehmung mit übermäßiger Empfindlichkeit gegenüber Geräuschen und optischen Eindrücken ergeben. Die Erregung, die ausgeprägte körperliche Aktivität und die Ideenflucht können so extrem sein, dass der Betroffene zu einer normalen Kommunikation nicht mehr in der Lage ist. Bei bis zu 50 % aller manischen Patienten treten psychotische Symptome auf.

Thema:
Skript 4

Richtig: _____

7. Mithilfe welcher Medikamente werden Manien behandelt?

In der akuten Krankheitsphase werden zur medikamentösen Behandlung Stim-mungsstabilisierer, Antipsychotika und Benzodiazepine verwendet, teilweise auch in Kombination. Stimmungsstabilisierer verringern das Auftreten neuer Krankheitsschübe bei langfristiger Einnahme. Hierzu zählen Lithium, Valproin-säure, Carbamazepin, Lamotrigin. Die Wahl des Medikaments hängt von der vorliegenden Manie ab. Antipsychotika werden bei schweren manischen Syn-dromen mit psychotischen Symptomen eingesetzt. Benzodiazepine werden meist verabreicht um eine schlaffördernde Wirkung zu gewährleisten. Sie ma-chen allerdings schnell anhängig und können durch die Angstenthemmung sogar symptomsteigernd wirken.

Thema:
Skript 6

Richtig: _____

8. Wann gibt es die Möglichkeit, gemäß Betreuungsgesetz eine Betreuung einzurichten? Geben Sie ein Beispiel aus dem Bereich der affektiven Störungen.

Volljährige psychisch Kranke oder Personen mit einer körperlichen, geistigen oder seelischen Behinderung können für Angelegenheiten, die sie ganz oder teilweise nicht mehr besorgen können, vom Vormundschaftsgericht einen Be-treuer als gesetzlichen Vertreter gestellt bekommen. Dabei geht es um die rechtliche Vertretung und nicht um eine Sozial- oder Gesundheitsbetreuung. Die Betreuung hat keine automatische Auswirkung auf die Geschäftsfähigkeit des Betroffenen. Eingriffe in die Rechte des Betreuten sind nur insoweit zulässig, wie dies erforderlich ist. So kümmert sich der Betreuer nur um Aufgaben, für die der Betroffene Unterstützung benötigt.

Ein Beispiel wäre eine Person mit manischen Episoden, die während dieser Phase nicht mehr in der Lage ist, ihre finanziellen Ausgaben gewissenhaft zu regeln. Da die Person in dieser Phase hohe Ausgaben für alles Mögliche tätigt, kommt es nicht selten zu einem finanziellen Ruin. Die Person kann den Antrag auf Betreuung selbst stellen, beispielsweise in einer Phase, in der keine manische Episode vorliegt. Ein Antrag kann aber auch von Angehörigen gestellt werden. Der Betreuer regelt dann die finanziellen Angelegenheiten in der Zeit, in der die betroffene Person nicht dazu in der Lage ist. Ein Beispiel könnte hier die Sperrung des Kontos sein, wenn die Ausgaben des Manikers zu hoch werden.

9. Wann kann die Diagnose „rapid cycling" gestellt werden?

Thema:
Skript 4

Richtig: _____

Als „rapid cycling" wird die Verlaufsform einer bipolaren Störung bezeichnet, bei der während eines Jahres mindestens vier Stimmungsumschwünge vorkommen. Diese Verlaufsform entsteht meist erst im späteren Verlauf einer bipolaren Störung. 80 – 90 % der Betroffenen sind Frauen.

Patienten mit einem Rapid-Cycling-Verlauf werden häufig stationär in einer Klinik behandelt, da sie aufgrund der häufigen Episodenwechsel eine spezielle Therapie benötigen. Die Behandlung mit klassischen Medikamenten reicht oftmals nicht aus, daher werden üblicherweise Stimmungsstabilisatoren hinzugezogen. Die Ursachen sind bis zum jetzigen Zeitpunkt ungeklärt. Die Prognose bei „rapid cycling" ist eher schlecht und das Suizidrisiko sehr hoch.

Fragenkatalog 3

Mündliche Amtsarztprüfung 3

Falldiagnose 3

Eine 50-jährige Frau kommt zu Ihnen in die Sprechstunde. Sie klagt über einen schlechten Schlaf. Sie berichtet, dass sie lange meistens eine bis zwei Stunden und manchmal auch länger wach liege, ehe sie einschlafen könne. Dann wache sie in der Nacht häufig auf und benötige wiederum einige Zeit, bis sie wieder einschlafen könne. Selten könne sie ohne längere Wachphasen durchschlafen. Dieser Zustand bestünde jetzt bereits über ein halbes Jahr. Sie erklärt, dass sie jetzt endlich was dagegen unternehmen müsse, da ihr soziales Umfeld sehr unter ihrem schlechten Schlaf leide. Sie sei durch den unerholsamen Schlaf viel leichter reizbar und sehr unausgeglichen. Außerdem sei sie tagsüber teilweise so müde, dass sie Verabredungen am Wochenende absagen müsse. Mittlerweile würde sie auch viel über Ihren Schlaf nachdenken und habe schon am frühen Abend angst, dass sie wieder nicht „richtig" schlafen wird.

1a. Amtsarzt: „Welche Diagnose würden Sie stellen?"

Weitere Amtsarztfragen

2. Woran erkennen Sie eine hyperkinetische Störung?

3. Welche Ursachen können hyperkinetische Störungen haben?

4. Welche Therapiemöglichkeiten gibt es bei einer hyperkinetischen Störung?

5. Was verstehen Sie unter einer Oligophrenie?

6. Welche umschriebenen Entwicklungsstörungen des Sprechens und der Sprache bei Kindern kennen Sie?

7. Wodurch zeichnen sich nach ICD-10 Entwicklungsstörungen aus?

8. Welche Gruppen von Entwicklungsstörungen definiert die ICD-10?

Lösung Fragenkatalog 3

Lösungen zur mündlichen Amtsarztprüfung 3

Falldiagnose 3 – Schlafstörung (Insomnie)

Thema:
Skript 3

Richtig: _____

1a. Amtsarzt: „Welche Diagnose würden Sie stellen?"

Aufgrund der berichteten Ein- und Durchschlafstörungen der Patientin liegt die Diagnose einer Schlafstörung oder auch Insomnie nahe. Die weiteren Symptome wie eine erhöhte Reizbarkeit und Unausgeglichenheit, Tagesmüdigkeit und die kreisenden Gedanken um den Schlaf und das Einschlafen sprechen dafür. Abzuklären ist, dass diese Symptome bereits über 6 Monate und mindestens dreimal die Woche bestehen.

Thema:
Skript 3

Richtig: _____

1b. Welche Therapiemöglichkeiten gibt es bei Insomnien?

In der Regel sollte die Therapie nicht-medikamentös verlaufen. Hier gibt es verschiedene Ansätze. Zum einen sollten schlafhygienische Maßnahmen erlernt und mittels Psychoedukation die Krankheit verstanden werden. Zudem erlernen die Betroffenen Entspannungsverfahren, die die geistige Anspannung, die den Schlaf stört, reduzieren können. Aus der kognitiven Verhaltenstherapie können Techniken eingesetzt werden, wie etwa die paradoxe Intervention. Mittels der Stimuluskontrolle soll dem Patienten verdeutlicht werden, dass das Bett nur zum Schlafen gedacht ist, andere Tätigkeiten sollen hier nicht ausgeführt werden (z. B. fernsehen etc.). Erst bei hohem Leidensdruck, wenn die Schlafstörungen anders nicht wirksam behandelt werden können, sollte medikamentös behandelt werden. Zudem sollte dies nur zuzüglich zu einer nicht-medikamentösen Therapie geschehen.

Thema:
Skript 3

Richtig: _____

1c. Worin können schlafhygienische Maßnahmen bestehen?

Die Schlafhygiene betrifft die Methodik oder Technik des gesunden Schlafens. Maßnahmen betreffen die Verhaltensweisen und Lebensumstände. So kann eine Schlafhygiene hergestellt werden, wenn auf schwere Mahlzeiten am Abend und Alkohol oder koffeinhaltige Getränke nach dem Mittagessen verzichtet wird; wenn die Betroffenen die Schlafzeiten auf einen bestimmten Rahmen festlegen (max. 8 Std.); wenn regelmäßig körperliche Aktivitäten ausgeführt werden; wenn das Bett nur zum Schlafen, aber nicht zum Arbeiten oder Fernsehen genutzt wird; wenn ein Einschlafritual entwickelt wird; wenn die Schlafumgebung abgedunkelt wird; wenn in der Nacht nicht auf die Uhr geschaut wird; wenn vor dem Zubettgehen die geistige und körperliche Aktivität langsam reduziert wird.

Weitere Amtsarztfragen

2. Woran erkennen Sie eine hyperkinetische Störung?

Thema:
Skript 5

Richtig: _____

Eine hyperkinetische Störung erkennt man vor allem an den Kardinalsymptomen Unaufmerksamkeit, Hyperaktivität und gesteigerte Impulsivität.

Im Bezug auf die Unaufmerksamkeit lässt sich beobachten, dass die Betroffenen Einzelheiten häufig nicht beachten und Flüchtigkeitsfehler begehen. Sie haben Schwierigkeiten, längere Zeit die Aufmerksamkeit bei Aufgaben oder Spielaktivitäten aufrechtzuerhalten und scheinen nicht zuzuhören, wenn andere sie ansprechen. Sie führen Anweisungen nicht vollständig aus und können Schularbeiten oder Arbeiten am Arbeitsplatz nicht zu Ende bringen. Häufig bestehen Schwierigkeiten, Aufgaben oder Aktivitäten zu organisieren. Sie vermeiden und haben eine Abneigung gegen andauernde geistige Anstrengungen. Häufig verlieren Sie Gegenstände, die sie für Aufgaben und Aktivitäten benötigen, lassen sich leicht durch äußere Reize ablenken und sind bei Alltagstätigkeiten vergesslich.

Die Symptome der Hyperaktivität drücken sich in häufigem Zappeln mit Händen oder Füßen oder Herumrutschen auf dem Stuhl aus. Eine hyperaktive Person steht in Situationen, in denen Sitzenbleiben erwartet wird, sie rennt umher oder klettert exzessiv in Situationen, in denen dies unpassend ist. Betroffene Personen haben ebenfalls Schwierigkeiten, ruhig zu spielen oder sich mit Freizeitaktivitäten länger und ruhig zu beschäftigen, sie sind häufig „auf Achse" oder handeln, als wären sie „getrieben".

Die Störung der Impulsivität bei ADHS ist charakterisiert durch übermäßiges Reden, ohne dabei auf soziale Einschränkungen angemessen zu reagieren, und durch ein Herausplatzen von Antworten, bevor die Frage zu Ende gestellt ist. Impulsivität äußert sich auch darin, dass die betroffene Person nur schwer warten kann, bis sie an der Reihe ist und andere häufig unterbricht oder stört.

3. Welche Ursachen können hyperkinetische Störungen haben?

Thema:
Skript 5

Richtig: _____

Die Entstehung von ADHS scheint durch ein multifaktorelles Geschehen bedingt zu sein. Zwillingsstudien und Familienuntersuchungen deuten auf genetische Faktoren hin. Die Wirksamkeit von Psychostimulanzien und neurophysiologische Auffälligkeiten deuten auf eine Störung des Hirnstoffwechsels hin. Andere Erklärungsansätze vermuten eine Intoxikation mit Blei, Alkohol und Nikotin während der Schwangerschaft. Erziehung und Umwelt haben keinen Einfluss auf die Entstehung, beeinflussen jedoch erheblich den Krankheitsverlauf.

Thema:
Skript 5

Richtig: _____

4. Welche Therapiemöglichkeiten gibt es bei einer hyperkinetischen Störung?

Grundlage der mehrdimensionalen Therapie sollte die Beratung des Kindes, der Eltern und anderer Bezugspersonen sein, mit denen das Kind in Kontakt steht. Eltern-Kind-Training soll helfen, problematische Verhaltensweisen in der Familie zu reduzieren. Wichtig in der Eltern-Kind-Beziehung ist eine eindeutige Kommunikation, Lob für gutes Verhalten, Konsequenz in der Einhaltung von Regeln und Pflege der Eltern-Kind-Beziehung mit festen Spielzeiten, in denen es nur um die Bedürfnisse des Kindes geht. In der Verhaltenstherapie sollen Kinder lernen, Aufgaben in einer bestimmten Ordnung zu bewältigen (Kontingenztraining), und ihnen werden Selbstmanagementverfahren beigebracht. Medikamentös steht die Behandlung mit Psychostimulanzien, besonders Mathylphenidat, im Vordergrund.

Thema:
Skript 5

Richtig: _____

5. Was verstehen Sie unter einer Oligophrenie?

Bei der Oligophrenie, einem Synonym für Intelligenzminderung, handelt es sich um eine angeborene oder erworbene Einschränkung der kognitiven Leistungsfähigkeit. Typische Symptome sind Passivität, psychische Abhängigkeit, niedriges Selbstwertgefühl, niedrige Frustrationstoleranz, ungenügende Impulskontrolle, Stereotypien, Selbststimulation, Selbstverletzungen und Aggressivität. Menschen mit dieser Form von Intelligenzminderung sind nicht psychiatrisch krank, haben jedoch ein drei- bis viermal höheres Risiko, an einer psychischen Störung zu erkranken, als Normalbegabte. Mit zunehmender Intelligenzminderung kommen Einschränkungen im neurologischen, kardiovaskulären, emotionalen und sozialen Bereich hinzu. Weiter sind die emotionalen und sozialen Kompetenzen eingeschränkt.

Thema:
Skript 5

Richtig: _____

6. Welche Gruppen von Entwicklungsstörungen definiert die ICD- 10?

Die ICD definiert folgende Gruppen von Entwicklungsstörungen:

- Umschriebene Entwicklungsstörungen des Sprechens und der Sprache (F80)
- Umschriebene Entwicklungsstörungen schulischer Fertigkeiten (F81)
- Umschriebene Entwicklungsstörung der motorischen Funktionen (F82)
- Kombinierte umschriebene Entwicklungsstörungen (F83)
- Tief greifende Entwicklungsstörungen (F84)

7. Wodurch zeichnen sich nach ICD-10 Entwicklungsstörungen aus?

Thema:
Skript 5

Richtig: _____

Der Beginn der Störung liegt ausnahmslos im Kleinkindalter oder in der Kindheit. Die Entwicklungseinschränkung oder -verzögerung von Funktionen ist eng mit der biologischen Reifung des Zentralnervensystems verknüpft. Der Verlauf ist stetig ohne Remissionen und Rezidive. In den meisten Fällen sind unter anderem die Sprache, die visuellräumlichen Fertigkeiten und die Bewegungskoordination betroffen. In der Regel bestand die Verzögerung oder Schwäche vom frühest möglichen Erkennungszeitpunkt an. Mit dem Älterwerden der Kinder vermindern sich die Störungen zunehmend, wenn auch oft geringere Defizite im Erwachsenenalter zurückbleiben.

8. Welche umschriebenen Entwicklungsstörungen des Sprechens und der Sprache bei Kindern kennen Sie?

Thema:
Skript 5

Richtig: _____

Kommt es während der Sprachentwicklung zu Defiziten, können sich daraus Sprach- oder Sprechstörungen ergeben. Bei den Sprachstörungen sind die Sprachentwicklung und das Sprachverständnis beeinträchtigt. Bei den Sprechstörungen handelt es sich um Störungen des Sprechablaufs, so genannten Werkzeugstörungen wie Stottern, Lallen und Poltern.

Umschriebene Entwicklungsstörungen des Sprechens und der Sprache sind: (1) Artikulationsstörungen wie Dyslalie, funktionelle Artikulationsstörung, Lallen und phonologische Entwicklungsstörung; (2) expressive Sprachstörungen wie entwicklungsbedingte Dysphasie oder Aphasie (expressiver Typ); (3) rezeptive Sprachstörung wie Dysphasie oder Aphasie (rezeptiver Typ), Wernicke-Aphasie und Worttaubheit; (4) erworbene Aphasie mit Epilepsie (Landau-Kleffner-Syndrom) und (5) sonstige Entwicklungsstörungen des Sprechens oder der Sprache wie das Lispeln.

Fragenkatalog 4

Mündliche Amtsarztprüfung 4

Falldiagnose 4

Eine 27-jährige Frau kommt in Ihre Praxis. Sie wirkt sehr aufgeregt. Sie erzählt Ihnen, dass eine gute Freundin mit ihr eine Shoppingtour machen wollte. Sie hätte zwar von Anfang an ein unwohles Gefühl bei der Sache gehabt, da sie schon länger nichts mehr unternommen hatte. Da sie ihrer Freundin aber schon die letzten Male abgesagt hatte, habe sie sich dann doch überreden lassen. Nachdem sie das erste Kaufhaus betreten hätten, wäre Ihr ganz plötzlich „komisch" geworden. Ein unangenehmes Beklemmungsgefühl hätte sich breitgemacht und sie spürte, wie ihr Herz schneller schlug. Daraufhin bekam sie heftige Schweißausbrüche und ihr wurde schwindelig. Sie berichtet, dass sie schlagartig das Kaufhaus verlassen musste. Als sie ein paar Minuten draußen war sei es ihr wieder besser gegangen, die Shoppingtour sei allerdings beendet gewesen. Sie seien wieder zurück in die Wohnung ihrer Freundin gegangen. Ihr sei ihre heftige Reaktion unangenehm und sie schäme sich dafür, weshalb sie auch lange gezögert habe, in Ihre Praxis zu kommen. Letztlich sei sie auf Anraten ihrer Freundin doch hierher gekommen.

1a. Amtsarzt: „Stellen Sie eine Verdachtsdiagnose."

Weitere Amtsarztfragen

2. Nennen Sie Merkmale einer Sozialphobie.

3. Geben Sie ein Beispiel für eine spezielle Phobie.

4. Nennen Sie eine mögliche Therapie bei Panikstörung.

5. Welche Arten der Demenz gibt es?

6. Bei welchen Krankheiten kann Demenz auftreten?

7. Beschreiben Sie die Symptome eines Delirs, das nicht durch Alkohol oder andere psychotrope Substanzen bedingt ist.

8. Was verstehen Sie unter einer Belastungsstörung und welche Typen kennen Sie?

9. Was verstehen Sie unter einer posttraumatischen Belastungsstörung?

Lösung Fragenkatalog 4

Lösungen zur mündlichen Amtsarztprüfung 4

Falldiagnose 4 – Agoraphobie

Thema:
Skript 2

Richtig: _____

1a. Amtsarzt: „Stellen Sie eine Verdachtsdiagnose."

Man könnte aus der Erzählung der jungen Frau schließen, dass sie sich schon längere Zeit nicht mehr wirklich aus ihrer gewohnten Umgebung entfernt zu haben scheint, da sie vorherige Einladungen ihrer Freundin bereits abgesagt hat. Der Grund scheint ein aufkommendes unangenehmes Gefühl zu sein, das bei der Vorstellung, die Einladung anzunehmen, auftritt. Dieses Gefühl und das Nichtentfernen von gewohnten Umgebungen ist ein Leitsymptom einer Agoraphobie. Das berichtete unangenehme Gefühl könnte auf eine Erwartungsangst hindeuten und die bereits erteilten Absagen könnten ein Vermeidungsverhalten darstellen, was wiederum stark für eine Agoraphobie spricht. Auch dass die Panikreaktion in einem öffentlichen Gebäude mit vielen Menschen ausgelöst wurde, legt eine Agoraphobie nahe.

Die beschriebenen Empfindungen, wie das Beklemmungsgefühl, das Schwitzen und der Schwindel, deutet auf eine Panikattacke hin. Eine Agoraphobie geht häufig einher mit Panikattacken. Aufgrund all dieser Symptome liegt die Verdachtsdiagnose Agoraphobie nahe.

Thema:
Skript 2

Richtig: _____

1b. Amtsarzt: „Wie häufig müssen die Symptome nach der ICD-10 auftreten, um Grundlage einer Diagnose sein zu können?

Um eine Agoraphobie nach ICD-10 zu diagnostizieren, muss sich die betroffene Person mindestens einmal in einer befürchteten Situation befunden haben. In dieser gefürchteten Situation müssen mindestens zwei der folgenden Angstsymptome aufgetreten sein: vegetative Symptome (Palpitationen, Schweißausbrüche, Tremor, Mundtrockenheit), psychische Symptome (Schwindel/Unsicherheit/Schwäche, Derealisation bzw. Depersonalisation, Angst vor Kontrollverlust oder vor Verrücktwerden, Todesangst), allgemeine Symptome (Hitzewallungen und Kälteschauer, Gefühllosigkeit und Taubheitsgefühle) und Symptome, die Thorax und Abdomen betreffen (Atemprobleme, Beklemmung, Thoraxschmerzen, abdominelle Missempfindungen oder Nausea). Eine Agoraphobie kann bereits diagnostiziert werden, wenn die betroffene Person eine deutliche oder anhaltende Furcht oder Vermeidungshaltung gegenüber zwei der folgenden Gegebenheiten zeigt: Menschenmengen, öffentliche Plätze, Reisen mit weiter Entfernung oder alleine reisen.

1c. Amtsarzt: „Nennen Sie eine mögliche Therapie bei Agoraphobie."

Die Expositionsbehandlung ist eine Methode der Verhaltenstherapie und eignet sich sehr gut zur Behandlung von Agoraphobie. In der Therapie wird der Betroffene mit der angstbeladenen Situation real oder imaginär konfrontiert. Hierbei geht es darum, die Angstreaktion auszulösen und das durch die Erkrankung unterstützende Verhalten zu verhindern. Bei ca. 60 – 75 % der Patienten mit Agoraphobie ist diese Therapieform erfolgreich. Voraussetzung für eine erfolgreiche Behandlung ist allerdings, dass Diagnostik, Beziehungsaufbau und Psychoedukation realisiert wurden und dass begleitende Störungen, welche die Krankheit aufrechterhalten, mitbedacht werden. Denn Ziel der gesamten Behandlung ist es, die vermeidende Reaktion (z.B. Flucht aus dem überfüllten Einkaufszentrum) durch sinnvolle Bewältigungsstrategien und -handlungen zu ersetzen.

Weitere Amtsarztfragen

2. Nennen Sie Merkmale einer Sozialphobie.

Diese Phobie besteht aus der Angst vor sozialen oder leistungsbezogenen Situationen. Der Phobiker ist sich normalerweise seines Zustandes bewusst und versucht, soziale Situationen zu vermeiden. Eine Sozialphobie kann sich z. B. äußern in der Angst, öffentlich zu sprechen oder öffentliche Toiletten zu benutzen. Typische Symptome sind Erröten, Vermeiden von Blickkontakt, Übelkeit, Drang zum Wasserlassen und Händezittern. Häufig kommt es zu Alkoholmissbrauch oder depressiven Störungen. Sozialphobiker stehen unter enormem Leidensdruck, da sie vielen sozialen Aufgaben und Ereignissen nicht nachkommen können und von ihren Mitmenschen häufig als stur, desinteressiert oder arrogant fehlinterpretiert werden. Es wird davon ausgegangen, dass die Betroffenen ein geringes Selbstwertgefühl und Furcht vor Kritik haben.

3. Geben Sie ein Beispiel für eine spezielle Phobie.

Ein Beispiel für eine spezielle Phobie ist die Aviophobie. Es handelt sich um Flugangst, eine Angststörung, die sich auf das Fliegen bezieht. Betroffene haben große Probleme, Flugzeuge zu nutzen; vordergründig besteht die Angst darin, dass es zum Absturz oder zu verheerenden Turbulenzen kommen könnte. Jedoch fühlt sich ein Großteil der Betroffenen verunsichert durch das Gefühl, in einem Flugzeug ausgeliefert zu sein und keine eigene Handlungsmöglichkeit zu haben. Symptome treten in der Phase vor einem Flug auf und wirken sich auf die Atemfunktion, die Herzfunktion, das Wohlseinsgefühl etc. aus.

Thema:
Skript 2

Richtig: _____

4. Nennen Sie eine mögliche Therapien bei einer Panikstörung.

Für Betroffene von Panikstörungen ist die Verhaltenstherapie maßgebend. In der Verhaltenstherapie werden kognitive Verfahren, systematische Desensibilisierung und Entspannungsverfahren angewandt. Mit der kognitiven Therapie wird dem Betroffenen vermittelt, welche bestimmten Denkabläufe seine Angst aufrechterhalten und verstärken. Diese Denkabläufe sollen korrigiert werden. Dabei werden spezifische Informationen über die Zusammenhänge der Angstentstehung und ihrer Aufrechterhaltung vermittelt. Ganz besonders bewährt hat sich das Verfahren bei Panikattacken.

Thema:
Skript 4

Richtig: _____

5. Welche Arten der Demenz gibt es?

Es gibt folgende Arten der Demenz, die hier mit ihrer jeweiligen Häufigkeit genannt werden: Alzheimer-Demenz 55 %, vaskuläre Demenz 15 %, vaskuläre und Alzheimer Demenz gemischt 15 %, frontale Demenz 5 %, reversible Demenz 5 % und Demenz bei anderen neurologischen Erkrankungen 5 %.

Thema:
Skript 4

Richtig: _____

6. Bei welchen Krankheiten kann Demenz auftreten?

Die häufigste Ursache einer Demenz ist die Alzheimer-Krankheit, gefolgt von Gefäßerkrankungen, die eine vaskuläre Demenz verursachen. Zudem kann es bei zahlreichen anderen, vor allem im Alter auftretenden Erkrankungen des Gehirns zum Auftreten einer sogenannten sekundären Demenz kommen. Dies ist zum Beispiel bei der Lewy-Körperchen-Erkrankung, Morbus Pick (= frontotemporale Demenz) und beim Parkinson-Syndrom der Fall. Seltene Demenzursachen sind Infektionskrankheiten wie HIV, Syphilis, Creutzfeldt-Jakob-Krankheit, Normaldruckhydrocephalus, Stoffwechselstörungen wie Schilddrüsenunterfunktion, chronisches Nierenversagen, Morbus Wilson oder seltenere neurodegenerative Erkrankungen wie die Chorea Huntington. Die ICD-10 nennt zudem unter dem Punkt Demenz bei andernorts klassifizierten Krankheitsbildern Epilepsie, hepatolentikuläre Degeneration, Hyperkalziämie, erworbene Hypothyreose, Intoxikationen, Multiple Sklerose, Neurosyphilis, Niazin-Mangel, Panarteriitis nodosa, systemischer Lupus erythematodes, Trypanosomiasis, Vitamin-B12-Mangel und zerebrale Lipidstoffwechselstörung.

Thema:
Skript 4

Richtig: _____

7. Beschreiben Sie die Symptome eines Delirs, das nicht durch Alkohol oder andere psychotrope Substanzen bedingt ist?

Häufig treten die Symptome Verwirrtheit, Angst und Erregung im Sinne einer Beschäftigungsunruhe, Akoasmen und optische Halluzinationen auf. Bewusstsein und Aufmerksamkeit sind gestört und die allgemeine Reaktion ist verlangsamt. Der Betroffene hat ein traumhaftes Erleben und Trance-ähnliche Zustände. Typisch ist eine zeitliche Desorientiertheit, in schweren Fällen besteht auch eine Desorientierung zu Ort und Person. Reizbarkeit, Euphorie, Apathie und Ratlosigkeit können ebenso wie optische, taktile, akustische und andere Halluzinationen vorkommen. Manchmal werden fantastische, traumähnliche Bilder von szenischem Charakter erlebt, was man als Oneiroid bezeichnet. Das Bewusstsein ist im Allgemeinen nur schwach getrübt, eine Amnesie besteht selten.

8. Was verstehen Sie unter einer Belastungsstörung und welche Typen kennen Sie?

Thema:
Skript 2

Richtig: _____

Belastungsstörungen werden durch plötzlich auftretende, außergewöhnlich belastende Lebensereignisse und länger andauernde Belastungen verursacht, die auch bei völlig gesunden Menschen zu Schwierigkeiten in der Verarbeitung oder zu Problemen in der Anpassung an die neu entstandene Situation führen. Die Betroffenen können sofort oder erst nach einiger Zeit mit einer pathologischen Symptomatik reagieren. Die Symptomatik kann gekennzeichnet sein durch Anspannungen, Ängste, Depressionen, Schlafstörungen, Konzentrationsstörungen und sozialen Rückzug. Zu unterscheiden sind die akute Belastungsreaktion, die posttraumatische Belastungsstörung, die Anpassungsstörung und die andauernde Persönlichkeitsveränderung nach einer Extrembelastung.

9. Was verstehen Sie unter einer posttraumatischen Belastungsstörung?

Thema:
Skript 2

Richtig: _____

Posttraumatische Belastungsstörungen entstehen als verzögerte oder verlängerte Reaktion auf belastende Ereignisse oder Situationen kürzerer bzw. längerer Dauer, mit außergewöhnlicher Bedrohung oder katastrophenartigem Ausmaß, die fast immer eine tiefe Verzweiflung hervorrufen. Zwanghafte oder asthenische Persönlichkeitszüge oder neurotische Krankheiten in der Vorgeschichte können die Schwelle für die Entwicklung dieses Syndroms senken und seinen Verlauf erschweren, aber diese Faktoren sind weder notwendig noch ausreichend, um das Auftreten der Störung zu erklären. Der Beginn folgt dem Trauma mit einer Latenz, die wenige Wochen bis Monate dauern kann. Der Verlauf ist wechselhaft, in der Mehrzahl der Fälle kann jedoch eine Heilung erwartet werden. Chronische Verläufe sind selten.

Fragenkatalog 5

Mündliche Amtsarztprüfung 5

Falldiagnose 5

Eine Mutter kommt zu Ihnen in die Praxis. Sie mache sich Sorgen um ihren Sohn. Er sei ein halbes Jahr in Südamerika gewesen und habe sich seither völlig verändert. Sie habe das Gefühl, ihren Sohn nicht mehr wiederzuerkennen. Seit seiner Rückkehr sei er depressiv, unruhig und ängstlich. Er wirke total erschöpft, obwohl er im Moment keiner Arbeit nachginge. Außerdem schlafe er schlecht. Er sei tagsüber ständig müde, würde aber teilweise nachts gar nicht schlafen, da er belastende, sehr realistische Albträume habe. Außerdem hätte ihr sonst so schlanker Sohn in kurzer Zeit relativ viel zugenommen, da es so scheint, als habe er ständig Hunger.

1a. Amtsarzt: „Was vermuten Sie? Beurteilen Sie den Fall."

Weitere Amtsarztfragen

2. Was ist bei der Nachsorge einer Entwöhnung wichtig?

3. Wie sehen die Entzugssymptome bei Cannabis aus?

4. Welcher Art ist die Abhängigkeit bei Cannabis?

5. Wie sehen die Entzugssymptome von Alkohol aus?

6. Bei welcher Psychopharmaka-Behandlung könnte es zu einem Delir kommen?

7. Welche hirnorganisch psychischen Störungen kennen Sie?

8. Was ist für Alzheimer-Demenz charakteristisch?

Lösung Fragenkatalog 5

Lösungen zur mündlichen Amtsarztprüfung 5

Falldiagnose 5 – Kokainentzug

Thema:
Skript 6

Richtig: _____

1a. Amtsarzt: „Was vermuten Sie? Beurteilen Sie den Fall.“

Die genannten Symptome lassen auf Entzugserscheinungen schließen. Der vorherige Aufenthalt des Betroffenen in Südamerika legt einen Kokainkonsum nahe, da besonders in den Ländern Südamerikas noch immer das meiste Kokain hergestellt wird. Die genannten Symptome wie eine depressive Stimmung, andauernde Erschöpfung und die ständige Müdigkeit gehören zu den Symptomen eines Entzugssyndroms aufgrund von Kokain. Auch motorische Unruhe, Schlaflosigkeit und Albträume stützen diesen Verdacht. Die Gewichtszunahme, von der die Mutter berichtet, könnte durch eine Appetitsteigerung bedingt sein und ebenfalls den Verdacht eines Kokainentzugs stützen.

Das Hauptproblem eines Kokainentzugs ist die Bewältigung der starken psychischen Abhängigkeit von den Glücksgefühlen, die mit der Einnahme einhergegangen sind. Das Suchtpotenzial ist relativ stark aufgrund der von Kokain erzeugten Hochphasen, die aus euphorischen Glücksgefühlen und Hemmungsabbau bestehen. Die folgenden negativen Stadien mit Angst und Depressionen sind am einfachsten durch erneuten Konsum zu lindern. Es entsteht ein Teufelskreis, der nur schwer zu durchbrechen ist.

Thema:
Skript 6

Richtig: _____

1b. Amtsarzt: „Welche weiteren illegalen Drogen gibt es?

Zu illegalen Drogen zählen jene Drogen, deren Konsum, Besitz oder Handel im Betäubungsmittelgesetz geregelt ist. Zu illegalen Drogen zählen Ecstasy, Kokain, LSD, Speed sowie Halluzinogene, zu denen unter anderem LSD, Mescalin und Pilze gehören. Aber auch Opiate wie Heroin, Opium, Morphin und Amphetamine, die teilweise auch medizinisch genutzt werden und nur bei entsprechender Indikation verschrieben werden dürfen.

Die meisten illegalen Drogen haben ein sehr hohes Sucht- und Missbrauchspotenzial.

Thema:
Skript 6

Richtig: _____

1c. Amtsarzt: „Wie werden Suchterkrankungen therapiert?

Bei Suchterkrankungen richtet sich die Therapie nach dem zugrunde liegenden Suchtstoff und nach dem Stadium der Erkrankung. Voraussetzung für jede Therapie ist die Motivation zur Veränderungsbereitschaft. Ein wichtiger Schritt besteht darin, dass die betroffene Person ihre Sucht einsieht und zugesteht. Bei der Abhängigkeit von „härteren" Drogen kann eine „Therapie" schon viel früher ansetzen und zwar bei Notunterkünften und Drogeneinrichtungen mit angebundener Beratung. Eine Entgiftung ist meist erst sinnvoll, wenn der Wunsch nach Abstinenz bei der betroffenen Person bereits vorhanden ist.

Für eine Opiattherapie gilt z.B., dass sie zu Beginn immer stationär erfolgen sollte, da die körperliche Abhängigkeit extrem stark ist. In dieser Therapie treten massive physische und psychische Entzugssymptome auf. Entweder wird im „kalten Entzug" ohne Medikamente therapiert, oder im „warmen Entzug" mit Medikamenten. Im letzteren Fall werden Neuroleptika eingesetzt. Nach einem erfolgreichen körperlichen Entzug kann evtl. auch Bedarf bestehen, den Abhängigen weiter stationär zu behandeln, da die Rückfallgefahr groß ist.

Weitere Amtsarztfragen

2. Was ist bei der Nachsorge einer Entwöhnung wichtig?

Thema:
Skript 6

Richtig: _____

Die Nachsorge- und Rehabilitationsphase ist die letzte Phase einer Entwöhnung. Ihr Ziel ist es, die Entwöhnung zu stabilisieren und die berufliche und soziale Existenz neu zu ordnen bzw. wieder aufzubauen. Dies findet meist im Rahmen von Suchtberatungsstellen oder Selbsthilfegruppen statt. Sie dauert mehrere Jahre.

3. Wie sehen die Entzugssymptome von Cannabis aus?

Thema:
Skript 6

Richtig: _____

Charakteristische Entzugssymptome gibt es nicht. Bei einem vorherigen sehr hohen Konsum von Cannabis kommt es vor allem zu Stimmungsänderungen. Relativ häufig treten Angstreaktionen auf, es kommt zu einer erhöhten Reizbarkeit oder einer hohen Teilnahmslosigkeit und Passivität. Weitere Symptome sind Unruhegefühle, eine generelle Affektlabilität und eine Hyperalgesie (übermäßige Schmerzempfindlichkeit). Ein Entzug kann auch zu physiologischen Veränderungen führen. Herzrasen, Schwitzen, Appetitminderung, Übelkeit, Schlafstörungen und Tremor können die Folge sein. Viele Betroffene berichten von merkwürdigen Träumen.

4. Welcher Art ist die Abhängigkeit bei Cannabis?

Thema:
Skript 6

Richtig: _____

Bei Cannabiskonsum entwickelt sich eine psychische, aber wahrscheinlich keine körperliche Abhängigkeit. Eine Tendenz zur Dosissteigerung ist sehr gering.

Das Suchtpotenzial von Cannabis liegt weit unter dem von Alkohol oder Nikotin und erst recht unter dem von Heroin oder Kokain. Es liegen Untersuchungen vor, die die Annahme zulassen, dass der Konsum von Cannabis einer der auslösenden Faktoren sein könnte, die eine genetisch bedingte Veranlagung zur Schizophrenie aktivieren. Diese Annahme ist allerdings nicht ausreichend wissenschaftlich bestätigt.

Es besteht der Verdacht, dass Cannabis bereits bei moderatem Konsum eine dauerhafte Drogenpsychose auslösen könne oder bereits geheilte Psychosen wiederkehren lasse. Durch Cannabis können Derealisations- und Depersonalisationserlebnisse ausgelöst werden, die in der Regel über einen längeren Zeitraum anhalten und schlimmstenfalls chronisch werden.

Thema:
Skript 6

Richtig: _____

5. Wie sehen die Entzugssymptome von Alkohol aus?

Beim gewollten oder ungewollten Absetzten von Alkohol kommt es fast immer zu einem Entzugssyndrom, das 3 bis 7 Tage anhält. Typische Symptome sind zum einen Brechreiz und Durchfall. Zum anderen sind Kreislauf und Atmung beeinträchtigt. Es kann zu Tachykardien, Tachypnoen und Hypertonie kommen. Vegetative Symptome wie Muskelbeben, Schwitzen und Tremor sind ebenfalls häufig. Symptome, die das Zentralnervensystem betreffen, sind eine depressive und dysphorische Stimmung, innere Unruhe, Schlaflosigkeit, Konzentrationsstörungen und eine gesteigerte Ablenkbarkeit. Zudem kann der Entzug Angstzustände, Antriebssteigerungen, gesteigerte Schreckhaftigkeit und Empfindsamkeit für optische und akustische Reize bewirken, was zu flüchtigen Halluzinationen führen kann. Ebenfalls können generalisierte Krampfanfälle ausgelöst werden.

Thema:
Skript 5

Richtig: _____

6. Bei welcher Psychopharmaka-Behandlung könnte es zu einem Delir kommen?

Viele Medikamente können ein Delir auslösen. Eine erhöhte Dosis Antidepressiva kann zu Verwirrtheitszuständen und Delirien führen. Benzodiazepine können ebenfalls ein Delir als Entzugserscheinung verursachen. Weitere Medikamente, unter denen nicht nur Psychopharmaka sind, sind Antibiotika, Narkotika, Kortison-Präparate, Neuroleptika, Antiepileptika, Anticholinergika, Parkinson-Medikamente und Digitalis.

Medikamentenmissbrauch und die gleichzeitige Einnahme mehrerer verschiedener Medikamente kann auch zu einem Delir führen.

Thema:
Skript 4

Richtig: _____

7. Welche hirnorganisch psychischen Störungen kennen Sie?

Die ICD unterscheidet organisch-psychische Störungen ersten und zweiten Ranges. Organisch-psychische Störungen ersten Ranges, die anhand der klinischen Symptomatik gestellt werden können, sind das Delir, Demenz und das organisch-amnestische Syndrom. Die organisch-psychischen Störungen zweiten Ranges, die nicht vom klinischen Bild der primären psychischen Erkrankung unterschieden werden können, sind organische Halluzinosen, organisch-katatone Störungen, organisch-wahnhafte [schizophreniforme] Störungen, organisch-affektive Störungen, organische Angststörungen, organisch-dissoziative Störungen, organisch-emotional labile [asthenische] Störungen, leichte kognitive Störungen und organische Persönlichkeitsstörungen.

In der traditionellen Klassifikation nach dem triadischen System zählen zu den organischen Psychosyndromen mit akuter Verlaufsform das Delir, Durchgangssyndrome, das amentielle Syndrom, das akute Korsako-Syndrom, Bewusstseinsminderungen, Halluzinosen und Dämmerzustände. Eine chronische Verlaufsform haben die Demenz, organische Persönlichkeitsveränderungen und die Korsakow-Psychose.

8. Was ist für Alzheimer-Demenz charakteristisch?

**Thema:
Skript 4**

Richtig: _____

Die Alzheimer-Krankheit ist eine degenerative zerebrale Krankheit mit unbekannter Ursache und charakteristischen neuropathologischen und neurochemischen Merkmalen. Typisch ist eine zunehmende Verschlechterung der kognitiven Leistungsfähigkeit, die in der Regel mit einer Abnahme der Aktivitäten und Verhaltensauffälligkeiten einhergeht. Sie beginnt meist schleichend und entwickelt sich langsam, aber stetig über einen Zeitraum von mehreren Jahren. Alzheimer-Demenz verläuft früher oder später tödlich.

Fragenkatalog 6

Mündliche Amtsarztprüfung 6

Falldiagnose 6

Ein 28-jähriger Krankenpfleger kommt zu Ihnen, weil er mit dem Rauchen aufhören möchte. Er berichtet, wegen seinem starken Zigarettenkonsum habe er letzte Woche zum dritten Mal innerhalb eines halben Jahres einen Nervenzusammenbruch erlitten. Plötzlich sei ein starkes Herzklopfen und Schwitzen aufgetreten und er hätte kaum noch Luft bekommen. Dann wurde es schlimmer und er bekam Brustschmerzen und das Gefühl zu ersticken. Er hätte das Gefühl gehabt, gleich ohnmächtig zu werden und völlig die Kontrolle zu verlieren.

Er habe seinen Körper als fremd und die ganze Situation als völlig unreal empfunden und noch mehrere Stunden danach Angst gehabt. In diesem Moment habe er sich geschworen, mit dem Rauchen aufzuhören, da er inzwischen große Angst vor einem weiteren Nervenzusammenbruch habe. Er müsse oft daran denken und er fürchte sich, dass ihm beim nächsten Mal etwas Schlimmeres passieren können.

1a. Amtsarzt: „Stellen Sie eine Diagnose!"

Weitere Amtsarztfragen

2. Was verstehen Sie unter berufsmäßiger und gewerbsmäßiger Ausübung der Heilkunde?

3. Was verstehen Sie unter Sorgfaltspflicht?

4. Was ist eine Unterbringung?

5. Wodurch ist eine Unterbringung gerechtfertigt?

6. Kennen Sie Konversionsstörungen?

7. Welche einzelnen Funktionsbereiche sind bei Konversionsstörungen betroffen?

8. Was wird als Ursache für Konversionsstörungen betrachtet?

Lösung Fragenkatalog 6

Lösungen zur mündlichen Amtsarztprüfung 6

Falldiagnose 6 – Panikstörung

Thema:
Skript 2

Richtig: _____

1a. Amtsarzt: „Stellen Sie eine Diagnose!"

Das starke Herzklopfen, Schwitzen, Atemnot, Brustschmerzen und das Gefühl zu ersticken sind Symptome einer Panikstörung. Bei Panikstörungen stehen solche körperlichen Symptome im Vordergrund. Als körperliche Symptome treten Schwindel, Ohnmachtsgefühle, Beklemmungsgefühle, Herzrasen, Atemnot, Hitzewallungen und Zittern auf. Auch das Gefühl, ohnmächtig zu werden und die Angst vor Kontrollverlust, ist typisch. Menschen mit Panikstörungen haben das Gefühl, die Kontrolle über ihr Verhalten zu verlieren, dass sie sterben müssen oder verrückt werden. Wenn der Betroffene aussagt, dass er seinen Körper als fremd und die ganze Situation als völlig unreal empfunden habe, dann beschreibt er Depersonalisations- und Derealisationssymptome. Diese Art von Entfremdungsgefühlen zählen ebenfalls zum Symptombild einer Panikstörung.

Das wesentliche Kennzeichen einer Panikstörung sind wiederkehrende schwere Angstattacken (Panik), die sich nicht auf eine spezifische Situation oder besondere Umstände beschränken und deshalb nicht vorhersehbar sind. Bei Panikstörungen gibt es in der Regel zwei häufig auftretende Leitsymptome: (1) Angst und (2) Vermeidungsverhalten. Letzteres resultiert aus der Angst. Die Angst tritt auf in Zusammenhang mit vegetativen Begleiterscheinungen wie Schweißausbruch, Atemnot, der Angst zu sterben, Tremor, Tachykardie (schneller Puls) oder Palpitationen (Fixierung auf Unregelmäßigkeit des Herzschlags).

Es kommt zudem die Erwartungsangst hinzu, d.h. die Angst vor der Angst. Auch Vermeidungsangst findet sich in diesem Fall, wenn der Betroffene schildert, er habe sich geschworen, mit dem vermeintlichen Verursacher Rauchen aufzuhören, da er inzwischen große Angst vor einem weiteren Nervenzusammenbruch habe, oft daran denken müsse und sich fürchte, beim nächsten Mal könne ihm etwas Schlimmeres passieren.

So deutet alles auf eine Panikstörung hin, doch müssen für eine sichere Diagnosestellung körperliche und andere psychische Auslöser ausgeschlossen werden. Es muss eine eingehende ärztliche Untersuchung erfolgen. Die Diagnose wird dann im anamnestischen Gespräch, in Anlehnung an die Schilderungen des Patienten gestellt. Zuerst muss ersichtlich werden, ob diese Ängste den Wert einer Krankheit haben; nachfolgend soll herausgefunden werden, ob die Ängste im Kontakt mit etwas Bestimmtem (Tiere, Orte, Objekte etc.) oder unabhängig von Ort und Zeit auftreten. Abschließend muss festgestellt werden, wie schwer das Vermeidungsverhalten und die soziale Beeinträchtigung wiegen.

Differenzialdiagnostisch ist zu beachten, die Panikstörung nicht als Hauptdiagnose zu verwenden, wenn der Betroffene bei Beginn der Panikattacken an einer depressiven Störung leidet. Unter diesen Umständen sind die Panikattacken wahrscheinlich sekundäre Folgen der Depression. Weiter gilt zu beachten, ob die Attacken durch Einnahme von Drogen hervorgerufen wurden oder ob ggf. Angina pectoris (Schmerz durch Durchblutungsstörungen im Herzen) oder paroxysmale Tachykardie (anfallartig auftretende Herzaktivitätssteigerung auf etwa 150 bis 220 Schläge pro Minute) vorliegen.

1b. Amtsarzt: „Welche Arten von Panikattacken kennen Sie?"

Thema:
Skript 2

Richtig: _____

Zum einen gibt es die *spontanen Panikattacken*, die ohne jede Vorwarnung, ohne einen sichtbaren Anlass zu jeder Tages- und Nachtzeit auftreten können. Hierfür gibt es keine direkten expliziten Auslöser, die Attacke kann immer einsetzen. Häufig werden die Betroffenen aus dem Schlaf gerissen; sie wachen panisch auf und denken, einen Herzinfarkt zu erleiden, die Kontrolle zu verlieren, sterben zu müssen oder verrückt zu werden.

Davon unterscheidet man Panikattacken in Verbindung mit einer *Agoraphobie*, wobei die Erwartungsangst eine sehr große Rolle spielt. Betroffene verspüren Beschwerden wie z. B. Unwirklichkeitsgefühle, Herzklopfen, Schwindel, Atembeschwerden, Beklemmungsgefühle, Schweißausbrüche, Todesangst etc. Durch die Erwartungsangst werden Situationen vermieden, die das Gefühl antizipieren, im Falle einer Attacke nicht entkommen zu können, ohne Hilfe auskommen zu müssen. Sind andere, insbesondere ein Arzt, in der Nähe, dann ebben die Attacken langsam ab. Aufgrund der starken Angst können extreme Abhängigkeitsverhältnisse zu Angehörigen bzw. Involvierten entstehen.

Drittens können Panikattacken *situationsbedingt* hervorgerufen werden, die für den Betroffenen an sich nicht mit einer Angst in Zusammenhang gebracht werden. Dies ist gegeben, wenn die Betroffenen auf ein angstbesetztes Objekt stoßen oder in eine angstbesetzte Situation kommen.

1c. Amtsarzt: „Wenn Sie die Chance nutzen wollen und dem Patienten unabhängig von der Panikstörung eine Rauchentwöhnung vorschlagen, wie kann diese funktionieren?"

Thema:
Skript 6

Richtig: _____

Eine ziemlich erfolgreiche verhaltenstherapeutische Behandlung ist die Aversionstherapie. Zudem wurde eine Reihe biologischer Behandlungsmethoden entwickelt, z.B. das Nikotinkaugummi (oder das Nikotinpflaster). Biologische Methoden steigern die Chancen auf langfristige Abstinenz, insbesondere in Kombination mit Verhaltenstherapien. Nachteil der biologischen Methoden ist, dass die Nikotinaufnahme nicht verringert wird. Je mehr jemand raucht, desto schwerer fällt ihm das Aufhören. Das Erkrankungs- und Todesrisiko ehemaliger Raucher sinkt ständig, je länger sie abstinent bleiben.

Thema:
Skript 6

Richtig: _____

1d. Amtsarzt: „Mit welchen Entzugssymptomen muss der Patient bei der Rauchentwöhnung rechnen?"

Zu den Entzugssymptomen zählen Irritabilität, erhöhter Appetit, Schlafstörungen, ein verlangsamter Stoffwechsel, eine verminderte kognitive Leistungsfähigkeit und der mächtige Wunsch zu rauchen.

Weitere Amtsarztfragen

Thema:
Skript 6

Richtig: _____

2. Was verstehen Sie unter berufsmäßiger und gewerbsmäßiger Ausübung der Heilkunde?

Im Heilpraktikergesetz ist von einer berufsmäßigen Tätigkeit die Rede, das bedeutet, dass die Tätigkeit auf Dauer angelegt ist und mit der Absicht, sie zu wiederholen. Keine Rolle spielt dabei, ob mit der Tätigkeit Geld verdient wird.

Eine gewerbsmäßige Ausübung der Heilkunde besteht darin, Geld oder eine andere Gegenleistung dafür zu nehmen.

Thema:
Skript 6

Richtig: _____

3. Was verstehen Sie unter Sorgfaltspflicht?

Die Sorgfaltspflicht besteht in der selbst auferlegten Beschränkung, bestimmte Standards einzuhalten, die zwar gesetzlich nicht explizit vorgeschrieben sind, aber von den Heilpraktikerverbänden hervorgehoben werden. Die Nichtbeachtung der Sorgfaltspflicht kann sowohl zivil- als auch strafrechtliche Folgen haben.

Die Kriterien zur Einhaltung der Sorgfaltspflicht bestehen in:

- eine ausreichende und angemessene Behandlung
- nur Einsatz von Methoden, die keine Schäden hinterlassen
- nur Anwendung von Verfahren, für die der Behandler ausgebildet ist und die er beherrscht
- Veranlassung notwendiger medizinischer Untersuchungen und Therapien
- Patientenaufklärung über Nutzen und Risiken der Behandlung
- Einhaltung der Hygienevorschriften

Thema:
Skript 6

Richtig: _____

4. Was ist eine Unterbringung?

Eine Unterbringung ist eine freiheitsentziehende Maßnahme zur Heilbehandlung in einem psychiatrischen Krankenhaus oder in einer Entziehungsanstalt. Das Verfahren ist durch das Unterbringungsgesetz geregelt.

5. Wodurch ist eine Unterbringung gerechtfertigt?

Thema:
Skript 6

Richtig: _____

Eine Unterbringung ist möglich bei Selbstgefährdung und Fremdgefährdung. Eine Fremdgefährdung besteht in Körperverletzung, Randalieren oder Sittlichkeitsdelikten. Eine bloße Belästigung, Anpöbeln oder leichtere Beschimpfungen rechtfertigen keine Unterbringung. Eine mögliche Selbstgefährdung besteht in Suizidversuchen, aber auch der ernst gemeinten Drohung, einen Suizid zu unternehmen.

Suchtverhalten alleine stellt noch keinen Grund zu einer Einweisung dar, es sei denn, es liegt bereits ein Hirnschaden und eine Eigen- oder Fremdgefährdung vor. Alleine der Hang zum Alkohol rechtfertigt keine Unterbringung. Meistens wird bei Schizophrenie, manisch-depressiven Störungen und ernstlichen Suizidabsichten untergebracht.

6. Kennen Sie Konversionsstörungen?

Thema:
Skript 2

Richtig: _____

Die Konversionsstörungen, im ICD als dissoziative Störungen bezeichnet, sind eine sehr unterschiedliche Gruppe von Störungen. Nach den auftretenden Symptomen lassen sie sich in Unterformen aufteilt. Der ICD-10 unterscheidet Dissoziative Amnesie, Dissoziative Fugue, Trance- und Besessenheitszustände, Krampfanfälle, Ganser-Syndrom, Dissoziative Störungen (Bewegung der Sinnesempfindung), andere dissoziative Störungen und Depersonalisations-/Derealisationssyndrom.

7. Welche einzelnen Funktionsbereiche sind bei Konversionsstörungen betroffen?

Thema:
Skript 2

Richtig: _____

Von Konversionsstörungen betroffene Funktionsbereiche sind die Identität, das Gedächtnis, die Sinneswahrnehmung und mit der Willkürmotorik die Körperbewegung.

8. Was wird als Ursache für Konversionsstörungen betrachtet?

Thema:
Skript 2

Richtig: _____

Konversionsstörungen treten in der Regel rasch und im Zusammenhang mit belastenden psychischen Situationen auf. Konversionsstörungen werden nach der Lerntheorie eindeutig als psychogene, d.h. durch seelische Prozesse ausgelöste Störungen verstanden. Man geht davon aus, dass die Symptome als Verhalten zu verstehen sind, welches in traumatischen Situationen in der Kindheit als Schutzverhalten erlernt wurde. Wenn man nun eine belastende Situation erlebt, ganz gleich welcher Art, verfällt der Patient in die redundanten Bewegungen, die ihm Entlastung verschaffen.

Nach Freud entstehen Konversionsstörungen durch die Umsetzung (Konversion) eines seelischen Konflikts in eine körperliche Krankheit. Seinerzeit ging er davon aus, dass diese Störungen durch unterbewusste Konflikte entstehen, die dem Bereich des Psychosexuellen zuzurechnen sind. Heute verstehen psychodynamische Konzepte den Vorgang der Dissoziation als einen Abwehrmechanismus. Man geht davon aus, dass unterdrückte und nicht erfüllte Triebwünsche eine Rolle spielen oder dass verdrängte unterbewusste Konflikte zu den körperlichen Symptomen führen. Jemand, der nicht mehr hinschauen möchte, kann beispielsweise eine Sehstörung bekommen, jemand, der etwas nicht mehr hinnehmen möchte, kann z.B. eine Schluckstörung bekommen etc.

Fragenkatalog 7

Mündliche Amtsarztprüfung 7

Falldiagnose 7

Eine 45-jährige Frau bricht in ihrer Wohnung zusammen, nachdem es im Haus in einer Wohnung unter ihr zu einem Wasserschaden gekommen ist. Während ihrer Abwesenheit ist der Hausmeister in ihre Wohnung gegangen und hat dort die Rohre kontrolliert, jedoch keinen Schaden feststellen können. Jetzt will die Frau vom Hausmeister wissen, welche Rohre er angefasst hat, da sie sich ekelt und ihr die Vorstellung, nicht zu wissen, welche Rohre er angefasst hat, unerträglich ist. Die Frau lebt zurückgezogen, besonders mit Männern hat sie immer wieder Schwierigkeiten, da „diese Saubären", wie sie selber sagt, sich vor Betreten ihrer Wohnung stets gründlich duschen müssen. Generell legt sie größten Wert auf Sauberkeit und verbringt viel Zeit mit Putzen. Ihr Hausarzt hat eine Sehnenscheidenentzündung diagnostiziert und ihr empfohlen sich ruhig zu verhalten, um ihre Hand zu schonen.

**1a. Amtsarzt: „Stellen Sie eine Anamnese! Welche Behandlungs-
           möglichkeiten gibt es?"**

Weitere Amtsarztfragen

2. Welche Regelungen stehen im Heilpraktikergesetz?

3. Was verstehen Sie unter dem Begriff Heilkunde?

4. Welche Abwehrmechanismen kennen Sie?

5. Was verstehen Sie unter Projektion?

6. Welche Symptome treten bei ADHS-Patienten auf?

7. Welche Behandlungsmöglichkeiten gibt es für ADHS-Patienten?

8. Welche Symptome treten bei Autisten auf?

9. Wie wird das Asperger Syndrom von der Erkrankung
   Autismus unterschieden?

Lösung Fragenkatalog 7

Lösungen zur mündlichen Amtsarztprüfung 7

Falldiagnose 7 – Wasch- und Reinigungszwang

1a. Amtsarzt: „Stellen Sie eine Anamnese! Welche Behandlungsmöglichkeiten gibt es?"

Die übertriebene Angst vor „Schmutz" und die kompensatorische Maßnahme des übermäßigen Putzens, was wohl zur Sehnenscheidentzündung geführt hat, weisen auf eine Zwangsstörung hin. Inhalt der Störung ist ein Wasch- und Reinigungszwang. Zwangserkrankte sind von der Angst besessen, dass sie sich durch Berührungen mit bestimmten Gegenständen und Personen oder in bestimmten Situationen beschmutzen oder infizieren könnten. Um diesen Ängsten vor Verunreinigungen entgegenzuwirken, werden große Anstrengungen unternommen, die „eigene Welt" sauber zu halten. So sind die Männerbesuche vor dem Betreten ihrer Wohnung aufgefordert zu duschen. Unternehmungen wie zwanghaftes Händewaschen, Duschen, Kleiderwechsel, Putzen von Gegenständen und sogar Desinfizieren der einzelnen Familienmitglieder, nimmt täglich mehrere Stunden Zeit in Anspruch. Der Zusammenbruch der Frau ist vermutlich ausgelöst worden, weil sie nachdem der Hausmeister ihre Wohnung durch seine Anwesenheit „beschmutzt" hat, aufgrund der Sehnenscheidentzündung ihrem Zwang dem Putzen nicht nachgehen konnte. Eine ausgeführte Zwangshandlung kann den Betroffenen kurzzeitig von seiner Angst erlösen. Versuchen die Betroffenen Widerstand zu leisten oder können ihre Zwangshandlung nicht ausführen, tritt massive Angst auf, die sich zunehmend steigert. Dies führte bei der Frau zum Zusammenbruch.

Differenzialdiagnostisch ist die Zwangsstörung von anderen psychischen Störungen mit einer Zwangssymptomatik abgegrenzt. Hierzu zählen Wahnerkrankungen (Schizophrenie), Depressionen, Angststörungen, Drogen und Medikamente, Gilles-de-la-Tourette-Syndrom, Impulskontrollstörungen zwanghafte Verhaltensauffälligkeiten (Essstörungen, Störungen des Sexualverhaltens) und anankastische Persönlichkeitsstörungen.

Zuerst ist durch eine sorgfältige medizinische Untersuchung beim Arzt abzuklären, ob eine organische Störung zugrunde liegen könnte. Hierbei kommen vor allem das Gilles-de-la Tourette Syndrom, Chorea minor und Enzephalitis in Betracht.

Ob die Behandlung mit Psychopharmaka notwendig ist, liegt an dem Schweregrad der Erkrankung, an der Persönlichkeit des Betroffenen und seiner sozialen Belastung. Dies ist von einem Psychiater zu untersuchen. In der pharmakologischen Therapie werden die besten Erfolge beim Einsatz von seretonergenen Antidepressiva und selektiven Serotonin Wiederaufnahmehemmern erzielt.

Diese steigern die Serotoninaktivität und normalisieren die Stoffwechselaktivität im Gehirn.

Für Betroffene von Zwangsstörungen ist die **Verhaltenstherapie** maßgebend. In der Verhaltenstherapie wird die Methode der Konfrontation und Reaktionsverhinderung angewandt. Durch die **kognitiven Therapie** sollen die Betroffenen erkennen, dass es sich bei ihnen um ein Zwangssymptom handelt, und unter Anleitung lernen, welche anderen Einstellungen und Verhaltensweisen an die Stelle des Zwangsverhaltens gesetzt werden könnten. Auf diese Weise soll es möglich werden, dass der Betroffene sich von seinen Befürchtungen distanziert.

1b. Amtsarzt: „Wie klären Sie die Patientin über ihre Krankheit auf?"

Thema:
Skript 2

Richtig: _____

Bei der Aufklärung der Patientin gehe ich äußerst behutsam vor. Zuerst erkläre ich ihr, wie mutig es war, zu mir zu kommen und mir den Sachverhalt mitzuteilen. Zudem teile ich ihr mit, dass Zwangserkrankungen mit einer Lebenszeitprävalenz von 1-2,5 % häufig vorkommen. Zudem habe sie die Krankheit nicht selbst verschuldet, sondern es bestünden neben den psychischen Ursachen auch biologische Gründe. Äußerst wichtig ist es, der Patientin zu vermitteln, dass die Störung mithilfe von Psychotherapie und Medikamenten gut heilbar ist, da es in 60-80 % der Fälle zu deutlichen Besserungen kommt, wogegen sie unbehandelt fast immer chronisch verläuft. Allerdings müsse sie möglichst bald zu einem Psychiater gehen, um die Therapie einzuleiten.

1c. Amtsarzt: „Welche organischen Ursachen gibt es für Zwangssymptome?"

Thema:
Skript 2

Richtig: _____

Mögliche organische Ursachen für Zwangssymptome sind Chorea minor, Enzephalitis, Schädel-Hirn-Trauma, Gilles-de-la Tourette Syndrom (Tic-Störung) und raumfordernde Prozesse wie bei einem Tumor.

Weitere Amtsarztfragen

2. Welche Regelungen stehen im Heilpraktikergesetz?

Thema:
Skript 6

Richtig: _____

Der Heilpraktiker übt einen geschützten Beruf aus.

Das Heilpraktikergesetz regelt die Ausübung der Heilkunde.

Thema:
Skript 6

Richtig: _____

3. Was verstehen Sie unter dem Begriff Heilkunde?

Der Heilkundebegriff regelt, was eine Behandlung ist.

Heilkunde im Sinne des Gesetzes ist die berufsmäßige Ausübung der Heilkunde ohne Bestallung, ist jede berufs- oder gewerbsmäßig vorgenommene Tätigkeit zur Feststellung oder Linderung von Krankheiten, Leiden oder Körperschäden bei Menschen, auch wenn sie im Dienste von anderen ausgeübt wird.

Thema:
Skript 2

Richtig: _____

4. Welche Abwehrmechanismen kennen Sie?

Es werden folgende Abwehrmechanismen unterschieden:

- Kompensation
- Verleugnung
- Verdrängung
- Verschiebung
- Isolierung
- Introjektion
- Projektion
- Rationalisierung
- Reaktionsbildung
- Regression
- Sublimierung
- Ungeschehenmachen

Thema:
Skript 2

Richtig: _____

5. Was verstehen Sie unter Projektion?

Bei einer Projektion werden eigene Konflikte, Wünsche und Triebregungen auf andere Personen verschoben und dort meistens bekämpft. In der Regel hilft dies, erlebte Angst zu verringern.

Thema:
Skript 5

Richtig: _____

6. Welche Symptome treten bei ADHS Patienten auf?

ADHS (Aufmerksamkeits-Defizit-Hyperaktivitäts-Störung) geht mit erhöhter Impulsivität, niedriger Frustrationstoleranz, motorischer Unruhe, verminderter Aufmerksamkeit, erhöhter Ablenkbarkeit und fehlenden Lernerfolgen einher.

Zu den Leitsymptomen zählen:

- Unaufmerksamkeit
- Hyperaktivität
- Impulsivität

Folgende Punkte müssen für die Diagnose bestätigt werden:

- Symptome sind mindestens sechs Monate beständig beobachtet worden
- Symptome sind nicht vereinbar (unangemessen) mit dem Entwicklungsstand des Kindes
- Symptome bessern sich nicht von allein, sondern sind zeitlich stabil
- einige Symptome müssen vor dem 7. Lebensjahr aufgetreten sein
- Auffälligkeiten in mindestens zwei Lebensbereichen (Schule, zu Hause, Gleichaltrige)
- deutliches Leiden und Beeinträchtigung der sozialen und/oder schulischen Funktionsfähigkeit

7. Welche Behandlungsmöglichkeiten gibt es für ADHS Patienten?

**Thema:
Skript 5**

Richtig: _____

Bei einer ADHS Erkrankung können mehrere Therapieformen gewählt werden:

- Multimodaler Therapieansatz
- Medikamentöse Therapie (nur bei wirklich krisenhafter Entwicklung)
- Verhaltenstherapeutische Interventionen an drei Punkten:
  - Eltern- und familienzentrierte Verfahren (Sport, Bewegung), Arbeit an der Interaktion, Kindergarten- und schulzentrierte Verfahren (Nichtbeachtung der hyperaktiven Symptome)

8. Welche Symptome treten bei Autisten auf?

**Thema:
Skript 5**

Richtig: _____

Bei einem Autisten treten schwere und einschneidende Beeinträchtigungen in den Bereichen der kognitiv-sprachlichen und sozial-emotionalen Entwicklung auf. Autismus ist nach ICD-10 durch ein charakteristisches Muster abnormer Funktionen in den folgenden psychopathologischen Bereichen gekennzeichnet: in der sozialen Interaktion, der Kommunikation und im eingeschränkten stereotyp repetitiven Verhalten. Neben diesen spezifischen diagnostischen Merkmalen zeigt sich häufig eine Vielzahl unspezifischer Probleme, wie Phobien, Schlaf- und Essstörungen, Wutausbrüche und (autodestruktive) Aggression.

9. Wie wird das Asperger Syndrom von der Erkrankung Autismus unterschieden?

**Thema:
Skript 5**

Richtig: _____

Das Asperger Syndrom wird auch als autistische Psychopathie oder als schizoide Störung bezeichnet. Die Störungsbilder ähneln sich im Bereich der Kommunikationsprobleme und der sozialen Beeinträchtigung. Doch haben die vom Asperger Syndrom Betroffenen im Unterschied zu den Autisten trotz der Schwierigkeiten in sozialen Beziehungen Interesse an Kontakt zu anderen Kindern. Die Sprachfähigkeit ist erhalten oder besonders ausgeprägt.

Symptomatik des Asperger Syndroms

- tritt fast nur bei Jungen ungefähr im Kindergarten- oder Schulalter auf
- Schwingungs- und Beziehungsfähigkeit ist deutlich eingeschränkt, so dass die Betroffenen ihre Umgebung oft als störend empfinden und ihr daher eher aus dem Weg gehen
- die Sprachentwicklung verläuft normal oder ist besonders stark ausgeprägt
- die Sprache ist allerdings häufig monoton und leiernd
- verzögerte motorische Entwicklung
- Intelligenz ist normal bis überdurchschnittlich
- Kinder wirken häufig sehr ernst, introvertiert, scheu, skurril und grüblerisch
- bei Störung der Ausübung ihrer Interessen reagieren sie häufig gereizt bis aggressiv
- typische jugendliche Eigenheiten werden nicht gezeigt und eine Neigung zu Stereotypien sowie extremer Humorlosigkeit sind deutlich

Fragenkatalog 8

Mündliche Amtsarztprüfung 8

Falldiagnose 8

Eine 38-jährige Arzthelferin berichtet, dass sie seit ca. sechs Jahren regelmäßig Lorazepam einnehme. Dieses Präparat sei ihr wegen Depressionen nach dem Tod ihrer Mutter verordnet worden. Da die Tabletten nach einigen Monaten nicht mehr recht gewirkt haben, habe sie die Dosis gesteigert, um weiterhin ein „schönes Gefühl" zu haben und Erleichterung zu spüren. Aufgrund der jahrelangen Einnahme habe sie jetzt vom Hausarzt kein neues Rezept mehr bekommen. Wenige Tage nach der letztmaligen Einnahme von Lorazepam habe sie vermehrt Angstgefühle, Schlaflosigkeit, Zittern, Schwindel, vermehrtes Schwitzen und Kribbeln in den Beinen bemerkt. Schließlich habe sie an der Tapete zu Hause Gesichter gesehen.

Die Patientin klagt über Lichtscheu und dass ihr „komisch im Kopf" sei. Sie höre die ganze Umgebung übermäßig laut, Lesen strenge sie an, in den letzten Tagen sei sie ganz durcheinander gewesen, so habe sie z.B. mehrfach die falsche Herdplatte eingeschaltet. Die Patientin ist voll orientiert, die Sprache ist leicht verwaschen. Gedrückte Stimmungslage mit eingeschränkter affektiver Schwingungsfähigkeit, Gangataxie, feinschlägiger Händetremor.

1a. Amtsarzt: „Stellen Sie eine Anamnese! Wie würden Sie die Frau behandeln?"

Weitere Amtsarztfrage

2. Welche psychischen Störungen können bei einer AIDS-Erkrankung auftreten?

3. Welche Symptome treten im AIDS-Stadium auf?

4. Welche Symptome hat eine endogene Depression?

5. Wie werden die Depressionsformen klassisch unterteilt?

6. Welche Alkoholikertypen kennen Sie?

7. Welches Trinkverhalten zeichnet den Alpha Typ aus?

8. Erklären Sie den Begriff Alkoholismus!

9. Welche Wirkung hat Alkohol auf den Organismus?

Lösung Fragenkatalog 8

Lösungen zur mündlichen Amtsarztprüfung 8

Falldiagnose 8 – Benzodiazepin-Abhängigkeit

Thema:
Skript 6

Richtig: _____

1a. Amtsarzt: „Stellen Sie eine Anamnese! Wie würden Sie die Frau behandeln?"

Die Patientin leidet an einer ausgeprägten Entzugssymptomatik mit Schlaflosigkeit, vegetativer Entgleisung, motorischer Unruhe und Verwirrtheit. Ich rufe unverzüglich den Notarzt. Es ist abzuklären, ob ein Entzugsdelir vorliegt. Dies wäre ein Notfall, der einen stationären Aufenthalt erfordern würde.

Ich darf die Patientin nicht behandeln. Bei der Patientin sollte eine verhaltenstherapeutische Behandlung eingeleitet und ein ambulanter oder stationärer Entzug durchgeführt werden, was vom Psychiater zu entscheiden und einzuleiten ist.

Thema:
Skript 5

Richtig: _____

1b. Amtsarzt: „Wie funktioniert der Benzodiazepin-Entzug?"

Beim Absetzen von Benzodiazepinen geht es zuerst darum, eine Ausgangsdosis festzulegen. Dies geschieht in der Regel durch die Beibehaltung der Dosis, die die Patientin regelmäßig eingenommen hat. Hat sie dabei keine Entzugserscheinungen, kann die Reduzierung beginnen. So sollte die Ausgangsdosis relativ schnell um 50 % reduziert werden. Anschließend sollte die Dosis im Wochenrhythmus um jeweils weitere 25 % gesenkt werden, wobei die letzten Reduzierungen noch langsamer und über mehrere Wochen vorgenommen werden sollten. Eventuell müssen Entzugserscheinungen über andere Medikamente abgemildert werden. Ebenfalls ist es möglich, das Lorazepam durch eine Äquivalenzdosis eines anderen Benzodiazepins zu ersetzen, das eine geringere Halbwertszeit hat. In jedem Fall ist eine begleitende verhaltenstherapeutische Behandlung sinnvoll.

Weitere Amtsarztfragen

Thema:
Skript 5

Richtig: _____

2. Welche psychischen Störungen können bei einer AIDS-Erkrankung auftreten?

Bei einer AIDS-Erkrankung können unterschiedliche psychische Störungen auftreten. Zum einen kann es psychische Reaktionen auf die Diagnose und den erwarteten Krankheitsverlauf geben. Zudem können das Nervensystem und das Gehirn durch die vielen sekundären Infektionen angegriffen werden. Typisch sind Depressionen, Persönlichkeitsveränderungen und die HIV-Demenz.

3. Welche Symptome treten im AIDS Stadium auf?

Thema:
Skript 5

Richtig: _____

Es treten unspezifische Symptome auf, wie Abmagerung, Nachtschweiß, Schwellungen von nicht-inguinalen Lymphknoten und Milzschwellung.

Das Vollbild ist gekennzeichnet durch Infektionen mit opportunistischen Keimen. Die Prognose hängt von der Beherrschbarkeit dieser opportunistischen Keime ab.

4. Welche Symptome hat eine endogene Depression?

Thema:
Skript 4

Richtig: _____

Nach ICD-10 leidet der betroffene Patient unter einer gedrückten Stimmung und einer Verminderung von Antrieb und Aktivität. Die Fähigkeit zu Freude, das Interesse und die Konzentration sind vermindert. Ausgeprägte Müdigkeit kann nach jeder kleinsten Anstrengung auftreten. Der Schlaf ist meist gestört, der Appetit vermindert. Selbstwertgefühl und Selbstvertrauen sind fast immer beeinträchtigt. Sogar bei der leichten Form kommen Schuldgefühle oder Gedanken über eigene Wertlosigkeit vor. Die gedrückte Stimmung verändert sich von Tag zu Tag wenig, reagiert nicht auf Lebensumstände und kann von so genannten "somatischen" Symptomen begleitet werden, wie Interessenverlust oder Verlust der Freude, Früherwachen, Morgentief, deutliche psychomotorische Hemmung, Agitiertheit, Appetitverlust, Gewichtsverlust und Libidoverlust. Abhängig von Anzahl und Schwere der Symptome ist eine depressive Episode als leicht, mittelgradig oder schwer zu bezeichnen.

5. Wie werden die Depressionsformen klassisch unterteilt?

Thema:
Skript 4

Richtig: _____

Es wird unterschieden zwischen:

- Endogene Depression (Schweregrad, Verlauf)
- Somatogene Depression
- Psychogene Depression
- Sonderformen (Wochenbettdepression, Larvierte Depression, Saisonalabhängige Depression, Altersdepression)

6. Welche Alkoholikertypen kennen Sie?

Thema:
Skript 6

Richtig: _____

Der Alkoholiker wird in Typen von Alpha bis Epsilon eingeteilt.

- Alpha
- Beta
- Gamma
- Delta
- Epsilon

Thema:
Skript 6

Richtig: _____

7. Welches Trinkverhalten zeichnet den Alpha Typ aus?

Der Alphatyp ist ein Konflikttrinker, er trinkt vor allem aus psychologischen Gründen wie Ärger, Überlastung und Überforderung. Seine Abstinenzfähigkeit ist erhalten und er hat keinen Kontrollverlust!

Thema:
Skript 6

Richtig: _____

8. Erklären Sie den Begriff Alkoholismus!

Alkoholismus ist ein veralteter Begriff für eine Alkoholkrankheit oder Alkoholabhängigkeit, früher auch „Dipsomanie", „Trunksucht" oder „Alkoholsucht" genannt. Es besteht eine Abhängigkeit von der psychotropen Substanz Ethanol. Die Krankheit hat einen progressiven Verlauf, in der sich die Beschaffung und der Konsum von Alkohol zum lebensbestimmenden Inhalt entwickeln können. Typische Symptome sind der Zwang zum Konsum, fortschreitender Kontrollverlust, Vernachlässigung früherer Interessen zugunsten des Trinkens, Leugnen des Suchtverhaltens, Entzugserscheinungen bei Konsumreduktion, Nachweis einer Toleranz gegenüber Alkohol und eine Persönlichkeitsveränderung. Der übermäßige Konsum wird als Alkoholabusus oder Alkoholmißbrauch, dem Alkoholkonsum mit nachweislich schädlicher Wirkung, bezeichnet.

Thema:
Skript 6

Richtig: _____

9. Welche Wirkung hat Alkohol auf den Organismus?

Alkohol hat vielfältige schädliche Auswirkungen auf den menschlichen Organismus. Jährlich sterben ca. 40.000 Menschen an den Folgen des Alkoholmissbrauchs.

Wirkungen auf den Organismus sind:

- Schlafstörungen
- Gewichtsverlust
- neurologische Ausfälle
- Konzentrations- und Gedächtnisstörungen
- Rötung der Haut
- Herzmuskelschwäche
- gastrointestinale Beschwerden
- Erkrankung der Bauchspeicheldrüse
- verfettete Leber / Leberzirrhose
- Impotenz

Die Organe können auf unterschiedliche Art und Weise geschädigt werden.

- Zum einen ist Alkohol ein Zellgift und wirkt auf den Organismus als ein Stressor. Das bedeutet, dass der Blutdruck ansteigt, Zucker und Fett vermehrt in den Blutkreislauf mit eingehen.

○ Der Körper benötigt zur Ausscheidung des Alkohols Energie, die von der eigentlichen Tätigkeit der anderen Organe abgezogen werden muss. Da das Herz und das Gehirn besonders viel Sauerstoff benötigen, leiden diese Organe besonders unter dem Alkoholmissbrauch.

○ Drittens kommt es durch den übermäßigen Alkoholkonsum zu einer Fehlernährung, so dass dem Körper lebenswichtige Vitamine und Mineralstoffe nicht zugefügt werden. Unter anderem ist durch den Alkohol die Funktionsfähigkeit des Dünndarms stark beeinträchtigt, so dass er nicht mehr die Funktion, wichtige Stoffe aufzunehmen, erfüllen kann. Auch dies trägt zu einer Mangelernährung bei.

○ Als letzter Punkt sollten die durch den Abbau des Alkohols in der Leber entstandenen Gifte nicht unerwähnt bleiben, da sie das Körpergewebe und die Nervenzellen beträchtlich schädigen.

Fragenkatalog 9

Mündliche Amtsarztprüfung 9

Falldiagnose 9

Ein 25-jähriger Mann kommt in Begleitung seiner Freundin schweißgebadet mit hohem Fieber zu Ihnen. Die Freundin wisse nicht, was mit ihm los sei. Das Ganze habe erst heute Morgen begonnen und werde nun zunehmend schlechter. Auf dem Weg habe er nun auch noch aufgehört zu sprechen. Bis vor kurzem habe er unter einem extremen Eifersuchtswahn gelitten, was sich aber extrem gebessert habe, seit er Haldol nehme. Sie erkennen eine Akinese und Tachypnoe. Sein Bewusstseinszustand ist eingeschränkt und die Fähigkeit, auf Sie zu reagieren, beschränkt. Auf Schmerzreize reagiert er aber mit einer leichten Abwehrreaktion.

1. **Amtsarzt: „Stellen Sie eine Anamnese! Wie würden Sie den Mann behandeln?"**

Weitere Amtsarztfragen

2. Was ist der Unterschied zwischen einer Apathie und Asozialität?

3. Welche Symptome können bei einem Delir auftreten?

4. Erklären Sie den Begriff Zwang!

5. Was ist eine Zwangshandlung?

6. Welche Persönlichkeitsstörungen kennen Sie?

7. Welche Persönlichkeitsstörungen zählen zur Gruppe A (exzentrische, sonderbare Persönlichkeit) und wie ist deren Symptomatik?

8. Wie ist das Verhalten eines Manikers?

9. Was ist Ideenflucht?

Lösung Fragenkatalog 9

Lösungen zur mündlichen Amtsarztprüfung 9

Falldiagnose 9 – Malignes Neuroleptisches Syndrom

Thema:
Skript 5

Richtig: _____

1. Amtsarzt: „Stellen Sie eine Anamnese! Wie würden Sie den Mann behandeln?"

Ich rufe sofort den Notarzt, da es sich um einen lebensbedrohlichen Notfall handelt, und teile ihm meinen Verdacht auf ein malignes neuroleptisches Syndrom mit. Akinese, Tachypnoe, der verminderte Bewusstseinszustand und das schnell einsetzende Fieber deuten auf ein malignes neuroleptisches Syndrom hin, das durch das eingenommene Neuroleptikum Haldol verursacht ist. Bis der Notarzt eintrifft, passe ich auf, dass kein weiteres Haldol eingenommen wird. Hilfreich sind zudem die Gabe von Mineralwasser für den Elektrolythaushalt und kalte Umschläge gegen das Fieber.

Das maligne neuroleptische Syndrom ist eine seltene Nebenwirkung bei der Einnahme von Neuroleptika. Es stellt einen gefährlichen psychiatrischen Notfall dar, weil es schnell verläuft und rasch lebensbedrohliche Komplikationen verursachen kann. Es tritt bei weniger als 1 % der mit Neuroleptika behandelten Patienten auf. Neben den motorischen, katatonen Symptomen kommt es zu einem schnellen Anstieg des Fiebers, wechselnder Bewusstseinslage bis hin zum Koma. Die Letalität des malignen neuroleptischen Syndroms beträgt unbehandelt bis zu 20 Prozent. Differenzialdiagnostisch ist die perniziöse Katatonie zu beachten, die sehr ähnlich Symptome hervorruft. Entscheidend sind das Erkennen der Erkrankung und das sofortige Absetzen des Neuroleptikums. Die Patienten müssen auf der Intensivstation behandelt werden.

Weitere Amtsarztfragen

Thema:
Skript 1

Richtig: _____

2. Was ist der Unterschied zwischen einer Apathie und Asozialität?

Bei Apathie ist der Betroffene teilnahmslos, da es ihm an spontaner Aktivität fehlt.

Bei Asozialität ist die Konfliktfähigkeit sehr eingeschränkt bzw. fehlt gänzlich. Es kommt zu einem Mangel an sozialen Kontakten und damit verbundenen Interaktionen.

Thema:
Skript 6

Richtig: _____

3. Welche Symptome können bei einem Delir auftreten?

Es können folgende Symptomatiken auftreten:

○ Reaktionen sind verlangsamt
○ traumhaftes Erleben

- Beeinträchtigung der Auffassung
- Störungen des Schlaf-Wachrhythmus
- Euphorie, Apathie und Ratlosigkeit
- Reizbarkeit, Verwirrtheit, Angst, psychomotorische Unruhen, Halluzinationen

Es besteht die Gefahr der vegetativen Entgleisung und handelt sich um einen psychiatrischen Notfall.

4. Erklären Sie den Begriff Zwang!

Thema:
Skript 2

Richtig: _____

Zwang liegt vor, wenn es nicht gelingt, sich immer wieder aufdrängende Denkinhalte zu unterdrücken. Das pathologische Zwangsphänomen tritt in verschiedenen Formen auf, zum Beispiel als zwanghafte Befürchtung, als Impuls gegen andere Aggressionen zu begehen, oder als Waschzwang bis hin zu rituellen Handlungen.

Unter der Bezeichnung Zwang unterscheiden Fachleute zwischen:

- Zwangsgedanken
- Zwangsimpulsen
- Zwangshandlungen

5. Was ist eine Zwangshandlung?

Thema:
Skript 2

Richtig: _____

Eine Zwangshandlung ist eine zwanghafte, gegen den Willen ausgeführte Handlung. Sie kann nicht unterdrückt werden, da sonst massive Anspannung und Angst auftritt.

Durch Ausführung der Handlung kommt es zu einer Reduktion der inneren Anspannung.

Zwangshandlungen sind z.B.:

- Zählzwang
- Waschzwang
- Kontrollzwang

6. Welche Persönlichkeitsstörungen kennen Sie?

Thema:
Skript 3

Richtig: _____

Man unterscheidet folgende Persönlichkeitsstörungen:

- paranoide Persönlichkeitsstörung
- schizoide Persönlichkeitsstörung
- schizotype Persönlichkeitsstörung
- histrionische Persönlichkeitsstörung
- dissoziale Persönlichkeitsstörung
- narzisstische Persönlichkeitsstörung

○ emotional instabile Persönlichkeitsstörung

○ zwanghafte (anankastische) Persönlichkeitsstörung

○ abhängige (asthenische) Persönlichkeitsstörung

○ ängstlich vermeidende (selbstunsichere, sensitive) Persönlichkeitsstörung

Thema:
Skript 3

Richtig: _____

7. Welche Persönlichkeitsstörungen zählen nach DSM-IV zur Gruppe A (exzentrische, sonderbare Persönlichkeit) und wie ist deren Symptomatik?

Zu den Persönlichkeitsstörungen der Gruppe A (exzentrische, sonderbare Persönlichkeit) zählen:

○ paranoide Persönlichkeitsstörung

○ schizoide Persönlichkeitsstörung

○ schizotype Persönlichkeitsstörung

Symptomatik der paranoiden Persönlichkeitsstörung

○ übermäßig argwöhnisch und misstrauisch

○ Missdeuten von Erlebtem und Handlungen Anderer (Gedanken an Verschwörung)

○ Streitsucht

○ übermäßige Empfindlichkeit

○ unangemessenes Beharren auf eigene Rechte

○ querulatorische Persönlichkeit

Symptomatik der schizoiden Persönlichkeitsstörung

○ Anhedonie

○ Betroffene sind reserviert, scheu, zurückgezogen und emotional kühl

○ Verhalten ist einzelgängerisch; enge vertrauensvolle Beziehungen fehlen

○ gesellschaftliche Regeln werden oft nicht anerkannt; exzentrisches Verhalten

Symptomatik der schizotypen Persönlichkeitsstörung

○ kalter und unnahbarer Affekt

○ seltsames, exzentrisches und eigentümliches Verhalten und Erscheinen

○ fehlende soziale Bezüge bis hin zum sozialen Rückzug

○ Denken und Sprache sind metaphorisch und gekünstelt

○ zwanghaftes Grübeln

○ Beziehungsideen, paranoide Ideen oder phantastische Überzeugungen

Thema:
Skript 4

Richtig: _____

8. Wie ist das Verhalten eines Manikers?

Nach ICD-10 ist die Stimmung eines Manikers situationsinadäquat gehoben und kann zwischen sorgloser Heiterkeit und fast unkontrollierbarer Erregung schwanken. Die gehobene Stimmung ist mit vermehrtem Antrieb verbunden, dies führt zu Überaktivität, Rededrang und vermindertem Schlafbedürfnis. Die Aufmerksamkeit kann nicht mehr aufrechterhalten werden, es kommt oft zu starker Ablenkbarkeit. Die Selbsteinschätzung ist mit Größenideen oder übertriebenem Optimismus häufig weit überhöht. Der Verlust normaler sozialer Hemmungen kann zu einem leichtsinnigen, rücksichtslosen oder in Bezug auf die Umstände unpassenden und persönlichkeitsfremden Verhalten führen.

Ein Maniker hat folgende Symptome:

- Aktivität
- Rededrang
- sprunghaftes Denken
- Ablenkbarkeit
- Kritikunfähigkeit
- Selbstüberschätzung
- Größenideen
- euphorische Stimmung und Reizbarkeit
- Antrieb deutlich gesteigert
- teilweise ungehemmtes und manieriertes Verhalten
- Schlafdauer vermindert
- das Denken ist ideenflüchtig
- Mangel an Krankheitsgefühl und Einsicht

9. Was ist Ideenflucht?

Die Ideenflucht zählt zu den formalen Denkstörungen. Es besteht ein übermäßig einfallsreicher Gedankengang. Der Unterschied zum umständlichen Denken besteht darin, dass hier das Denken ohne Zielvorstellung ist und immer neue Gedanken bzw. Assoziationen sich abwechseln. Dem Betroffenen ist es nicht möglich, diese vielen verschiedenen Gedanken und Assoziationen zu kontrollieren. Die Ideenflucht ist ein typisches Merkmal der Manie.

Thema:
Skript 1

Richtig: _____

Fragenkatalog 10

Mündliche Amtsarztprüfung 10

Falldiagnose 10

Ein 26-jähriger Medizinstudent versagte im mündlichen Teil des Staatsexamens dadurch, dass er sich völlig blockiert fühlte und schließlich an ihn gerichtete Fragen der Prüfer nicht mehr beantworten konnte, obwohl er sich bestens auf die Prüfung vorbereitet hatte. Als er dann durchgefallen war, wandte er sich tief verzweifelt an einen ambulant arbeitenden Psychiater und Psychotherapeuten mit der Bitte um Hilfe. Das Examen wollte er vier Monate später erneut versuchen, spürte aber eine erhebliche Angstbarriere.

In einer konfliktzentrierten Psychotherapie stellte sich heraus, dass bei ihm schon immer ein problematisch erlebter Umgang mit Autoritäten bestanden hatte: Der Student erzählte, dass er sich oft mit sog. Autoritäten hätte anlegen müssen, das sei schon in der Schule so gewesen. Ausgehend von diesem Problem ging es in der Therapie dann um die Beziehung zwischen dem Patienten und seinem Vater, die seit jeher spannungsreich gewesen sei, weil sein Vater, ebenfalls Mediziner, ihn von Kind auf dazu gedrängt habe, später einmal die Praxis zu übernehmen, obwohl er lieber Physiker geworden wäre. Überhaupt sei der Vater einer von denen gewesen, die unter Erziehung verstehen, dass man ihren Willen gehorsam ausführe.

Dem Student wurde an diesem Punkt deutlich, dass er offensichtlich seine Vaterbeziehung auf die Prüfer übertragen hatte und deren „Willen", das Examen zu bestehen und damit Mediziner zu werden, etwas Eigenes, nämlich das Gegenteil, entgegensetzen musste. Die Blockierung bei der Prüfung war der Ausdruck dieses inneren Vorgangs.

1a. Amtsarzt: „Welche Fragen stellen Sie dem Patienten?"

Weitere Amtsarztfragen

2. Was ist eine Ich-Störung?

3. Welche Formen der Ich-Störung kennen Sie?

4. Erklären Sie den Begriff Kanner-Syndrom!

5. In welchem Alter tritt das Kanner-Syndrom auf und welche Störungen treten dabei auf?

6. Welche Angststörungen kennen Sie und welche zählen zu den neurotischen Ängsten?

7. Nennen Sie zwei Phobien und ihre Symptome!

8. Welche Störungen der Affektivität kennen Sie?

9. Erklären Sie den Begriff Affektstarre!

Lösung Fragenkatalog 10

Lösungen zur mündlichen Amtsarztprüfung 10

Falldiagnose 10 – Anpassungsstörungen

Thema:
Skript 2

Richtig: _____

1a. Amtsarzt: „Welche Fragen stellen Sie dem Patienten?"

Ich kläre ab, ob depressive Symptome vorliegen. Dazu frage ich nach Antrieb, Stimmung, Gedankengang, Schlafqualität und Appetit.

Thema:
Skript 2

Richtig: _____

1b. Amtsarzt: „Der Patient antwortet, dass er seit der Prüfung an nichts anderes mehr denken könne. Er verlasse nur noch selten das Haus, gehe seinen Eltern aus dem Weg. Vor der erneuten Prüfung habe er Angst und schlafe deshalb nicht so gut. Zwar habe er keinen großen Appetit auf normales Essen, doch esse er dafür umso mehr Süßigkeiten. Welche Diagnose stellen Sie? Wie könnte eine Behandlung aussehen?"

Es handelt sich vermutlich um eine Anpassungsstörung gemischt mit Angst und depressiver Reaktion. Anpassungsstörungen entstehen durch eine psychosoziale Belastung, in diesem Fall durch das Versagen in der Prüfungssituation verbunden mit dem durch den Vater aufgebauten Druck. Weil die Symptome sehr unterschiedlich sein können und die Abgrenzung gegen normale Reaktionen oft schwierig ist, ist die Anpassungsstörung nicht immer leicht zu diagnostizieren. Mögliche Symptome sind Angst, Besorgnis, depressive Stimmung, das Gefühl gar nicht zurechtzukommen, Beeinträchtigungen in sozialen, beruflichen und anderen Funktionsbereichen. Wichtig ist, dass es ein eindeutig zuordenbares auslösendes Ereignis gibt, in diesem Fall die Prüfung. Die eindeutige Ursache-Wirkungs-Beziehung zwischen dem Trauma und der darauf folgenden psychoreaktiven Störung bietet aber keine vollständige Erklärung, da nicht alle Menschen die gleiche Reaktion auf ein Trauma zeigen.

Die erste Maßnahme, die getroffen werden muss, ist die Herstellung einer geschützten therapeutischen Umgebung. Sämtliche Maßnahmen müssen auf den Einzelfall zugeschnitten sein. Hierbei wird die Art und Schwere des Traumas sowie die individuelle Belastbarkeit des Patienten berücksichtigt. Bei Anpassungsstörungen werden verhaltenstherapeutische, psychoanalytische oder gesprächstherapeutische Ansätze gewählt. In der Verhaltenstherapie stehen die Erarbeitung von Kommunikations- und Problemlösungsstrategien im Mittelpunkt. Die psychoanalytische Methode versucht, die eigenen Fähigkeiten des Patienten zur Krisenbewältigung zu mobilisieren.

In der kognitiv-verhaltenstherapeutischen Schule werden unterschiedliche Techniken angewandt. Das Angstmanagement-Training hat die Aufgabe, die massiven Ängste im Alltag der Betroffenen zu kontrollieren. Zur Bewältigung der Stresssituationen wird das Verfahren des Stressimpfungstrainings angewandt. Für die kognitive Umstrukturierung des Traumas wird die Methode der Augenbewegungsdesensibilisierung und -verarbeitung (EMDR) verwendet.

Diese Verfahren werden häufig in Kombination mit Entspannungstechniken angewandt.

Das wesentliche Ziel der einzelnen psychotherapeutischen Behandlungsverfahren ist, dass der Betroffene seine Erlebnisse in einer realistischen Sichtweise betrachtet, seine Angst überwindet, eine Kontrolle über die Symptomatik erlangt und sein Trauma neu interpretiert. Der Fokus der therapeutischen Behandlung liegt auf dem auslösenden Problem. Die Wahrnehmung, das Ausdrücken und die Akzeptanz des Versagens in der Prüfungssituation und der damit verbundenen Gefühle sollten angestrebt werden. Zudem geht es darum, persönliche Stärken zu aktivieren und eine Zukunftsperspektive zu entwickeln. Mit der Zustimmung des Patienten sollten die Eltern miteinbezogen werden, weil sie vom Leiden ihres Sohnes eventuell nichts wissen.

Die Therapie mit Psychopharmaka durch einen Psychiater ist dabei behilflich, die depressive und ängstliche Symptomatik bei einer psychoreaktiven Störung zu lindern. Wichtig ist, dass die Therapie mit Medikamenten in einen psychotherapeutisch tragfähigen Rahmen eingebettet wird.

Weitere Amtsarztfragen

2. Was ist eine Ich-Störung?

Die Ich-Störung muss grundsätzlich vom psychoanalytischen Ich-Begriff unterschieden werden, mit dem sie nichts gemeinsam hat.

Es handelt sich hierbei um die Beeinträchtigung des persönlichen Einheitserlebnisses, das bedeutet, dass die Grenzen zwischen dem Ich und der Umwelt als durchlässig empfunden werden. Es kann zu Entfremdungserlebnissen und Erlebnissen des von außen „Gemachten" kommen.

Thema:
Skript 1

Richtig: _____

3. Welche Formen der Ich-Störung kennen Sie?

Zu den Ich-Störungen zählen:

- Depersonalisation
- Derealisation
- Gedankenausbreitung
- Gedankenentzug
- Gedankeneingebung
- Willensbeeinflussung

Thema:
Skript 1

Richtig: _____

Thema:
Skript 5

Richtig: _____

4. Erklären Sie den Begriff Kanner-Syndrom!

Das Kanner-Syndrom ist eine chronische Störung, bei der es nur selten zu einer Entwicklung eines normalen Lebensstils kommt. Es ist auch unter dem Namen frühkindlicher Autismus und infantiler Autismus bekannt.

Thema:
Skript 5

Richtig: _____

5. In welchem Alter tritt das Kanner-Syndrom auf und welche Störungen treten dabei auf?

Nach ICD-10 ist diese Form der tief greifenden Entwicklungsstörung durch eine abnorme oder beeinträchtigte Entwicklung definiert, die sich vor dem dritten Lebensjahr manifestiert.

Es sind hauptsächlich die Sprache, Empathie, Kontakt, Interesse und Entwicklungsfähigkeit gestört. Sie ist außerdem gekennzeichnet durch ein charakteristisches Muster abnormer Funktionen in den folgenden psychopathologischen Bereichen: in der sozialen Interaktion, der Kommunikation und im eingeschränkten stereotyp repetitiven Verhalten. Neben diesen spezifischen diagnostischen Merkmalen zeigt sich häufig eine Vielzahl unspezifischer Probleme, wie Phobien, Schlaf- und Essstörungen, Wutausbrüche und (autodestruktive) Aggression.

Thema:
Skript 2

Richtig: _____

6. Welche Angststörungen kennen Sie und welche zählen zu den neurotischen Ängsten?

Es gibt folgende Arten von Ängsten:

- Realangst (Stressreaktion)
- psychotische Angst
- körperlich begründete Angst
- neurotische Angst

Zu den neurotischen Ängsten zählen:

- Phobien (Soziale Phobie, Agoraphobie, Spezielle Phobien)
- Generalisierte Angststörung
- Panikattacken

Thema:
Skript 2

Richtig: _____

7. Nennen Sie zwei Phobien und Ihre Symptome!

Es gibt die soziale Phobie und Agoraphobie.

Die **soziale Phobie** besteht nach ICD-10 aus einer Furcht vor prüfender Betrachtung durch andere Menschen, die zu Vermeidung sozialer Situationen führt. Umfassendere soziale Phobien sind in der Regel mit niedrigem Selbstwertgefühl und Furcht vor Kritik verbunden. Sie können sich in Beschwerden wie Erröten, Händezittern, Übelkeit oder Drang zum Wasserlassen äußern.

Dabei meint die betreffende Person manchmal, dass eine dieser sekundären Manifestationen der Angst das primäre Problem darstellt. Die Symptome können sich bis zu Panikattacken steigern.

Symptome

- Erröten
- Vermeiden von Blickkontakt
- Händezittern
- Übelkeit
- Drang zum Wasserlassen

Bei der **Agoraphobie** handelt es sich nach ICD-10 um eine relativ gut definierte Gruppe von Phobien, mit Befürchtungen, das Haus zu verlassen, Geschäfte zu betreten, in Menschenmengen und auf öffentlichen Plätzen zu sein, alleine mit Bahn, Bus oder Flugzeug zu reisen. Eine Panikstörung kommt als häufiges Merkmal bei gegenwärtigen oder zurückliegenden Episoden vor. Depressive und zwanghafte Symptome sowie soziale Phobien sind als zusätzliche Merkmale gleichfalls häufig vorhanden. Die Vermeidung der phobischen Situation steht oft im Vordergrund, und einige Agoraphobiker erleben nur wenig Angst, da sie die phobischen Situationen meiden können.

Angst tritt auf ...
- in Menschenmengen
- auf öffentlichen Plätzen
- bei Reisen oder weiter Entfernung von zu Hause

8. Welche Störungen der Affektivität kennen Sie?

Thema:
Skript 1

Richtig: _____

- Affektarmut
- Affektstarre
- Affektlabilität
- Ambivalenz
- Anhedonie
- Insuffizienzgefühl
- Innere Unruhe
- Dysphorie
- Euphorie
- Parathymie
- Paramimie
- Läppischer Affekt

Thema:
Skript 1

Richtig: _____

9. Erklären Sie den Begriff Affektstarre!

Bei der Affektstarre verharrt der Betroffene ohne Veränderung der Stimmung in bestimmten Affekten, unabhängig von der derzeitigen äußeren Situation.

Fragenkatalog 11

Mündliche Amtsarztprüfung 11

Falldiagnose 11

Eine 25 jährige Studentin stellt sich bei Ihnen vor. Sie klagt über häufige Spannungskopfschmerzen, die sie mit dem durch ihr Studium bedingten Stress in Verbindung bringt. Sie würde sich ständig Sorgen machen über ihre finanzielle Situation, ihre Wohnung, ihren Freund und ob sie überhaupt den richtigen Studiengang gewählt habe. Aufgrund ihrer Sorgen habe sie an der Universität oft Konzentrationsschwierigkeiten, sei angespannt und empfinde eine innere Unruhe. Zudem würden sich die anderen Studenten ihr gegenüber komisch verhalten. Dass sie körperlich nicht besonders fit sei und ihr Mund oft sehr trocken ist, bereite ihr Angst ernsthaft krank zu sein, doch ihr Hausarzt habe alles sorgfältig abgeklärt und nichts gefunden.

1a. Amtsarzt: „Stellen Sie eine Diagnose!"

Weitere Amtsarztfragen

2. Wie führen Sie eine Anamnese durch?

3. Was sind die wichtigsten Anamnesefragen?

4. Welche Symptome hat ein Patient mit einem Tic und wie ist die Epidemiologie?

5. Wie werden Tics unterteilt?

6. Nennen Sie theoretische Modelle, auf denen Psychotherapiemethoden basieren!

7. Welche Formen der Entspannungstherapie kennen Sie? Beschreiben Sie diese kurz!

8. Was ist eine Soziotherapie?

9. Welche Leitlinien hat die Soziotherapie?

Lösung Fragenkatalog 11

Lösungen zur mündlichen Amtsarztprüfung 11

Falldiagnose 11 – Generalisierte Angststörung

Thema:
Skript 2

Richtig: _____

1a. Amtsarzt: „Stellen Sie eine Diagnose!"

Die Symptome Konzentrationsschwierigkeiten, motorische Spannungen, körperliche Unruhe, Spannungskopfschmerz, Mundtrockenheit und die übertriebene Sorge in verschiedenen Lebensbereichen und über zukünftiges Unglück weisen auf eine Generalisierte Angststörung hin. Zur weiteren Abklärung wäre nachzufragen, wie oft die Ängste bestehen. Das Zeitkriterium zur Diagnose besteht im Vorliegen der primären Symptome von Angst an den meisten Tagen der Woche, mindestens mehrere Wochen lang. Zudem ist die Beeinträchtigung in sozialen, beruflichen oder anderen wichtigen Funktionsbereichen abzuklären. Daneben sollten differenzialdiagnostisch Depressionen und eine hypochondrische Störung ausgeschlossen werden.

Thema:
Skript 2

Richtig: _____

1b. Amtsarzt: „Wie unterscheiden Sie die Generalisierte Angststörung von anderen Angststörungen?"

Dazu frage ich nach dem Verlauf, dem Inhalt, der situativen Gebundenheit und der Auftretensform der Angstsymptomatik. Zur Abklärung einer **sozialen Phobie** frage ich die Patientin, ob die Angst vorwiegend in sozialen oder leistungsbezogenen Situationen auftritt. Bei der sozialen Phobie handelt es sich um eine schwere anhaltende und unvernünftig übertriebene Angst vor sozialen oder leistungsbezogenen Situationen, in denen sich der Betroffene in prüfender Beobachtung wähnt. Die soziale Phobie kann spezifisch auftreten, das bedeutet z.B. als Angst öffentlich zu sprechen, vor Anderen zu trinken oder zu essen, öffentliche Toiletten zu benutzen und vieles mehr. Es kann sich auch um etwas Allgemeines oder mehrere Ängste vor sozialen Situationen handeln.

Ergibt sich aus der Befragung, dass die Angst inhaltlich oder situativ an ein Objekt oder eine bestimmte Situation gebunden ist, weist dies auf eine **spezifische Phobie** hin. Die Betroffenen fürchten sich schon bei dem Gedanken an das Objekt bzw. an die Situation. Kennzeichnend sind die im Ausmaß immer gleichbleibende Angst und die Vermeidung der phobischen Situation. Hierzu zählen z.B. Arachnophobie und Höhenangst.

Bezüglich der Auftretensform ist zu klären, ob die Angst plötzlich und attackenartig auftritt, da dies auf eine **Panikstörung** hinweist. Bei den Betroffenen von Panikstörungen stehen körperliche Symptome im Vordergrund. Menschen mit Panikstörungen haben das Gefühl, die Kontrolle über ihr Verhalten zu verlieren, dass sie sterben oder verrückt werden. Als körperliche Symptome treten

Schwindel, Ohnmachtsgefühl, Beklemmungsgefühle, Herzrasen, Atemnot, Hitzewallungen und Zittern auf.

Tritt Angst wie im Falle unserer Patientin unabhängig von Situationen und Objekten auf, ist dies ein Hinweis auf eine Generalisierte Angststörung. Menschen, die unter einer solchen Angststörung leiden, haben übermäßige oder unrealistische Angst und Sorge bezüglich zahlreicher Lebensumstände. Sie machen sich z.B. Sorgen über die Gefahr, dass einem Familienmitglied etwas zustoßen könnte, grundlose Geldsorgen oder dass sie schwer erkranken könnten. Aufgrund des großen Umfanges der Ängste nennt man sie auch frei flottierend.

1c. Amtsarzt: „Welche Informationen bezüglich der Krankheit teilen Sie der Patientin mit?"

Thema:
Skript 2

Richtig: _____

Von einer Generalisierten Angststörung sind im Laufe ihres Lebens ungefähr 5 % aller Menschen betroffen, doch wird die Angststörung häufig nicht erkannt, da die Betroffenen in ihrer Sorge vor körperlichen Krankheiten in der Regel nur ihren Hausarzt besuchen. Ohne Behandlung verläuft die Krankheit über Jahre und hat die Neigung, sich zu chronifizieren. Bei der Behandlung von Angststörungen hat sich eine Kombination pharmakologischer und psychotherapeutischer Strategien als besonders wirkungsvoll gezeigt. Ein primäres Therapieziel sollte sein, dass der Betroffene zu seiner Angst steht und ihre Folgen erkennt.

1d. Amtsarzt: „Welche Entspannungsverfahren kennen Sie und welches schlagen Sie der Patientin zur Behandlung vor?"

Thema:
Skript 1

Richtig: _____

Besonders geeignet hierfür sind die **Progressive Muskelrelaxation** nach Jacobson und das **Autogene Training**. Die Progressive Muskelentspannung dient dazu, gezielt einzelne Muskelgruppen anzuspannen und zu entspannen, um willentlich einen Zustand muskulärer und vegetativer Entspannung herbeizuführen. Das Autogene Training verfolgt das gleiche Ziel wie die Progressive Muskelentspannung, kommt jedoch den meditativen Verfahren sehr nahe, indem noch die Verbesserung des Konzentrationsvermögens sowie die Vertiefung der Selbsterkenntnis gefördert wird.

Weitere Amtsarztfragen

2. Wie führen Sie eine Anamnese durch?

Thema:
Skript 6

Richtig: _____

Anamneseerhebung und psychopathologischer Befund sind entscheidende Voraussetzungen für die Stellung einer Diagnose.

Es gibt verschiedene Anamnese- und Gesprächsformen, die bedarfsweise eingesetzt werden können. Grob zu unterscheiden sind …

○ die äußere Lebensgeschichte mit Daten zum Lebenslauf des Patienten mit Informationen wie Familienstand, Ausbildung, Beruf etc.
○ die innere Lebensgeschichte mit Daten zur Entwicklung in der Kindheit, Partnerschaft und sozialer Bindung

Die wichtigsten Anamnese und Gesprächsformen sind:

Tiefenpsychologische Anamnese:

○ Informationen geben umfassendes Bild über jetzige und frühere Lebenssituation vor dem Hintergrund psychodynamischer Theorienbildung.

Erstinterview:

○ Patient berichtet frei über seine aktuellen Beschwerden und sein Anliegen, ohne dass Vorgaben gemacht werden.

Gezielte psychiatrische Exploration:

○ Strukturierte Befragung, bei der psychopathologische Phänomene erfragt werden
○ es werden Hilfsmittel benutzt

Partner- und Familiengespräche:

○ Einbeziehen des persönlichen Umfelds, um zusätzliche Informationen zur Entwicklung der Beschwerden zu bekommen.

Verhaltensanalyse:

○ Über das Beobachten des Agierens des Erkrankten können Rückschlüsse über sein unmittelbares Empfinden gezogen werden.

Sozialanamnese / biografische Anamnese:

○ äußere Lebensgeschichte
○ Kindheit, Ausbildung, Partnerschaft, wirtschaftliche Situation usw.

Familienanamnese:

○ Charakterisierung der Familienangehörigen
○ Familienklima
○ Erbkrankheiten

Körperliche Beschwerden:

○ Symptome
○ Verlauf (Krankheitsbeginn)
○ bisherige Behandlungen
○ frühere Krankheiten

Zudem ist es oft notwendig, den Patienten zum Arzt zu schicken, um mögliche körperliche Störungen und Ursachen abklären zu lassen.

3. Was sind die wichtigsten Anamnesefragen?

Thema:
Skript 6

Richtig: _____

- Weshalb hier?
- Seit wann besteht das Problem?
- Ist die Person von sich aus gekommen?
- Erleben der gegenwärtigen Situation (bzgl. Suizid)?
- Erwartungen?

4. Welche Symptome hat ein Patient mit einem Tic und wie ist die Epidemiologie?

Thema:
Skript 5

Richtig: _____

Tics sind unwillkürliche, unregelmäßige, plötzlich schnell einschießende und wiederkehrende muskuläre Aktionen oder Lautäußerungen. Häufig geht Ihnen eine Aura in Form einer subjektiv spürbaren, zunehmenden sensorischen Anspannung voraus. Sie zählen zu den Störungen des Antriebs.

Man geht davon aus, dass 5 bis 15 % aller Kinder zu irgendeinem Zeitpunkt Tics entwickeln. Dabei sind Jungen häufiger betroffen als Mädchen. Das Manifestationsalter liegt meist um das 7. Lebensjahr. Die Entstehungsursachen sind vielfältig. Es ist jedoch sicher, dass eine familiäre Häufung von Tic-Erkrankungen besteht.

5. Wie werden Tics unterteilt?

Thema:
Skript 5

Richtig: _____

Tics werden unterteilt in:
motorische Tics

- einfach (z.B. Blinzeln, Gesichtszucken)
- komplex (z.B. Berühren von Gegenständen, Hüpfen)

vokale Tics

- einfach (z.B. Räuspern, Grunzen)
- komplex (z.B. Wörter oder ganze Sätze)

Die Grenzen der einzelnen Tic-Formen sind fließend und können kombiniert auftreten. Die meisten Tics befinden sich im Gesichtsbereich. Von vorübergehenden Tic-Störungen wird gesprochen, wenn diese weniger als ein Jahr andauern, liegt die Störung über ein Jahr vor, wird von einer chronischen Tic-Störung gesprochen.

6. Nennen Sie theoretische Modelle, auf denen Psychotherapiemethoden basieren!

- biologisches Modell
- soziokulturelles Modell
- tiefenpsychologisches Modell
- humanistisch-existenzielles Modell
- verhaltenstherapeutisches Modell
- kognitives Modell

7. Welche Formen der Entspannungstherapie kennen Sie? Beschreiben Sie diese kurz!

Entspannungsverfahren

Zu den empirisch gut fundierten Entspannungsverfahren gehören:

- Hypnose
- Autogenes Training
- Progressive Muskelrelaxation
- Biofeedback

Hypnose

Während einer Hypnose befindet sich der Betroffene in einem Zustand veränderten Bewusstseins. Die Hypnose kann insbesondere bei Akutbehandlungen einzelner Symptome (Wundheilung, Kopfschmerzen, Heuschnupfen usw.), bei akuten Schmerzzuständen, Neurosen, somatoformen Störungen, Konversionsstörungen oder bei unerwünschten Verhaltensweisen (Rauchen) eingesetzt werden.

Autogenes Training

Durch die bewusste Konzentration auf den eigenen Körper entsteht ein Gefühl tiefer Entspannung und Ruhe, sodass sich der Organismus erholen kann.

Progressive Muskelrelaxation

Grundlage dieses Trainings ist die Kontrastwahrnehmung des Patienten durch die wiederholte An- und Entspannung der einzelnen Muskelgruppen.

Biofeedback

Durch das Biofeedback kann der Betreffende lernen, seine vegetativen Körperfunktionen willentlich zu kontrollieren. Bei der Biofeedbackbehandlung werden dem Patienten die Körperfunktionen auf elektronischem Wege hörbar oder sichtbar gemacht.

8. Was ist eine Soziotherapie?

Thema:
Skript 1

Richtig: _____

Es handelt sich hierbei um eine Behandlungsform von psychisch kranken Menschen, die bei der Diagnose und Therapie den Einfluss zwischenmenschlicher Beziehungen, soziokultureller und ökonomischer Faktoren betont.

Soziotherapeutische Maßnahmen sollen den sozialen Behinderungen der Betroffenen vorbeugen bzw. diese verringern oder beseitigen.

9. Welche Leitlinien hat die Soziotherapie?

Thema:
Skript 1

Richtig: _____

Leitlinien der Soziotherapie

- Prävention
- Aufklärung
- Selbsthilfe
- Erreichbarkeit
- Chancengleichheit
- Koordination
- Kontinuität

Fragenkatalog 12

Mündliche Amtsarztprüfung 12

Falldiagnose 12

Eine 35-jährige Frau kommt zu Ihnen in die Praxis und klagt über regelmäßige starke Kopfschmerzen, unter denen sie auch momentan leide. Ihr Hausarzt könne aber trotz zahlreicher Untersuchungen nichts feststellen, was sie zur Verzweiflung bringe. Die Patientin fängt bei dieser Schilderung an zu weinen, worauf Sie ihr ein Taschentuch reichen. Darauf bessert sich die Stimmung der Patientin. Sie äußert nun, wie glücklich sie ist, dass sie einen solch tollen Therapeuten gefunden habe, der ihr helfen könne. Sie ist sexuell sehr aufreizend gekleidet, wobei ihr tiefer Ausschnitt unübersehbar ist. Die Patientin lächelt Sie an und gibt Ihnen durch eine Bewegung nach vorne einen noch tieferen Einblick in ihren Ausschnitt. Auf Ihre Frage nach den Schmerzen, berichtet sie über diffuse Kopfschmerzen, die kämen und gingen, über die sie aber nichts Genaues erläutern könne. Die Patientin ist wach, orientiert und zeigt keine Halluzinationen, inhaltliche Denkstörungen, Konzentrations-, Gedächtnis- oder Wahrnehmungsstörungen. Es gibt keine Hinweise auf Depressionen oder eine Affektive Störung. Als Sie sich von der Patientin einen Moment abwenden, um Notizen zu machen, gibt sie gestisch mit der Hand am Kopf zu verstehen, dass sie wieder unter Kopfschmerzen leide. In der Befragung nach ihrem Sexualleben schildert die Patientin, dass sie häufig wechselnde Sexualpartner habe. Obwohl Sie der Patientin zu verstehen geben, dass die Zeit für diesen Termin abgelaufen sei und Sie zum Ende kommen müssen, lässt sie sich in ihren theatralischen Erzählungen ihrer alltäglichen Erlebnisse kaum stoppen.

1a. Amtsarzt: „An welche Diagnose denken Sie?"

Weitere Amtsarztfragen

2. Was ist Abhängigkeit, wie wird sie eingeteilt und unterschieden?

3. Welche Abhängigkeitstypen nach Definition der WHO kennen Sie und wie sind diese definiert?

4. Wie werden Bewusstseinsstörungen unterschieden? Beschreiben Sie die Unterscheidung!

5. In welche Stufen wird die Vigilanz unterteilt?

6. Was verstehen Sie unter Ambitendenz?

7. Wie unterscheidet sich davon Ambivalenz?

8. Was ist eine Psychose und wie wird sie unterteilt?

9. Welche Beschwerden hat ein Patient mit einer Psychose?

Lösung Fragenkatalog 12

Lösungen zur mündlichen Amtsarztprüfung 12

Falldiagnose 12 – Histrionische Persönlichkeitsstörung

Thema:
Skript 3

Richtig: _____

1a. Amtsarzt: „An welche Diagnose denken Sie?"

Die übertriebene Emotionalität und das übermäßige Verlangen nach Aufmerksamkeit, der rasche Wechsel der oberflächlichen Affektivität, das distanzlos schnelle Knüpfen einer engen Beziehung zu mir und das sexuell provokative Verhalten mit entsprechend aufreizender Kleidung, das theatralische Verhalten, und die Übertreibung im Affektausdruck weisen auf eine histrionische Persönlichkeitsstörung hin.

Im Mittelpunkt dieses Störungsbildes stehen eine übertriebene Emotionalität und das übermäßige Verlangen nach Aufmerksamkeit. Die Betroffen fühlen sich unwohl, wenn sie nicht im Mittelpunkt stehen. Ihr Verhalten ist grell, dramatisch und extrovertiert. Die Betroffenen beschäftigen sich auffällig viel mit ihrer äußeren Erscheinung und dem Wunsch, im Mittelpunkt der Aufmerksamkeit zu stehen.

Menschen mit einer histrionischen Persönlichkeitsstörung wechseln unerwartet ihre oberflächlich erscheinende Gefühlspräsentation. Außenstehende beschreiben diese Menschen, als würden sie ständig auf der Bühne stehen, da sie ihre alltäglichen Erlebnisse mit theatralischen Gesten, Manierismen und großartigen Ausdrücken schildern. Sie passen sich ihren „Zuschauern" an, so dass behauptet werden kann, dass ihnen ein echtes Gefühl dafür, wer sie sind, fehlt.

Thema:
Skript 3

Richtig: _____

1b. Amtsarzt: „Zu welcher Gruppe von Persönlichkeitsstörungen nach DSM-IV zählt diese und wie wird sie differenzialdiagnostisch von den anderen Störung dieser Gruppe abgegrenzt?"

Die histrionische Persönlichkeitsstörung zählt zur Gruppe B dramatisch, emotional, zu der ebenfalls die antisoziale, Borderline und narzisstische Persönlichkeitsstörung zählen. Die antisoziale unterscheidet sich von der histrionischen Persönlichkeitsstörung durch die ständige Missachtung sozialer Normen, Regeln und Verpflichtungen, Reizbarkeit und Aggressivität, Impulsivität und Versagen sowie eine durchgängige Verantwortungslosigkeit. Gemeinsam ist ihnen der Mangel an Rücksichtnahme und häufig wechselnde Partnerschaften. Schwieriger abzugrenzen ist die histrionische von der Borderline und narzisstischen Persönlichkeitsstörung. Die Boderline Persönlichkeitsstörung unterscheidet sich vor allem durch selbstverletzendes und **parasuizidales** Verhalten, ein instabiles Selbstbild und schwere dissoziative Symptome. Die narzisstische Persönlichkeitsstörung ist dagegen, durch eine starke Neigung zur Selbstwerterhöhung und Grandiosität sowie arrogante und überhebliche Verhaltensweisen gekennzeichnet.

1c. Amtsarzt: „Wie behandeln Sie den Patienten?"

Thema:
Skript 3

Richtig: _____

Für die Behandlung gibt es keine störungsspezifischen Methoden. Der Fokus der Therapie sollte sich nicht auf die „Heilung" der Betroffenen, sondern auf eine tragfähige Kompetenz im Umgang mit den bestehenden Auffälligkeiten und Einschränkungen richten.

Im Vordergrund stehen psycho- und soziotherapeutische Verfahren. Voraussetzung für eine Therapie ist die Motivation von Seiten des Betroffenen.

Zu Beginn einer Therapie muss ein tragfähiger Kontakt zum Patienten aufgebaut werden.

Folgende Ziele sind in der Therapie von Persönlichkeitsstörungen wichtig:

- Aufbau eines psychosozialen Konfliktmanagement
- Analyse der Strukturierung des psychosozialen Umfeldes
- Bearbeiten der störenden Verhaltensmuster
- Erarbeiten von Zielen
- das Erlernte im sozialen Umfeld generalisieren

Menschen mit einer **histrionischen** Persönlichkeitsstörung nehmen eine Therapie im Gegensatz zu den Menschen mit einer anderen Form der Persönlichkeitsstörungen häufiger in Anspruch. Trotzdem ist die Arbeit mit diesem Störungsbild nicht einfacher. Die Gefahr, die besteht, ist der Versuch, die eigenen Ansprüche, die Temperamentsausbrüche und die Neigung, den Therapeuten zu glorifizieren, auszuleben. Die Kunst des Therapeuten besteht darin, bei der Behandlung ein Gleichgewicht zwischen Bindung und Bedürfnis nach Selbstkontrolle des Patienten herzustellen. Nur um dem Therapeuten zu gefallen, klammern sich die Betroffenen an oberflächliche Veränderungen oder vorschnelle Einsichten fest.

Weitere Amtsarztfragen

2. Was ist Abhängigkeit, wie wird sie eingeteilt und unterschieden?

Thema:
Skript 6

Richtig: _____

Abhängigkeit besteht nach ICD-10 als eine Gruppe von Verhaltens-, kognitiven und körperlichen Phänomenen, die sich nach wiederholtem Substanzgebrauch entwickeln. Typischerweise besteht ein starker Wunsch, die Substanz einzunehmen, Schwierigkeiten, den Konsum zu kontrollieren, und anhaltender Substanzgebrauch trotz schädlicher Folgen. Dem Substanzgebrauch wird Vorrang vor anderen Aktivitäten und Verpflichtungen gegeben. Es entwickelt sich eine Toleranzerhöhung und manchmal ein körperliches Entzugssyndrom. Das Abhängigkeitssyndrom kann sich auf einen einzelnen Stoff beziehen (z.B. Tabak,

Alkohol oder Diazepam), auf eine Substanzgruppe (z.B. opiatähnliche Substanzen) oder auch auf ein weites Spektrum pharmakologisch unterschiedlicher Substanzen.

Es besteht eine allgemeine Unterscheidung zwischen einer stoffgebundenen und nichtstoffgebundenen Abhängigkeit:

- stoffgebundene Abhängigkeit: bedingt z.B. durch Nikotin, Alkohol, Medikamente, Opiate

nichtstoffgebundene Abhängigkeiten:

- auch als abnorme Gewohnheit und Störung der Impulskontrolle bezeichnet wie z. B. die Pyromanie, Kleptomanie usw.

Weiter wird unterschieden zwischen:

- physischer Abhängigkeit
- psychischer Abhängigkeit

Psychische Abhängigkeit

Erst besteht der Wunsch und später ein übermächtiges Verlangen oder innerer Zwang nach dem Suchstoff. Ziel ist es, die alltäglichen Schwierigkeiten leichter und angenehmer zu gestalten.

Beginn meist sehr schleichend, bis z.B. das Trinkverhalten nicht mehr gesteuert werden kann.

Physische Abhängigkeit

- Entzugserscheinungen ohne Einnahme der Suchtsubstanz
- allmähliche Anpassung des Körpers an das Suchtmittel
- Toleranzsteigerung

Die diagnostischen Leitlinien des ICD-10 für die Diagnose eines Abhängigkeitssyndroms umfassen:

- übermäßiges Verlangen, eine Substanz zu konsumieren
- verminderte Kontrollfähigkeit
- Entzugssymptome und Substanzgebrauch zur Milderung der Entzugssymptome
- Toleranzentwicklung
- eingeengtes Verhaltensmuster
- Vernachlässigung anderer Interessen
- Substanzkonsum trotz schädlicher Folgen

Für die Diagnose müssen drei oder mehr Kriterien erfüllt sein.

3. Welche Abhängigkeitstypen nach Definition der WHO kennen Sie und wie sind diese definiert?

Thema:
Skript 6

Richtig: _____

Folgende Typen der Abhängigkeit werden durch die WHO unterschieden:

Alkohol-Barbiturate-Typ

- physische und psychische Abhängigkeit, Toleranzentwicklung, Entzugserscheinungen
- Suchtstoffe: Alkohol, Barbiturate, Tranquilizer, Hypnotika

Morphin-Opiat-Typ

- ausgeprägte psychische und physische Abhängigkeit, Toleranzentwicklung, ausgeprägte Entzugserscheinungen
- Suchtstoffe: Opium, Morphin, Heroin, Kodein

Kokain-Typ

- starke psychische Abhängigkeit, keine oder geringe physische Abhängigkeit, fehlende Toleranz
- Suchtstoff: Kokain

Cannabis-Typ

- psychische Abhängigkeit, fehlende physische Abhängigkeit (umstritten), fragliche Toleranzentwicklung
- Suchtstoffe: Haschisch, Marihuana

Amphetamin-Typ

- variable psychische Abhängigkeit, fehlende physische Abhängigkeit, Toleranzentwicklung
- Suchtstoffe: Psychostimulanzien, Amphetamine, Ephedrin

Halluzinogen-Typ

- variable psychische Abhängigkeit, fehlende physische Abhängigkeit, Toleranzsteigerung
- Suchtstoffe: LSD, Meskalin

4. Wie werden Bewusstseinsstörungen unterschieden? Beschreiben Sie die Unterscheidung!

Thema:
Skript 1

Richtig: _____

Die Bewusstseinsstörung ist der Oberbegriff für alle Veränderungen der Bewusstseinslage. Es wird unterschieden zwischen

- quantitativer Bewusstseinsstörung (Grad der Wachheit „Vigilanz")
- qualitativer Bewusstseinsstörung (Bewusstseinsveränderungen)

Während die quantitative Bewusstseinsstörung den Grad der Wachheit angibt, werden durch die qualitativen Bewusstseinsstörungen die Art der Störung festgelegt. Folgende Formen sind möglich:

○ Bewusstseinstrübung
○ Bewusstseinseinengung
○ Bewusstseinsverschiebung/-erweiterung

Thema:
Skript 1

Richtig: _____

5. In welche Stufen wird die Vigilanz unterteilt?

Die Vigilanz beschreibt den Grad der Wachheit und wird in folgende Stufen eingeteilt:

○ Benommenheit
○ Somnolenz
○ Sopor
○ Koma

Thema:
Skript 1

Richtig: _____

6. Was verstehen Sie unter Ambitendenz?

Hierbei handelt es sich um nebeneinander bestehende Willensimpulse, die ein entschlossenes Handeln unmöglich machen. (Weglaufenwollen / Hierbleibenwollen). Dies kann nach außen als hilflose Reglosigkeit, Zustand von Unruhe und Hektik in Erscheinung treten. Bewegungs- und Handlungsabläufe werden ständig unterbrochen. Ambitendenz ist ein häufiges Symptom bei Schizophrenie oder bei einer emotional instabilen Persönlichkeit.

Thema:
Skript 1

Richtig: _____

7. Wie unterscheidet sich davon Ambivalenz?

Ambivalenz bezeichnet das gleichzeitige nebeneinander Bestehen gegensätzlicher Affekte (z.B. Hass und Liebe), Wünsche und/oder Vorstellungen. Sie kann nach außen als Ratlosigkeit, Willensschwäche, Zwiespältigkeit und Entscheidungsschwäche in Erscheinung treten. Ambivalenz ist ein häufiges Symptom bei Anpassungsstörungen und neurotischen Störungen.

Thema:
Skript 4

Richtig: _____

8. Was ist eine Psychose und wie wird sie unterteilt?

Der Begriff Psychose bezeichnet eine Gruppe schwerer psychischer Störungen, die mit einem zeitweiligen weitgehenden Realitätsverlust einhergehen. Auffällige Symptome sind Wahn und Halluzinationen.

Die Psychosen werden klassisch folgendermaßen unterteilt:

○ organische Psychosen
○ schizophrene Psychosen
○ affektive Psychosen

In den Klassifikationssystemen ICD-10 sowie DSM-IV wurde der Begriff Psychose quasi abgeschafft.

9. Welche Beschwerden hat ein Patient mit einer Psychose?

**Thema:
Skript 4**

Richtig: _____

Bei Psychosen stehen Symptome wie Halluzinationen, Wahn und Ich-Störungen im Vordergrund. Der Patient leidet an einem gestörten Realitätsbezug und einem grundlegenden Wandel des eigenen Erlebens und des Außenbezuges.

Fragenkatalog 13

Mündliche Amtsarztprüfung 13

Falldiagnose 13

Ein 62-jähriger Mann klagt über diffuse Magenbeschwerden. Aus seiner Lebensgeschichte ergibt sich ein langjähriger Alkoholmißbrauch. Er gesteht, dass er seinen täglichen Alkoholkonsum weiter erhöht habe, seit er vor zwei Wochen seinen Arbeitsplatz an einen Jüngeren verlor. Zudem habe sich der Todestag seiner verstorbenen Frau zum zweiten Mal gejährt. Als Medikament nimmt er nur Benzbromaron gegen Gicht ein. Aus seiner Krankheitsgeschichte geht hervor, dass er durch den Alkoholismus an Gicht und Depressionen leidet und vor einem Jahr einen Selbstmordversuch begangen hat. Der Patient hat eine Alkoholfahne, ist aber wach und orientiert, wirkt jedoch psychomotorisch verlangsamt. Im Weiteren gibt er an, dass doch alles keinen Sinn mehr mache und die Welt ihn nicht mehr benötige, daher möchte er nun gehen.

1a. Amtsarzt: „Stellen Sie eine Anamnese! Wie behandeln Sie den Patienten?"

Weitere Fragen

2. Welche Symptome der Schizophrenie nach Bleuler kennen Sie?

3. Welche Symptome der Schizophrenie nach Schneider kennen Sie?

4. Nennen Sie Positiv- und Negativsymptomatiken der Schizophrenie!

5. Wie verläuft eine Schizophrenie?

6. Welche Schizophrenietypen kennen Sie?

7. Welche Symptome kommen bei dem Katatonen und dem Schizophrenia simplex Typ vor?

Lösung Fragenkatalog 13

Lösungen zur mündlichen Amtsarztprüfung 13

Falldiagnose 13 – Akute Suizidalität

Thema:
Skript 5

Richtig: _____

1a. Amtsarzt: „Stellen Sie eine Anamnese! Wie behandeln Sie den Patienten?"

Der Patient scheint an akuter Suizidalität zu leiden. Die Einstellung, dass sowieso alles keinen Sinn mehr mache, ist eine versteckte Selbstmordankündigung. Zudem weisen mehrere Risikofaktoren auf eine erhöhte Suizidgefahr hin. Hierzu zählen der frühere Suizidversuch, der Ehestatus verwitwet und alleinstehend, die aktuelle Lebenskrise durch den Jobverlust, die Alkoholabhängigkeit, die psychische Störung Depression und die körperliche Krankheit Gicht.

Zuerst fordere ich ihn dazu auf zu bleiben und spreche seine Selbstmordabsichten an. Zur Abklärung frage ich, ob er in letzter Zeit daran denken muss, sich das Leben zu nehmen. Bejaht er dies, frage ich weiter nach der Häufigkeit der Gedanken, konkreten Ideen, Vorbereitungen und dem früheren Selbstmordversuch. Bestätigt sich die Suizidalität, darf ich den Patient auf keinen Fall nach Hause gehen lassen. Dann versuche ich ihm Mut zu machen und davon zu überzeugen, dass er sich freiwillig zur Behandlung in ein psychiatrisches Krankenhaus begeben sollte. Willigt der Patient nicht ein, so ist die zuständige Behörde zu benachrichtigen.

Da der Ablauf der Zwangseinweisung für die Prüfung von ganz besonderer Wichtigkeit ist, sollten Sie folgende Punkte für Ihren Stadtteil oder Ihre Region klären, da diese sehr unterschiedlich sein können. Beachten Sie bitte, dass die einzelnen Bundesländer unterschiedliche Unterbringungsgesetze haben. Vor der Prüfung in Erfahrung zu bringen sind:

- Telefonnummer und Öffnungszeiten Ihres Sozialpsychiatrischen Dienstes, den müssen Sie im Notfall zuerst anrufen.
- Wen rufe ich und wer ist für mich zuständig?
- Telefonnummer der Leitstelle der Feuerwehr

Nach der Benachrichtigung der entsprechenden Behörde wird nach kurzer Zeit ein Polizeibeamter mit einem psychiatrisch erfahrenen Arzt, der eine vorläufige Unterbringung anordnen kann, in der Praxis erscheinen. Außerhalb der Bürozeiten besteht nach dem jeweiligen Unterbringungsgesetz die Möglichkeit der vorläufigen Einweisung, wobei hier je nach Bundesland unterschiedliche Regelungen bestehen.

1b. Amtsarzt: „Ist es wichtig, über die Suizidabsichten zu sprechen? Gilt nicht, dass, wer darüber redet, sich sowieso nichts antut?"

Thema:
Skript 5

Richtig: _____

Nein, denn die meisten Menschen kündigen ihren Suizidversuch zumindest durch eine Andeutung an. Diese Appelle müssen ernst genommen werden. Etwa 80 % aller Menschen, die Selbstmord begehen, haben vorher ihre Selbstmordabsicht angekündigt. In diesem Fall ist es die Bemerkung, dass „doch alles keinen Sinn mehr mache und die Welt ihn nicht mehr benötige". Zudem empfinden es Patienten in der Regel als Entlastung, über ihre Selbstmordgedanken reden zu können.

1c. Amtsarzt: „Wie können indirekte Suizidankündigungen sonst noch geäußert werden?"

Thema:
Skript 5

Richtig: _____

Indirekte Äußerungen sind vor allem durch Hoffnungslosigkeit, den Wunsch nach Ruhe, die Möglichkeit des Nichtexistierens der eignen Person und einen definitiven Abschiedsgruß gekennzeichnet. Beispiele hierfür sind Sätze wie diese:

- „Ich falle jedem zur Last."
- „Meine Lage wird sich nie verbessern."
- „Ich möchte, dass das alles aufhört."
- „Ich schaffe das nicht mehr."
- „Manchmal habe ich Gedanken, das ist eine richtige Sünde."
- „Wenn ich mal nicht mehr da bin …"
- „Die werden schon sehen …"
- „Mein ganzes Leben ist sinnlos gewesen."
- „Manchmal möchte ich nur noch schlafen."
- „Ich danke für Ihr Bemühen und die Geduld, Sie haben wirklich alles versucht."
- „Leben Sie wohl."
- „Ich hasse dieses Leben."
- „Wenn ich … nicht hätte, hätte ich schon längst aufgegeben."
- „… dann ist es schon zu spät."
- „Ich will Ruhe haben, nichts mehr hören und sehen."

Zudem können sich latente Selbsttötungsabsichten in selbst- und fremdgefährdendem Verhalten äußern, wie:

- rücksichtsloses Autofahren
- Trunkenheit am Steuer
- Anfangen von Hobbys mit hohem Risiko
- häufige Unfälle in der neueren Lebensgeschichte
- Berichte von lebensgefährlichen Erlebnissen ohne angemessene emotionale Beteiligung

- lebensnotwendige Medikamente werden ohne Selbstdisziplin eingenommen bzw. nicht eingenommen (Diabetes, Hypertonie usw.)
- exzessiver Konsum von Alkohol und Drogen
- häufig wechselnde Geschlechtspartner ohne Berücksichtigung von Safer-Sex

Thema:
Skript 5

Richtig: _____

1d. Amtsarzt: „Welches sind die Stadien die von Suizidgedanken bis zum Suizidversuch regelmäßig durchlaufen werden?"

Suizidhandlungen können kurzschlussartig durchgeführt werden. Häufig handelt es sich aber um eine länger dauernde Entwicklung. Diese Entwicklung zeigt einen stadienhaften Verlauf von der Erwägungsphase über die Ambivalenzphase zur Entschlussphase.

Im Stadium der Erwägung wird der Selbstmord als mögliche Problem- oder Konfliktlösung in Betracht gezogen. Dabei spielen einerseits psychodynamische Faktoren wie Aggressionen, die nicht nach außen abgeführt werden können und sich daher nach innen wenden, eine Rolle, andererseits suggestive Momente. Im Stadium der Ambivalenz entwickelt sich ein Kampf zwischen selbsterhaltenden und selbstzerstörerischen Kräften. In dieser Phase kann es zu direkten oder indirekten Suizidankündigungen kommen, die als Hilferufe und Kontaktsuche zu interpretieren sind. Diese Appelle müssen ernst genommen werden. Etwa 80 % aller Menschen, die Selbstmord begehen, haben vorher ihre Selbstmordabsicht angekündigt. Im dritten Stadium kommt es zum Entschluss, entweder für die Selbstmordhandlung oder für das Weiterleben. Der Umwelt fällt auf, dass sich der Patient „beruhigt" hat und nicht mehr über Selbstmordabsichten spricht. Es wäre trügerisch, daraus den Schluss zu ziehen, dass die Selbstmordgefährdung nun nicht mehr gegeben ist. Vielmehr kann es sich um die „Ruhe vor dem Sturm" handeln. Es ist daher notwendig, denjenigen, der vom Selbstmord gesprochen oder damit gedroht hat und es nun nicht mehr tut, zu fragen, warum er jetzt leben will. Wer tatsächlich weiterleben will, wird dafür ohne weiteres einen Grund angeben können, während der zum Selbstmord Entschlossene zu keiner befriedigenden Antwort fähig ist.

Weitere Fragen

2. Welche Symptome der Schizophrenie nach Bleuler kennen Sie?

Thema:
Skript 4

Richtig: _____

Eugen Bleuler unterscheidet Grundsymptome, die grundlegend und charakteristisch für die Erkrankung sind, von akzessorischen Symptomen. Die akzessorischen Symptome sind nicht spezifisch und spielen für die Diagnosefindung eine untergeordnete Rolle.

Grundsymptome:

○ Formale Denkstörungen
○ Affektstörungen
○ Ambivalenz
○ Autismus

akzessorische Symptome

○ Katatonie
○ Halluzinationen
○ Wahn

3. Welche Symptome der Schizophrenie nach Schneider kennen Sie?

Thema:
Skript 4

Richtig: _____

Kurt Schneider unterscheidet zwischen Symptomen ersten und zweiten Ranges. Die Symptome ersten Ranges sollen mit hoher Wahrscheinlichkeit, aber nicht mit absoluter Sicherheit die Diagnose einer Schizophrenie erlauben, sofern andere Ursachen ausgeschlossen sind. In den Symptomen zweiten Ranges sind alle anderen Erscheinungen zusammengefasst, die bei Schizophrenie vorkommen können, deren Gewicht für die Diagnose aber geringer ist.

Symptome 1. Ranges
○ Wahnwahrnehmungen
○ dialogisierende Halluzinationen
○ Gedankenentzug
○ Gedankeneingebung
○ Gedankenausbreitung
○ „Gefühle des Gemachten"

Symptome 2. Ranges
○ Wahneinfall
○ sonstige Halluzinationen
○ Affektveränderung
○ Ratlosigkeit

4. Nennen Sie Positiv- und Negativsymptomatiken der Schizophrenie!

Positivsymptomatik (Exzesse von Gedanken, Gefühlen und Verhalten)

- Wahnvorstellungen
- Halluzinationen
- Gedankeneingebung, -ausbreitung und -entzug

Negativsymptomatik (Defizite bei Gedanken, Gefühlen und Verhalten)

- Alogie
- Affektverflachung
- Apathie
- Anhedonie
- Asozialität
- Aufmerksamkeitsstörungen

5. Wie verläuft eine Schizophrenie?

Der Verlauf der schizophrenen Störungen kann entweder kontinuierlich episodisch mit zunehmenden oder stabilen Defiziten sein, oder es können eine oder mehrere Episoden mit vollständiger oder unvollständiger Remission auftreten.

Häufig beginnt ein schizophrener Schub mit uncharakteristischen Symptomen, die entweder nur vorübergehend bestehen oder in die Psychose übergehen (Prodromi). Zu Beginn der Erkrankung steht oft ein bis zu diesem Zeitpunkt ungewohntes Verhalten, ein uncharakteristisches Vorstadium über Monate oder Jahre, in dem der Kranke einfach „komisch" ist. Die Kranken sind empfindlich und reizbar. Bei chronischem Verlauf versanden die Interessen und menschlichen Bindungen. Bei akutem Beginn kommt es zu einem Knick in der Lebenslinie. Es besteht in der Regel keine Krankheitseinsicht. Daher spricht man auch von einer „doppelten Buchführung", weil der Wahnkranke es einerseits von sich weisen würde, krank zu sein, er aber gleichzeitig einen Arzt aufsucht, der für die Behandlung von Krankheiten zuständig ist.

Der akute Beginn ist häufiger. Nur in ca. 30 % der Fälle findet sich der schleichende Beginn über Jahre. Oft geht der Erkrankung ein Stadium mit diffusen Ängsten und/oder Zwängen voraus.

Häufige Symptome im Vorfeld sind auch:

- Misstrauen
- Wahnstimmung
- Entfremdungserlebnisse
- Schlafstörungen

Der Verlauf wird überwiegend von der Intensität der Initialbehandlung bestimmt und ob nach dem Abklingen des akuten Schubs sozio- und psychotherapeutische Hilfe neben der Medikation gewährt wird (hier kann der HP in Absprache mit dem behandelnden Psychiater begleitend und unterstützend arbeiten). Ob eine Remission stabil bleibt, hängt auch von den Lebensumständen und den zwischenmenschlichen Beziehungen des Kranken ab.

Nach dem ersten Schub kann die Erkrankung unterschiedliche Verläufe zeigen, bei ca. 30 % der Patienten bleibt es bei dem ersten Schub (unter Medikation!!!!).

Langzeitstudien führten zur Drittelregelung

- $^1/_3$ heilen folgenlos aus
- $^1/_3$ haben Rückfälle mit leichten Residuen
- $^1/_3$ haben schwere Dauerdefekte

Schizophrene Schübe dauern durchschnittlich drei Monate. Nach wiederholten Schüben verändert sich die Persönlichkeit, auch weil der Kranke in ständiger Angst vor dem nächsten Schub lebt.

Günstigere Prognose bei:
- akutem Einsetzen der Psychose
- starker affektiver Beteiligung
- Nachweis einer auslösenden Lebenssituation
- vorherige gute soziale Integration
- vorhandenes soziales Netz (Arbeitsplatz)
- frühzeitige Therapie

Ungünstigere Prognose bei:
- langsam, schleichendem Beginn
- kein Auslöser nachzuweisen
- schlechte soziale Integration und/oder fehlendes soziales Netz
- zu starke kontroverse Emotionen begünstigen Rezidive (Kontraindikation für aufdeckende, konfrontierende Therapieverfahren)

Die Suizidrate ist im gesamten Verlauf mit ca. 5 - 10 % sehr hoch. Bei Verdacht auf Suizidalität liegt eine Eigengefährdung und damit eine Indikation für eine Zwangseinweisung vor!

Im Alter besteht die Tendenz zur Abschwächung und Milderung der Erkrankung.

Als Faustregel gilt: je akuter der Beginn, je deutlicher der situative Auslöser, desto günstiger die Prognose.

Thema:
Skript 4

Richtig: _____

6. Welche Schizophrenietypen kennen Sie?

Die einzelnen schizophrenen Typen werden nach dem aktuellen Erscheinungsbild unterschieden.

- Paranoid-halluzinatorischer Typ
- Katatoner Typ
- Hebephrener Typ (desorganisiereter Typ)
- Undifferenzierter Typ
- Schizophrenia simplex
- Residualtyp

Thema:
Skript 4

Richtig: _____

7. Welche Symptome kommen bei dem Katatonen und dem Schizophrenia simplex Typ vor?

Die katatone Schizophrenie ist nach ICD-10 von den im Vordergrund stehenden psychomotorischen Störungen gekennzeichnet, die zwischen Extremen wie Erregung und Stupor sowie Befehlsautomatismus und Negativismus alternieren können. Zwangshaltungen und -stellungen können lange Zeit beibehalten werden. Episodenhafte schwere Erregungszustände können ein Charakteristikum dieses Krankheitsbildes sein. Die katatonen Phänomene können mit einem traumähnlichen Zustand mit lebhaften szenischen Halluzinationen verbunden sein.

Schizophrenia simplex ist nach ICD-10 eine Störung mit schleichender Progredienz von merkwürdigem Verhalten, mit einer Einschränkung, gesellschaftliche Anforderungen zu erfüllen und mit Verschlechterung der allgemeinen Leistungsfähigkeit. Die charakteristische Negativsymptomatik des schizophrenen Residuums (Affektverflachung und Antriebsminderung) entwickelt sich ohne vorhergehende produktive psychotische Symptome.

Fragenkatalog 14

Mündliche Amtsarztprüfung 14

Falldiagnose 14

Eine 21-jährige Patientin kommt zu Ihnen in die Praxis. Sie wird von ihrem Hausarzt geschickt. Er ist der Ansicht, dass überprüft werden soll, ob eine Psychotherapie hilfreich sein kann. Er habe schon mehrmals Schnittwunden an den Armen entdeckt. Sie begründet das mit einem Streit mit ihrem Freund. Er würde sie verlassen, wenn sie das nicht tun würde, da die Beziehung sowieso schon viele Unterbrechungen gehabt habe. Sie beschreibt, dass die vielen kritischen Bemerkungen dazu führten, dass sie sich insgesamt schlecht, schuldig und wertlos fühlte und deshalb wütend sei. Zudem gibt sie zu, dass sie aufgrund von quälenden Gefühlen und Einsamkeit oft zuviel Alkohol getrunken habe. Da sie in der Vergangenheit schon so viele Männer gehabt habe und die Beziehungen selten lange anhielten, möchte sie nicht, dass es mit ihrem aktuellen Freund gleich wieder in die Brüche gehe. Beruflich habe sie in den letzten Jahren verschiedene Jobs gehabt. Die Stimmung der Patientin schwankt zwischen Traurigkeit und Ärger, wobei sie zwischendurch auch mal lacht. Ihnen gegenüber ist sie anfangs skeptisch und feindselig.

1a. Amtsarzt: „Stellen Sie eine Anamnese!"

Weitere Amtsarztfragen

2. Welche Differenzialdiagnose stellen Sie bei einer schizophrenen Erkrankung?

3. Welche Erklärungsmodelle kennen Sie als Ursache einer Schizophrenie?

4. Welche Versorgungsmöglichkeiten gibt es für einen schizophrenen Patienten?

5. Welche Psychotherapieformen helfen bei einer Schizophrenie?

6. Welche Formen der formalen Denkstörung kennen Sie?

7. Welche Erkrankungen führen zu einer Perseveration?

Lösung Fragenkatalog 14

Lösungen zur mündlichen Amtsarztprüfung 14

Falldiagnose 14 – Borderline

1a. Amtsarzt: „Stellen Sie eine Anamnese?"

Die durchgängige Instabilität der zwischenmenschlichen Beziehungen, hierzu zählen die häufigen Beziehungs- und Jobwechsel der Patientin, die wechselnde, launenhafte Stimmung und deutliche Impulsivität ohne Rücksicht auf Konsequenzen, das Gefühl der Leere, Spannungszustände, Selbstverletzungshandlungen und das verzweifelte Bemühen, vermutetes Verlassenwerden zu vermeiden, sind Symptome einer Borderline-Persönlichkeitsstörung.

Borderline ist eine Persönlichkeitsstörung, die durch eine durchgängige Instabilität der zwischenmenschlichen Beziehungen, Identitätsproblematik sowie wechselhafte Stimmung und deutliche Impulsivität ohne Rücksicht auf Konsequenzen gekennzeichnet ist. Schwere dissoziative Symptome stehen symptomatologisch oft im Vordergrund. Dissoziation bedeutet, dass die Ich-Struktur eines Menschen uneinheitlich ist, so dass ein instabiles, wechselhaftes Selbstbild besteht.

Menschen mit einer Borderline Persönlichkeitsstörung haben eine große Angst vor dem Alleingelassenwerden. Trotz dieser lähmenden Angst gehen sie Beziehungen ein, die sehr konfliktträchtig sind und in denen ihre Gefühle meist nicht erwidert werden. Wenn ihre Erwartungen nicht erfüllt werden, reagieren die Betroffenen sehr schnell erbost, was den Verlauf einer zwischenmenschlichen Beziehung nicht gerade vereinfacht.

Personen mit einer Borderline Persönlichkeitsstörung zeigen starke Stimmungsschwankungen, die durch schwere Depressionen, Angst- und Erregungszustände gekennzeichnet sind. Im Affekt sind sie allgemein labil, so dass Wutanfälle im schnellen Wechsel mit Weinen oder Lachen auftreten. Sie neigen zu Wutanfällen und ausgeprägter Feindseligkeit, obwohl sie gleichzeitig das Bedürfnis nach emotionaler Zuwendung verspüren.

Selbstzerstörerische Akte werden offenbar begangen, um das vorhandene chronische Leeregefühl und die Langeweile zu bewältigen, aber auch um Spannungszustände abzubauen.

1b. Amtsarzt: „Welche Typen der Borderline Persönlichkeitsstörungen kennen Sie?"

Der ICD-10 benennt die Borderline Persönlichkeitsstörungen als emotional instabile Persönlichkeitsstörungen und unterteilt sie in die zwei Unterformen **impulsiver und Borderline Typ**. Hauptmerkmal des **impulsiven Typs** sind emotionale Instabilität und mangelnde Impulskontrolle. Es kommt zu Ausbrüchen von bedrohlichem bis hin zu gewalttätigem Verhalten, vor allem bei Kritik durch andere. **Beim Borderline Typ** besteht das Hauptmerkmal in der emotionalen Instabilität, wobei das eigene Selbstbild, Zielfindung und innere Vorzüge unklar und gestört sind.

1c. Amtsarzt: „Welche weiteren Formen von Selbstverletzungen bei Borderlinestörungen kennen Sie?"

Thema:
Skript 3

Richtig: _____

Neben dem Zufügen von Schnittwunden gibt es Selbstverletzungen durch Haut abschaben, Ritzen, Stechen, Blutabnehmen, Quetschen, Verbrennen und andere Methoden. Indirekte Formen bestehen im Substanzmittelmissbrauch durch Alkohol, die Einnahme von Tabletten und anderen Drogen, in Essstörungen und allgemein durch exzessive Verhaltensweisen. Selbstverletzendes Verhalten kann auch durch bewusste oder unbewusste Handlungen wie gefährlichen sexuellen Kontakt, riskantes Autofahren, verschwenderischen Umgang mit Geld oder Ladendiebstähle erfolgen, die den Betroffenen gefährden, in eine schlechte Lage bringen oder ihm Ärger einhandeln.

1d. Amtsarzt: „Welche häufige Komorbidität besteht bei Bordeline Persönlichkeitsstörung?"

Thema:
Skript 3

Richtig: _____

Bei 80 bis 100 % der Borderlinestörungen lassen sich Depressionen feststellen. Etwa 60 % der Betroffenen betreiben Substanzmittelmissbrauch oder leiden an Suchterkrankungen. Nach neueren Feststellungen lässt sich bei mehr als 50 % rückblickend ADHS/ADS feststellen. Bei bis zu 45 % bestehen Essstörungen, in der Regel Bulimie und nur selten Anorexia nervosa. Bis zu 30 % leiden unter Zwangsstörungen.

1e. Amtsarzt: „Welche Typen der Persönlichkeitsstörungen kennen Sie und wie sind diese nach DSM-IV eingeteilt?"

Thema:
Skript 3

Richtig: _____

Die Persönlichkeitsstörungen sind in die drei Gruppen **A** sonderbar, exzentrisch, **B** dramatisch, emotional und **C** ängstlich, vermeidend unterteilt. Zur Gruppe A gehören die paranoide Persönlichkeitsstörung, schizoide Persönlichkeitsstörung und schizotype Persönlichkeitsstörung. Die antisoziale Persönlichkeitsstörung, die Borderline Persönlichkeitsstörung, die histrionische und narzisstische Persönlichkeitsstörung sind der Gruppe B zugeordnet. Gruppe C enthält die ängstlich-vermeidende Persönlichkeitsstörung, abhängige Persönlichkeitsstörung und zwanghafte Persönlichkeitsstörung.

Weitere Amtsarztfragen

Thema:
Skript 4

Richtig: _____

2. Welche Differenzialdiagnose stellen Sie bei einer schizophrenen Erkrankung?

Um die Prognose einer schizophrenen Erkrankung zu verbessern, ist es notwendig, die Krankheit frühzeitig zu diagnostizieren. Jedoch wird vor einer leichtfertigen Diagnose „Schizophrenie" gewarnt.

Nach Ausschluss von körperlich begründbaren psychischen Störungen wird die Diagnose aufgrund der Symptome und des Verlaufs gestellt.

Viele schizophrene Symptome können auch bei anderen Erkrankungen, vor allem bei exogenen Psychosen vorkommen. Bei einer früheren organischen Hirnschädigung sollte keine Schizophrenie diagnostiziert werden – besser ist es hier von einer „organischen Psychose mit schizophrenieähnlicher Symptomatik" zu sprechen.

Differenzialdiagnose

- organisch bedingte (exogene) Psychosen:
    - entzündliche, neoplastische, toxische oder andere (hirn-) organische Prozesse

- schizoaffektive oder affektive Erkrankungen:
    - Mischbild zwischen schizophrenen und affektiven Erkrankungen
    - floride Phase mindestens 2 Wochen

- schizophrenieforme Erkrankungen:
    - akut beginnende Erkrankung mit schizophrener Symptomatik
    - Dauer weniger als ein Monat

- Persönlichkeitsstörungen:
    - schizotypischer und schizoider Typ
    - paranoider Typ
    - Borderline Typ

- psychotische Syndrome bei Suchterkrankungen

Thema:
Skript 4

Richtig: _____

3. Welche Erklärungsmodelle kennen Sie als Ursache einer Schizophrenie?

Biologische Erklärung

- genetische Befunde (Zwillingsstudien)
- biochemische Befunde (exzessive dopaminerge Aktivität)
- abnorme Gehirnstruktur
- virale Infekte in der Schwangerschaft können zur Störung der Gehirnentwicklung des Kindes führen

Soziokulturelle Erklärung

○ viele Merkmale der Schizophrenie werden durch die Diagnose selbst hervorgerufen (die selbst erfüllende Prophezeiung)

○ das Etikett „Schizophrenie" ist verantwortlich dafür, wie sich die Umwelt verhält (Rosenhan-Studie)

Psychologische Erklärung nach Freud

○ Schizophrenie ist eine Regression auf psychosexuelle Stufe

○ eine schizophrenogene Mutter (kalt, dominant, für Bedürfnisse anderer unempfindlich)

○ Schizophrenie ist ein konstruktiver Prozess, durch den versucht wird, sich selbst von der Verwirrung und dem Leid zu heilen, in das der Betroffene von seiner sozialen und familiären Umwelt gestürzt wurde

Das Vulnerabilitätsmodell versucht, biologische, kognitive Defizite und Stressoren in Beziehung zu setzen.

4. Welche Versorgungsmöglichkeiten gibt es für einen schizophrenen Patienten?

**Thema:
Skript 1**

Richtig: _____

Stationäre Versorgung

Milieutherapie

○ Bewohner gehen konstruktiver Arbeit nach: Sonderprojekte, Arbeit, Beschäftigungstherapien, Freizeit

○ Wertmarken-Verstärkungssysteme; Belohnung = Wertmarke, Wertmarken können gegen einige Vergünstigungen eingelöst werden z.B.: Privilegien, mehr Privatsphäre, Unterhaltung, Einkaufen usw.

Gemeindenahe Versorgung

○ Beginn mit der Deinstitutionalisierung

○ Förderung nach dem Prinzip der kleinen Schritte

○ berufliche Rehabilitationen

○ Patienten werden aus Landeskrankenhäusern entlassen und in ihren Gemeinden versorgt

5. Welche Psychotherapieformen helfen bei einer Schizophrenie?

**Thema:
Skript 1**

Richtig: _____

Psychotherapien

○ in Anfangsstadien der Störung eher begrenzt wirksam, später sehr nützlich

Familientherapie

○ Therapeut weist auf problematische Verhaltensweisen und Interaktionen in der Familie hin

Sozialtherapie

- therapeutischer Ansatz, bei dem praktische Ratschläge und Anpassung an das Leben in den Mittelpunkt der Therapie gestellt werden

6. Welche Formen der formalen Denkstörung kennen Sie?

Das Denken manifestiert sich in der Sprache und Schrift. Bei einer Denkstörung ist der Denkablauf gestört. Die Form der Denkstörung wird vom Patienten als subjektiv empfunden.

Folgende Formen der formalen Denkstörung sind möglich:

- Denkverlangsamung
- Denkhemmung
- Umständliches Denken
- Eingeengtes Denken
- Ständiges Grübeln
- Ideenflucht
- Vorbeireden
- Gedankenabreißen
- Zerfahrenheit / Inkohärenz:
- Neologismen
- Perseveration
- Paralogik
- Konkretismus

7. Welche Erkrankungen führen zu einer Perseveration?

Bei der Perseveration wiederholen die Betroffenen gleiche Denkinhalte und bleiben an vorherigen Gedanken haften, die verwendet wurden, aber nun nicht mehr sinnvoll sind. Häufig ist dieses Symptom bei hirnorganischen Erkrankungen zu finden.

Vorkommen bei:

- depressiven Störungen (Grübelzwang)
- Zwangsstörungen
- hirnorganischen Erkrankungen

Fragenkatalog 15

Mündliche Amtsarztprüfung 15

Falldiagnose 15

Eine 48-jährige Mutter zweier Kinder betritt zögernd und mit mattem Gang das Sprechzimmer, ihre Mimik ist ernst, von der Umgebung unberührt.

Stockend und mühsam berichtet sie, dass sie sich stimmungsmäßig leer fühle, wie versteinert, sie empfinde nichts mehr, nicht einmal mehr Traurigkeit. Es fehle ihr Kraft und Antrieb, um im Haushalt auch nur das Nötigste zu tun, obwohl sie ständig versucht, dagegen anzukämpfen.

Obwohl sie unendlich müde sei, habe sie seit Wochen nicht mehr durchgeschlafen, die frühen Morgenstunden brächten die schlimmsten, grauenvollsten Stunden ihres Lebens mit sich. Erwachend aus qualvollen Angstträumen beschleiche sie eine unbändige Furcht vor dem langen, langen Tag mit seinen unendlichen Minuten, in denen sich alles nur noch zum Schlimmeren wenden würde. Das Aufstehen, das Heben der Beine aus dem Bett, bedeute eine Qual für sie. Obwohl sie körperlich gesund sei, fühle sie sich wie abgeschlagen, sei appetitlos, verspüre einen Druck über der Brust und im Kopf, die Kehle sei wie zugeschnürt. Das Denken trete auf der Stelle, sie könne kaum noch Zeitung lesen, habe an nichts mehr Interesse, falle ins Grübeln über Vergangenes. Sie habe das Gefühl, überflüssig zu sein, sie sei für die Familie nur noch Ballast. Die Besorgtheit der Angehörigen mache alles nur noch schlimmer, weil sie sich deswegen immer mehr Schuldgefühle wegen ihres Versagens machen müsse.

1a. Amtsarzt: „Wie lautet Ihre Verdachtsdiagnose?"

Weitere Amtsarztfragen

2. Was ist das Korsakow-Syndrom und nennen Sie die Symptome?

3. Erklären Sie den Begriff Konzentrationsstörung!

4. Beschreiben Sie kurz Morbus Alzheimer und nennen Sie seine Symptome!

5. Wie würden Sie ein Morbus Alzheimer therapieren?

6. Wann verschreiben Sie Neuroleptika?

7. Welche Wirkungsmechanismen und Nebenwirkungen haben Neuroleptika?

Lösung Fragenkatalog 15

Lösungen zur mündlichen Amtsarztprüfung 15

Falldiagnose 15 – Endogene Depression

Thema:
Skript 4

Richtig: _____

1a. Amtsarzt: „Wie lautet Ihre Verdachtsdiagnose?"

Die Frau klagt über Durchschlafstörungen, ein morgendliches Tief, Appetitlosigkeit, Antriebshemmungen, Interesselosigkeit, Insuffizienzgefühle, Denkhemmung, Grübeln, Gefühl der Gefühllosigkeit, Störung der Vitalgefühle und Affektarmut. Das alles weist auf eine depressive Episode ohne psychotische Symptome hin.

Thema:
Skript 4

Richtig: _____

1b. Amtsarzt: „Welche weiteren Fragen stellen Sie zur Abklärung der Depression?"

Da Depressionen häufig mit Suizidalität auftreten, ist die Abklärung einer vorhandenen Suizidalität unbedingt erforderlich. Die Aussage, dass sie für die Familie nur noch einen Ballast darstelle, ist ein indirekter Hinweis. Zur Abklärung frage ich, ob die Patientin in letzter Zeit daran denken muss, sich das Leben zu nehmen. Bejaht sie dies, frage ich weiter nach der Häufigkeit der Gedanken, konkreten Ideen, Vorbereitungen und früheren Selbstmordversuchen. Bestätigt sich die Suizidalität, darf ich die Patientin auf keinen Fall nach Hause gehen lassen.

Zunächst muss ich versuchen, die Patientin davon zu überzeugen, dass sie sich freiwillig in ein psychiatrisches Krankenhaus begibt. Willigt die Patientin nicht ein, so ist die zuständige Behörde zu benachrichtigen.

Da der Ablauf der Zwangseinweisung für die Prüfung von ganz besonderer Wichtigkeit ist, sollten Sie folgende Punkte für Ihren Stadtteil oder Ihre Region klären, da diese sehr unterschiedlich sein können. Beachten Sie bitte, dass die einzelnen Bundesländer unterschiedliche Unterbringungsgesetze haben. Vor der Prüfung in Erfahrung zu bringen sind:

- Telefonnummer und Öffnungszeiten Ihres Sozialpsychiatrischen Dienstes, den müssen Sie im Notfall zuerst anrufen
- Wen rufe ich und wer ist für mich zuständig?
- Telefonnummer der Leitstelle der Feuerwehr

Nach der Benachrichtigung der entsprechenden Behörde wird nach kurzer Zeit ein Polizeibeamter mit einem psychiatrisch erfahrenen Arzt, der eine vorläufige Unterbringung anordnen kann, in der Praxis erscheinen. Außerhalb der Bürozeiten besteht nach dem jeweiligen Unterbringungsgesetz die Möglichkeit der vorläufigen Einweisung, wobei hier je nach Bundesland unterschiedliche Regelungen bestehen.

Zwangseinweisungen werden vom Amtsgericht auf ihre Rechtmäßigkeit über-prüft. Die Unterbringung des Kranken ist seitens eines Richters spätestens am Tag nach der Aufnahme ins Krankenhaus zu genehmigen (Art. 104 GG), wozu der Richter in der Regel den Patienten und den begutachtenden Arzt anhört. Das Krankenhauspersonal hat das Recht, den Patienten so lange gegen seinen Willen festzuhalten, sofern die Voraussetzungen zur Unterbringung (nach § 1906 BGB oder dem Psychisch-Kranken-Gesetz des jeweiligen Bundeslandes) gegeben sind.

Bei einer Zwangseinweisung ist das zuständige Gesundheitsamt und der Ver-wahrrichter zu benachrichtigen. Der Transport findet durch einen Rettungs-dienst statt, der situativ durch eine Polizeistreife bis zur Übernahme durch die Einrichtung begleitet wird.

Neben der Suizidalität sind Fragen zur weiteren Klärung des psychischen Erle-bens besonders nach Wahn, Ich-Störungen und Wahrnehmungsstörungen zu stellen. Zudem sollten somatische Beschwerden wie motorische Unruhe, Libi-doverlust und tageszeitliche Schwankungen abgeklärt werden.

Eine wichtige Differenzialdiagnose besteht in der Abgrenzung zur bipolaren Störung. Hierzu frage ich nach Dauer und Beginn der Symptome sowie nach Episoden mit gehobener Stimmungslage.

1c. Amtsarzt: „Wie reagieren Sie, wenn die Patientin zu fliehen versucht?"

Thema: Skript 6

Richtig: _____

Es ist wichtig, suizidgefährdete Personen nicht aus dem Auge zu lassen, so sollte man sie zum Beispiel nicht alleine auf die Toilette gehen lassen. Sollte es der Patientin dennoch gelingen zu fliehen, ohne dass ich sie zurückhalten kann, muss ich sofort die Polizei verständigen und ihr konkrete Äußerungen der Pati-entin mitteilen, damit gezielt nach ihr gesucht werden kann.

1d. Amtsarzt: „Wie sieht eine mögliche Therapie aus, wenn keine akute Suizidalität vorliegt?"

Thema: Skript 4

Richtig: _____

Neben der pharmakologischen Behandlung mit Antidepressiva, die vom Psy-chiater einzuleiten und bei schweren Depressionen immer erforderlich ist, gibt es verschiedene therapeutische Ansätze. Um die Situation als nicht selbstver-schuldet zu betrachten, ist es hilfreich, der Patientin zu erklären, dass Depres-sionen mit einer Lebenszeitprävalenz von 8-18 % eine häufige Erkrankung sind. Zudem ist es wichtig, Zuversicht zu vermitteln mit der Erklärung, dass Depres-sionen heutzutage gut behandelbar sind. Mögliche psychotherapeutische Be-handlungen sind die Verhaltenstherapie und kognitive Therapie, psychoanalyti-sche Verfahren, die Paar- und Familientherapie und die interpersonelle Psycho-therapie. Zusätzliche therapeutische Maßnahmen bestehen in der Lichttherapie, der Schlafentzugsbehandlung und Ergotherapie.

Weitere Amtsarztfragen

Thema:
Skript 6

Richtig: _____

2. Was ist das Korsakow- Syndrom und nennen Sie die Symptome?

Dieses Störungsbild ist eher selten, meist im Anschluss an ein Alkoholdelir oder es beginnt mit der Wernicke-Enzephalopathie.

Die **Symptomtrias** besteht aus

- Merkfähigkeitsstörungen
- Desorientiertheit
- Konfabulationen

Die Stimmung ist flach euphorisch und der Patient verhält sich eher passiv. Seine Auffassung ist gestört, wobei das Kurzzeitgedächtnis am stärksten betroffen ist.

Thema:
Skript 1

Richtig: _____

3. Erklären Sie den Begriff Konzentrationsstörung!

Konzentration ist die Fähigkeit, Eindrücke im vollen Umfang durch die Sinne wahrzunehmen und sich ihnen zuzuwenden bzw. sich auf einen bestimmten Sachverhalt zu konzentrieren. Kommt es hier zu Beeinträchtigungen, kann es zu Aufmerksamkeits- und Konzentrationsstörungen kommen.

Die Betroffenen wirken häufig so, als wären sie „nicht bei der Sache". Diese Art der Störung kann im „normalen" Bereich bei Müdigkeit vorkommen.

Thema:
Skript 4

Richtig: _____

4. Beschreiben Sie kurz Morbus Alzheimer und nennen Sie seine Symptome!

Bei Morbus Alzheimer handelt es sich um eine chronische organische Psychose. Der Gipfel des Erkrankungsbeginns liegt zwischen dem 55. und 65. Lebensjahr. Frauen erkranken häufiger als Männer. Die Dauer der Erkrankung beträgt ca. 2 - 10 Jahre.

Die typische Symptomatik besteht aus:

- schleichender Beginn mit mnestischen Störungen bei länger erhaltener Persönlichkeit
- Störung von Merkfähigkeit, Gedächtnis, Wortfindung
- Einengung der Interessen und affektive Erstarrung
- im fortgeschrittenen Stadium: Apraxie, Aphasie
- zunehmende Orientierungsstörungen in allen Bereichen
- Unfähigkeit, Sinnzusammenhänge zu erfassen

5. Wie würden Sie ein Morbus Alzheimer therapieren?

Die Therapie beschränkt sich hauptsächlich auf körperliche Pflege, Aufklärung und Beratung der Angehörigen und Sedierung des Patienten bei Unruhe.

Ziel ist der Schutz des Patienten vor sich selbst, ferner eine gezielte und nicht überlastende Beschäftigungstherapie sowie das Vermeiden von frühzeitiger intensiver Pflegebedürftigkeit.

Therapieformen

- medikamentöse Therapie (Antidementia, Antidepressiva, Neuroleptika), wird aber nicht vom Heilpraktiker betrieben, sondern nur begleitet
- kognitives Training
- psychosoziale Betreuung
- Verhaltenstherapie
- Training der Angehörigen

Thema:
Skript 4

Richtig: _____

6. Wann verschreiben Sie Neuroleptika?

Ich darf als Heilpraktiker keine Medikamente verschreiben.

Normalerweise werden sie vor allem eingesetzt bei:

- Symptomen psychotischer Erkrankungen mit psychomotorischer Erregtheit
- Aggressivität
- katatonen Verhaltensstörungen
- schizophrenen Ich-Störungen
- affektiver Spannung
- psychotischen Sinnestäuschungen
- Wahndenken

Die Neuroleptika sind auch unter dem Namen Antipsychotika bekannt.

Ihr Effekt beruht auf einer dämpfenden und antipsychotischen Wirkung. Bei diesen Medikamenten besteht kein Risiko einer Abhängigkeit.

Thema:
Skript 5

Richtig: _____

7. Welche Wirkungsmechanismen und Nebenwirkungen haben Neuroleptika?

Die Haupteigenschaften der Neuroleptika werden auf die Beeinflussung des Dopaminstoffwechsels zurückgeführt. Neuroleptika bewirken eine Blockade der Dopaminrezeptoren, wodurch es zu einer verminderten Wirksamkeit des Dopamins als Neurotransmitter kommt. Die antipsychotischen Eigenschaften der Neuroleptika werden der Blockade des D2- Rezeptors zugeschrieben.

Thema:
Skript 5

Richtig: _____

Nebenwirkungen

Bei den schwachpotenten Neuroleptika kommt es häufig zu vegetativen Nebenwirkungen wie:

- Schwitzen
- Mundtrockenheit
- Tachykardie
- Gewichtszunahme
- Libidoverlust
- Konzentrationsschwäche

Bei den mittelpotenten meist aber hochpotenten Neuroleptika kommt es zu extrapyramidal-motorischen Nebenwirkungen:

Frühdyskenisien: Auftreten meist bereits bei einmaliger Gabe (nach Stunden bis Tagen)

Es kommt zu Zungenschlundkrämpfen, Augenmuskelkrämpfen, Blickkrämpfen mit bevorzugtem Blick nach oben, Sprechstörungen und geschraubten Bewegungen in der Hals- und Schulterregion.

Parkinsonoid: (nach 1 bis 2 Wochen)

Es kommt zu einer Versteifung der Muskulatur, Tremor, Salbengesicht, typischem kleinschrittigen Gang und zu einem hochfrequenten Lippentremor.

Akathisie: (nach Tagen bis Wochen)

Sie sind auch als Sitzunruhen bekannt. Die Betroffenen haben ein ständiges Bewegungsbedürfnis. Auffallend ist auch das Trippeln.

Spätdyskinesien: (nach Monaten bis Jahren)

Spätdyskinesien sind häufig irreversibel. Es kommt zu

- mimischen Stereotypien
- Schaukelbewegungen
- Zungenwälzbewegungen
- Schmatz- und Kaubewegungen
- zu einem hochfrequenten Lippentremor „Rabbit-Syndrom"

Fragenkatalog 16

Mündliche Amtsarztprüfung 16

Falldiagnose 16

Eine 54-jährige Patientin stellt sich auf Drängen ihres Lebensgefährten bei Ihnen vor und gibt an, sie sei früher depressiv gewesen, jetzt sei sie in Höchstform, es gehe ihr blendend. Ihr Lebensgefährte berichtet, dass die Patientin in den letzten Monaten viel Geld ausgebe und ohne Hemmungen mit den verschiedensten Männern verkehre. Die Patientin meint hierzu, dass sie nichts zu bereuen habe und es sich im Übrigen um ihr Geld handele, sie könne sich das leisten.

Der Lebensgefährte berichtet, dass die Patientin seit ca. 4 Monaten verändert sei. Sie habe über ihre Verhältnisse gelebt, sei beim Einkaufen nicht mehr kritikfähig gewesen und schlafe nur noch wenig. Sie habe einen nicht zu bremsenden Rededrang, wenn sie von ihren Vorhaben berichte; im Umgang mit Männern sei sie distanzlos. Auch er habe trotz der langjährigen Freundschaft keinen Einfluss mehr auf sie ausüben können.

Sie beteuert dagegen, dass sie schon immer ein großzügiger Mensch gewesen sei. Sie habe sich einen Mercedes Benz und Schmuck geleistet, bisher für ca. 12.000 Euro, könne aber immer problemlos einen Kredit bekommen. Sie habe auch noch ca. 70 Riesen, mit denen sie eine Spielbank eröffnen wolle. Sie habe über 20 Jahre beim „Amt für soziale Unordnung" gearbeitet, bekomme jetzt eine hohe Rente und habe ausreichend Geld.

1a. Welche Diagnose stellen Sie?

Weitere Amtsarztfragen

2. Welche neuropsychologischen Störungen kennen Sie?

3. Welche Symptomatik hat eine Legasthenie?

4. Welche Symptome hat eine larvierte Depression?

5. Erklären Sie den Begriff gehemmte Depression!

6. Welche Leitsymptome hat ein Patient mit einer Oligophrenie?

7. Wie wird Intelligenz eingeteilt?

8. Wie wird die Katatonie unterteilt?

9. Bei welchen Erkrankungen kommt es zu einem katatonen Stupor?

Lösung Fragenkatalog 16

Lösungen zur mündlichen Amtsarztprüfung 16

Falldiagnose 16 – Manie

Thema:
Skript 4

Richtig: _____

1a. Welche Diagnose stellen Sie?

Der Lebensgefährte hat von einer Logorrhö, vermindertem Schlafbedürfnis, Distanzlosigkeit, gesteigerter sexueller Aktivität und ungebremsten finanziellen Unternehmungen berichtet, die auf Größenwahn hinweisen. Dies wird von der Patientin bestätigt und zudem noch durch den ihr bewussten finanziellen Engpass, der nicht ernst genommen wird, verstärkt. Zudem besteht ein Stimmungshoch und ihr fehlt die Krankheitseinsicht. Das alles sind Symptome einer Manie und weist daraufhin, dass die Patientin sich in einer manischen Episode einer bipolaren affektiven Störung befindet, da ebenfalls eine zurückliegende depressive Phase angedeutet wurde.

Thema:
Skript 4

Richtig: _____

1b. Amtsarzt: „Welches Zeitkriterium gibt das ICD-10 für die Diagnosestellung einer Manie vor?"

Die Symptomatik muss mindestens über eine Woche vorhanden sein.

Thema:
Skript 4

Richtig: _____

1c. Amtsarzt: „Welche Gefahren bestehen bei einer Manie?"

Zum einen besteht neben möglicher Fremdgefährdung durch aggressives Verhalten eine erhöhte Suizidgefahr bei rasch wechselnden Zuständen zwischen Depressivität und Antriebssteigerung. Ein weiteres Problem ist das völlig übersteigerte, unkritische Kaufverhalten, das zum finanziellen Ruin führen kann. In der Regel bedingt eine Manie Schuldunfähigkeit und fehlende Testierfähigkeit. Zum Schutz des Kranken und seiner Angehörigen ist häufig die stationäre Zwangseinweisung wegen Selbst- und Fremdgefährdung und Verlust der freien Willensbestimmung notwendig.

Thema:
Skript 4

Richtig: _____

1d. Amtsarzt: „Wie kann die Therapie aussehen?"

Aufgrund der Eigengefährdung in der depressiven Episode oder wegen des selbstschädigenden Verhaltens in der manischen Phase kann eine stationäre Behandlung erforderlich sein. In der akuten Phase helfen oft hochpotente und niederpotente Neuroleptika ggf. auch kombiniert. Bei leichteren Verläufen genügt häufig eine ambulante pharmakologische Behandlung durch einen Psychiater mit Lithium. Bei vorhandener Motivation kann diese sinnvoll durch eine Psychotherapie ergänzt werden kann, ist aber in der Regel wegen mangelnder Krankheitseinsicht und daraus schlechter Therapiemotivation schwierig.

Weitere Amtsarztfragen

2. Welche neuropsychologischen Störungen kennen Sie?

Zu den neurologischen Störungen zählen:

Thema:
Skript 5

Richtig: _____

- Aphasie (Wortfindungsstörungen)
- Agnosie (Nichterkennen von Objekten und Personen)
- Apraxie (komplexe Handlungsabläufe können nicht durchgeführt werden, z.B. Kaffeekochen, Anziehen)
- Alexie (Lesestörung)
- Agraphie (Schreibstörung)
- Alkalkulie (Rechenstörung)

Sie sind auch unter dem Begriff Werkzeugstörungen bekannt. Häufig werden von den Betroffenen Vermeidungsstrategien entwickelt, um Defizite nicht offensichtlich werden zu lassen.

3. Welche Symptomatik hat eine Legasthenie?

Hierbei handelt es sich um eine Teilleistungsschwäche aus dem Bereich der Kinder- und Jugendpsychiatrie. Ein synonym verwendetes Wort ist Lese- und Rechtschreibstörung.

Thema:
Skript 5

Richtig: _____

Die Ätiologie ist nicht eindeutig geklärt, möglich sind erbliche Formen, frühkindliche Hirnschädigungen, psychogene Faktoren.

Die Symptomatik besteht aus:

- Nichterfassen bestimmter Buchstabenkonstellationen
- Buchstabenvertauschen, Verdrehung von Worten oder Wortteilen
- Weglassen oder Hinzufügen von Silben
- verbunden mit optischen und auditiven Wahrnehmungsdefiziten
- begleitend emotionale Störungen und Störungen des Sozialverhaltens
- die Rechtschreibschwäche bleibt längerfristig bestehen
- bei nonverbalen Intelligenztests Normalbefund

4. Welche Symptome hat eine larvierte Depression?

Hier handelt es sich um eine zyklothyme Depression, bei der die depressive Verstimmung im Hintergrund steht.

Thema:
Skript 4

Richtig: _____

Symptomatik

- Form der Depression, die in Gestalt einer körperlichen Erkrankung auftritt
- depressive Stimmung ist hinter körperlichen Beschwerden versteckt
- körperliche Beschwerden
- Rücken- und Kopfschmerzen

○ Übelkeit

○ Erschöpfbarkeit

○ Schlafstörungen

5. Erklären Sie den Begriff gehemmte Depression?

Aufgrund des unterschiedlichen Erscheinungsbildes werden Depressionen in Untertypen eingeteilt. Zu einem dieser Untertypen gehört die gehemmte Depression, die durch reduzierte Aktivität, bis hin zur Bewegungslosigkeit gekennzeichnet ist.

6. Welche Leitsymptome hat ein Patient mit einer Oligophrenie?

Für die Oligophrenie werden Synonyme wie Minderbegabung, Schwachsinn und Intelligenzminderung verwendet.

Leitsymptome im kognitiven Bereich sind:

○ Urteils- und Kritikschwäche

○ sprachlicher Ausdrucksmangel

○ Willensschwäche

Leitsymptome im psychomotorischen Bereich sind:

○ Sprech- und Koordinationsstörungen

○ psychomotorische Ungeschicklichkeit

○ Antriebsschwäche oder Unruhe

○ Verhaltensstörungen

7. Wie wird Intelligenz eingeteilt?

Eine Einteilung ergibt sich aus dem gemessenen Intelligenzquotienten:

○ niedrige Intelligenz: IQ von 70 - 84 Punkten (Lernbehinderung)

○ leichte Behinderung: IQ von 50 - 69 Punkten (Debilität)

○ mittelgradige Intelligenzminderung: IQ von 20 - 49 Punkten (Imbezillität)

○ schwere Intelligenzminderung: IQ von 20 -34 Punkten (ausgeprägte Imbezillität)

○ schwerste Intelligenzminderung: IQ < 20 Punkten (Idiotie)

8. Wie wird die Katatonie unterteilt?

Die Katatonie zählt zu den Antriebsstörungen. Hierbei handelt es sich um ein ausgeprägtes Störungsbild im Bereich der Willkürmotorik.

Die einzelnen katatonen Symptome können unterteilt werden in

○ psychomotorische Hyperphänomene (Erregung)
○ psychomotorische Hypophänomene (Sperrung)

9. Bei welchen Erkrankungen kommt es zu einem katatonen Stupor?

Bei dem katatonen Stupor handelt es sich um eine relative motorische Bewegungslosigkeit mit Ausnahme der Reizaufnahme und Reaktion.

Häufig vorzufinden bei

○ Depressionen
○ exogenen Psychosen
○ Schizophrenie
○ dissoziativen Störungen

Thema:
Skript 4

Richtig: _____

Fragenkatalog 17

Mündliche Amtsarztprüfung 17

Falldiagnose 17

Eine 35-jährige Klientin kommt zu Ihnen in die Praxis. Sie hat vor sechs Wochen ihr drittes Kind geboren. Bisher hat sie die Erziehung der Kinder und den Haushalt ohne Probleme geschafft, jedoch seit ein paar Wochen fühlt sie sich völlig überlastet und sieht sich außerstande, die an sie gerichteten Aufgaben zu erfüllen.

1a. Amtsarzt: „Welche Diagnose würden Sie stellen?"

Weitere Amtsarztfragen

2. Was können Sie über die biologische Therapie sagen?

3. Erklären Sie den Body-Mass-Index!

4. Nennen Sie die Leitsymptome der Bulimie nervosa!

5. Wie erlebt der Patient die Fressattacken?

6. Erklären Sie den Begriff Exhibitionismus!

7. Wann sprechen Sie bei einer Patientin von Fetischismus?

8. Welche Symptomatik hat ein Patient mit sexuellen Appetenzstörungen?

9. Was ist eine sexuelle Aversion?

Lösung Fragenkatalog 17

Lösungen zur mündlichen Amtsarztprüfung 17

Falldiagnose 17

1a. Amtsarzt: „Welche Diagnose würden Sie stellen?"

Hier handelt es sich um depressive Störungen, die im zeitlichen Zusammenhang mit dem Wochenbett auftreten (per Definition in den ersten sechs Wochen nach der Geburt eines Kindes) und daher Wochenbettdepression genannt werden. Wenn wahnhaftes Erleben und andere psychotische Symptomatiken auftreten, spricht man von einer Wochenbettpsychose.

Es ist anzunehmen, dass die mit dem Wochenbett zusammenhängende hormonelle Umstellung und die situativen Belastungen eine Rolle spielen.

Bei ebenfalls etwa 50 % aller Wöchnerinnen kommt es am 3. Tag nach der Entbindung zu einem so genannten Heultag, wobei dann die Frauen energielos sind und unter Konzentrationsstörungen leiden, insgesamt überempfindlich und weinerlich reagieren. Dies ist völlig normal – es sollte nur wieder aufhören. Wenn es anhält, psychotische Symptome oder Suizidgedanken aufkommen, handelt es sich um eine Wochenbettdepression.

1b. Amtsarzt: „Welche Therapieverfahren werden hierfür angewendet?"

Die therapeutischen Möglichkeiten sind vielfältig. Die nachfolgend aufgeführten Behandlungsmöglichkeiten werden vielfach in Kombination eingesetzt.

- Psychotherapie
- Medikamentöse Therapie
- Hormon-Therapie
- Naturheilkundliche Therapie

Es können folgende **Psychotherapien** angewendet werden:

- Analytische Psychotherapie
- Verhaltenstherapie
- Familientherapie
- Gesprächstherapie
- Tiefenpsychologische Therapie

Weitere Amtsarztfragen

2. Was können Sie über die biologische Therapie sagen?

Die biologisch orientierten Theoretiker sind der Ansicht, dass es sich bei gestörtem Verhalten um eine Krankheit handelt. Das bedeutet, es liegt eine körperliche Funktionsstörung, deren Hauptursache im Gehirn zu finden ist, vor, bedingt durch Probleme der:

- Gehirnanatomie
- Biochemie
- Genetik

Das biologische Modell genießt im klinischen Bereich ein beträchtliches Ansehen und kann über gestörtes Erleben und Verhalten wertvolle und empirisch belegte Informationen vorweisen.

Biologische Therapiemethoden sind:

- Schlafentzug
- Lichttherapie
- Elektrokrampftherapie
- Psychopharmakatherapie
- Physiotherapie

Thema:
Skript 1

Richtig: _____

3. Erklären Sie den Body-Mass-Index!

Der BMI wird zur Bestimmung von Unter-, Normal- und Übergewicht genutzt.

Die Formel zur Berechnung lautet:

$$\frac{\text{Gewicht (kg)}}{(\text{Körpergröße (m)})^2} = \text{BMI}$$

Thema:
Skript 3

Richtig: _____

Einteilung in Gewichtsgruppen	
Gewichtsklassen	**BMI kg / m²**
Untergewicht	unter 17,5
Normalgewicht	18,5 bis 24,9
Übergewicht	25,0 bis 29,9
Adipositas Grad I	30,0 bis 34,9
Adipositas Grad II	35,0 bis 39,9
Adipositas Grad III	über 40,0

Altersbezogenes Normalgewicht	
Alter	**BMI kg / m²**
19 bis 24 Jahre	BMI 19 bis 24
25 bis 34 Jahre	BMI 20 bis 25
35 bis 44 Jahre	BMI 21 bis 26
45 bis 54 Jahre	BMI 22 bis 27
55 bis 64 Jahre	BMI 23 bis 28
ab 65 Jahre	BMI 24 bis 29

Thema:
Skript 3

Richtig: _____

4. Nennen Sie die Leitsymptome der Bulimie nervosa?

- andauernde Beschäftigung mit dem Essen, unwiderstehliche Gier nach Nahrungsmitteln
- wiederholte Episoden von Fressattacken; Zeitspanne einer Fressattacke meist 1 Std.
- kompensatorische Maßnahmen zur Vermeidung einer Gewichtszunahme
- Fressattacken und kompensatorische Maßnahmen zweimal pro Woche über mindestens drei Monate
- Figur- und Körpergewicht haben einen übermäßigen Einfluss auf das Selbstwertgefühl
- Gewicht gewöhnlich im Rahmen des Normalen, schwankt aber sehr in diesem Rahmen
- Subtypen: Purging-Typ, Non-Purging-Typ

5. Wie erlebt der Patient die Fressattacken?

- ◎ vorausgehendes Gefühl der Spannung, reizbar; Betroffene fühlen sich hilflos gegenüber dem überwältigenden Drang zu essen
- ◎ Fressattacken finden gewöhnlich im Geheimen statt; Angst ertappt zu werden
- ◎ es handelt sich meist um süße, kalorienhaltige Nahrungsmittel, die eine weiche Beschaffenheit haben
- ◎ Fressattacke selbst wird als sehr angenehm erlebt
- ◎ nach Fressattacke extreme Selbstvorwürfe, Schuldgefühle und Depressionen

6. Erklären Sie den Begriff Exhibitionismus!

Exhibitionismus ist eine Störung der Sexualpräferenz (Paraphilie).

Der Exhibitionist wird sexuell erregt, wenn er die eigenen Genitalien vor einer anderen Person, meist vom anderen Geschlecht, zur Schau stellen kann.

Hierbei besteht der Wunsch, den anderen zu überraschen und zu erschrecken.

Diese Art der Störung tritt in der Regel vor dem 18. Lebensjahr auf und kommt fast nur bei Männern vor. Betroffene verhalten sich oft sehr zurückgeblieben gegenüber dem anderen Geschlecht oder haben allgemeine Schwierigkeiten, zwischenmenschliche Beziehungen aufzubauen.

7. Wann sprechen Sie bei einer Patientin von Fetischismus?

Fetischismus ist eine Störung der Sexualpräferenz (Paraphilie). Der Fetischismus besteht im Gebrauch von leblosen Objekten (Fetisch) zur sexuellen Erregung und zur Herbeiführung eines Orgasmus.

Jeder Gegenstand kann zum Fetisch werden (Frauenunterwäsche, Schuhe und Stiefel).

Die Objekte werden berührt, berochen und getragen, während die Person dazu masturbiert, oder der Sexualpartner wird gebeten, den Gegenstand bei der gemeinsamen sexuellen Aktivität zu tragen.

8. Welche Symptomatik hat ein Patient mit sexuellen Appetenzstörungen?

Unter Appetenz wird das sexuelle Verlangen, sexuelle Fantasien und Tagträume sowie das Gefühl, sich zu anderen sexuell hingezogen zu fühlen, verstanden. Die Störung kann mit vermindertem bis fehlendem sexuellen Verlangen oder sexueller Aversion einhergehen.

Symptomatik

- Mangel an sexuellem Interesse und daraus folgend geringe sexuelle Aktivität
- die Betroffenen können trotzdem sexuell aktiv sein
- funktioniert der Sex, kommt es sogar zum Genuss bzw. wird der Sex als nicht unangenehm erlebt

Thema:
Skript 3

Richtig: _____

9. Was ist eine sexuelle Aversion?

Die Sexualität wird als äußerst unangenehm und abstoßend empfunden.

Betroffene erleben Abscheu, Ekel oder Angst, sexuell aktiv zu werden.

- jegliche Erregung und Lust fehlt
- manche erleben Küssen und Berührung schon als unangenehm, andere wiederum empfinden Aversion erst bei der Penetration
- bei Männern eher seltener als bei Frauen

Fragenkatalog 18

Mündliche Amtsarztprüfung 18

Falldiagnose 18

In Ihrer Praxis stellt sich eine 48-jährige Frau vor, der von ihrem Hausarzt der Besuch beim Psychologen mit dem Verdacht auf eine Depression empfohlen wurde. Die Patientin arbeitet seit 25 Jahren als Empfangsdame in einem Hotel. Ihnen gegenüber sagt sie, dass sie nicht damit gerechnet habe, jemals bei einem Psychologen oder Psychiater zu landen. Sie sei doch nicht verrückt. Ihr einziges Problem seien die ständigen Beschwerden. Sie sei nur gekommen, weil sie ihrem Arzt ansonsten vertraue. Doch konnte der leider nicht herausfinden, wodurch ihre Schmerzen, die seit etwa 2 Jahren bestünden, verursacht sind.

Auf Ihre Nachfragen bezüglich der Schmerzen gibt die Patientin an, dass alles mit Brustschmerzen, die über mehrere Monate angehalten hätten, begonnen habe. Daraufhin seien Gliederschmerzen, Kopfschmerzen sowie Taubheits- und Kribbelgefühle hinzugekommen, an denen sie seitdem leide. Zudem sei ihr immer wieder übel gewesen, einmal musste sie sich sogar auf der Arbeit erbrechen. Vor acht Monaten sei es ganz schlimm geworden. Sie dachte zuerst, dass sie wegen Schmerzen beim Wasserlassen eine Blasenentzündung hätte, doch habe sich das nicht bestätigt und auch das Antibiotika habe nicht gewirkt.

Die Patientin ist bewusstseinsklar, in allen vier Dimensionen orientiert und wirkt normal intelligent und nicht depressiv. Ihre Frage nach Depressivität, Antriebsarmut, Gedächtnis-, Aufmerksamkeits- und Konzentrationsstörung werden verneint. Schlaf und Appetit sind unauffällig. Hinweise auf formale Denkstörungen, Wahn oder Suizidalität bestehen nicht, nur ärgere sie es immer noch häufig, dass ihr Mann sie vor zwei Jahren nach 28 Jahren Ehe wegen einer jüngeren Frau verlassen habe. Seitdem besteht keinerlei sexuelles Interesse mehr. Inzwischen habe sie auch Probleme mit ihrem Arbeitgeber, weil sie so oft krankgeschrieben sei. Die ganze Situation sei für sie sehr belastend.

1a. Amtsarzt: „Beurteilen Sie den Fall!"

Weitere Amtsarztfragen

2. Welche Nebenwirkungen haben Benzodiazepine?

3. Welche Entzugserscheinungen können auftreten?

4. Was ist ein Delirium tremens?

5. Welche Symptome hat ein Patient mit einem Delirium tremens?

6. Was ist die Freudsche Trias?

7. Was ist ein Durchgangssyndrom?

8. Welche Formen eines Durchgangssyndroms kennen Sie?

Lösung Fragenkatalog 18

Lösungen zur mündlichen Amtsarztprüfung 18

Falldiagnose 18 – Somatisierungsstörungen

Thema:
Skript 2

Richtig: _____

1a. Amtsarzt: „Beurteilen Sie den Fall!"

Hier stehen körperliche Beschwerden im Vordergrund, für die sich keine organischen Ursachen finden lassen. Dies deutet auf eine somatoforme Störung hin, die vermutlich durch die Trennung vom Mann der Patientin ausgelöst wurde, da die Symptome etwa zu dieser Zeit einsetzten. Die somatoformen Störungen treten in Verbindung mit emotionalen Konflikten oder psychosozialen Belastungen auf, die schwerwiegend genug sein sollten, um als entscheidende ursächliche Faktoren gelten zu können. Infrage kommen die Somatisierungsstörung, die anhaltende somatoforme Schmerzstörung und die hypochondrische Störung. Da körperliche Symptome mit wechselnden Beschwerden im Vordergrund stehen, handelt es sich am wahrscheinlichsten um eine Somatisierungsstörung. Bei der somatoformen Schmerzstörung steht mit dem Schmerz dagegen ein einziges Symptom im Vordergrund, was für die Patientin nicht zutreffend ist, da auch Taubheits- und Kribbelgefühle an verschiedenen Körperteilen vorhanden sind. Bei der hypochondrischen Störung überwiegen die Ängste vor einer Krankheit, was hier nicht der Fall ist, da die Patientin von keinerlei Ängsten oder Krankheitsbefürchtungen berichtet.

Um eine Somatisierungsstörung nach ICD-10 zu diagnostizieren, sollten andauernde Beschwerden über mindestens zwei Jahre bestehen, die nicht durch einen physiologischen Prozess oder eine körperliche Störung erklärt werden können. Die Folge ist meist eine beträchtlich gesteigerte persönliche oder medizinische Hilfe und Unterstützung. Hinzu kommt keine oder eine unzureichende Akzeptanz der ärztlichen Diagnose, dass keine ausreichende körperliche Ursache für die Beschwerden besteht. Schmerzzustände mit vermutlich psychogenem Ursprung, die im Verlauf depressiver Störungen oder einer Schizophrenie auftreten, sollten hier nicht berücksichtigt werden. Zudem sollten mindestens sechs verschiedene Symptome aus mindestens zwei verschiedenen Gruppen vorliegen. Dies trifft bei der Patientin zu, die mit Schmerzen beim Wasserlassen, Brustschmerzen sowie Kopfschmerzen unter drei Schmerzsymptomen, mit Übelkeit und Erbrechen unter zwei gastrointestinalen Symptomen und mit sexueller Gleichgültigkeit unter einem sexuellen Symptom leidet.

Thema:
Skript 2

Richtig: _____

1b. Amtsarzt: „Welche komorbiden Erkrankungen liegen häufig bei Somatisierungsstörungen vor und warum ist es wichtig diese abzuklären?"

Bis zu 70 % der Betroffenen leiden zugleich an Depressionen, bis zu 50 % an Angststörungen und jeweils etwa 20 % an Zwangsstörungen oder Alkohol- und

Medikamentenmissbrauch. Komorbide Erkrankungen können die Somatisierungsstörung aufrechterhalten und verstärken, so können Depressionen zu einer Ausweitung der körperlichen Symptome führen. Entgegengesetzt ist damit zu rechnen, dass sich komorbide Erkrankungen häufig als körperliche Beschwerden manifestieren. Zudem kann so die Therapie der Primärerkrankung beträchtlich erschwert werden. Daher müssen die komorbiden Störungen wie Depressionen oder Alkoholismus bevorzugt behandelt werde. So ist bei einer erfolgreichen Behandlung z.B. einer komorbiden Depression auch ein Rückgang der Somatisierungsbeschwerden zu erwarten.

1c. Amtsarzt: „Welche grundsätzlichen Regeln gelten bei der Behandlung von Patienten mit somatoformen Störungen? Welche Therapieverfahren sind in Betracht zu ziehen?"

Thema:
Skript 2

Richtig: _____

Ein Arzt oder Therapeut sollte seinem Patienten nicht mitteilen, dass dessen Beschwerden nicht körperlicher Natur sind. Damit würde er den Patienten wahrscheinlich verlieren und dieser den nächsten Arzt aufsuchen. Daher ist es wichtig, eine Diskussion über die Realität der vorhandenen Beschwerden zu vermeiden und dem Betroffenen mit viel Verständnis für seine Beschwerden zu begegnen und ihn langsam an das Phänomen der Beziehung zwischen psychischen Ursachen und körperlichen Beschwerden heranzuführen. Die Therapie und die medizinische Behandlung sollte möglichst nur durch einen Spezialisten begleitet werden, damit das typische Verhalten des „doctor shopping" unterlassen wird und Vertrauen zu dem Arzt oder Therapeuten aufgebaut werden kann. Zusätzlich ist es wichtig, dass regelmäßige körperliche Untersuchungen durchgeführt werden, damit begleitende körperliche Erkrankungen erkannt werden.

Da die Betroffenen davon überzeugt sind, dass ihre Probleme medizinischer Natur sind, wird eine Psychotherapie erst als eine der letzten Möglichkeiten betrachtet. Eine allgemeingültige Therapie für somatoforme Störungen gibt es nicht. Die spezifischen Methoden werden auf den Einzelfall ausgerichtet. Im Vordergrund steht die Methodik der Verhaltenstherapie. Das Ziel der Behandlungen ist häufig nicht die Beseitigung der vollständigen Symptomatik, sondern die sozialen und psychischen Folgen der Erkrankung so gering wie möglich zu halten und neue Lösungsstrategien zu entwickeln. Wichtig ist dabei, dass die Inanspruchnahme medizinischer Einrichtungen auf ein Minimum reduziert und eine vorhandene Medikamenteneinnahme verringert wird.

Die **verhaltenstherapeutischen Verfahren** und ihre Wirksamkeit sind bei somatoformen Störungen empirisch gut belegt. Zu den wichtigsten Methoden zählen die Bearbeitung der kognitiven Überzeugungen hinsichtlich der körperlichen Symptomatik, die Sensibilisierung der Körperwahrnehmung, der Aufbau von Lösungsstrategien und die Bestärkung von „Normalverhalten".

Die **Psychoanalyse** arbeitet vorwiegend mit den Themen der Bearbeitung früherer Kindheitstraumen, eigenen Krankheitserfahrungen und eventuell vorhandenen Schuld- und Bestrafungsgefühlen.

Die **medikamentöse Behandlung** mit Antidepressiva kann bei depressiver Symptomatik oder Schmerzstörungen zu einer Besserung führen. Da es zu einer missbräuchlichen Anwendung kommen kann, sollte auf jeden Fall beachtet werden, dass die Gefahr der Abhängigkeit besteht und die Medikation nur kurzzeitig und unter sorgfältiger Kontrolle stattfindet.

Weitere Amtsarztfragen

Thema:
Skript 5

Richtig: _____

2. Welche Nebenwirkungen haben Benzodiazepine?

Die Nebenwirkungen von Benzodiazepinen können zu Beginn der Behandlung folgende Symptome umfassen und sind meist auch ein Zeichen einer leichten Überdosierung:

- Müdigkeit, Schläfrigkeit
- Schwindel, Koordinationsstörungen
- Muskelschwäche, Ataxie (Sturzgefahr!)
- Artikulationsstörungen
- Appetit- und Sexualstörungen
- Gedächtnisstörungen
- Paradoxwirkungen (Erregung, Unruhe)
- „Maskierungseffekt", Realitätsflucht
- „Bindung" psychische Abhängigkeit
- Atemdepression

Ein plötzliches Absetzen von Benzodiazepine nach längerem Gebrauch führt zu einer Rebound-Reaktion, d.h. Beschwerden wie Ruhelosigkeit und Schlafstörungen, gegen die die Benzodiazepine angewendet werden, treten verstärkt wieder auf. Zudem besteht die Gefahr der Gewöhnung.

Des Weiteren können bei längerem, regelmäßigem Konsum folgende Symptome auftreten:

- gesteigerte Aggressivität
- Depressionen
- Halluzinationen
- Erinnerungslücken
- Bewegungs- und Gangunsicherheit
- Muskelschwäche
- Schwindelgefühle
- Verwirrtheit
- akute Erregungszustände und Wutanfälle
- Sehstörungen und Doppelbilder

Benzodiazepine sollten langsam ausschleichend abgesetzt werden, da bei Entzug mit Angstzuständen, Schlaflosigkeit, innerer Unruhe, Erbrechen, Zittern, Schwitzen, Muskelzuckungen, Krampfanfällen und Psychosen zu rechnen ist.

3. Welche Entzugserscheinungen können auftreten?

**Thema:
Skript 5**

Richtig: _____

Bei Langzeiteinnahmen mit hohen Dosen kann es unter Umständen zu folgenden Entzugserscheinungen kommen:

- Delir
- zerebrale Krampfanfälle
- Funktionspsychosen

4. Was ist ein Delirium tremens?

**Thema:
Skript 6**

Richtig: _____

Das Delirium tremens ist eine akute lebensbedrohliche Erkrankung, die während eines Entzuges nach langjährigem Alkoholmissbrauch auftreten kann und wird daher auch als Entzugsdelir bezeichnet. Hierbei handelt es sich um einen psychiatrischen Notfall, der unbehandelt bei 10-20 % der Betroffenen zum Tode führt. Das Delirium tremens ist die häufigste psychiatrische Folgekrankheit des Alkoholismus und tritt bei ca. 15 % aller Alkoholabhängigen auf.

5. Welche Symptome hat ein Patient mit einem Delirium tremens?

**Thema:
Skript 6**

Richtig: _____

- Gedächtnis- und Konzentrationsstörungen
- Halluzinationen (optisch, illusionäre Verkennung)
- Desorientiertheit
- wechselnde Stimmungslage (depressiv / euphorisch)
- Vitalstörungen

6. Was ist die Freudsche Trias?

**Thema:
Skript 1**

Richtig: _____

Das Ziel der Psychoanalyse bzw. anderer tiefenpsychologischer Psychotherapien ist es, die Ereignisse der Vergangenheit und die inneren Konflikte ins Bewusstsein zu holen.

Um dieses Ziel zu verfolgen, benutzt der Therapeut Techniken, wie das freie Assoziieren, die Deutung, die Katharsis und das Durcharbeiten. Diese Technik wird die Freud`sche Trias genannt und setzt sich aus folgenden Punkten zusammen:

- Erinnern
- Wiederholen
- Durcharbeiten

Thema:
Skript 4

Richtig: _____

7. Was ist ein Durchgangssyndrom?

Hierbei handelt es sich um eine reversible exogene Psychose. Das Durchgangssyndrom erscheint ohne Bewusstseinsstörung. Je nach seinen psychopathologischen Auffälligkeiten ist es zu unterscheiden. Die Betroffenen zeigen verschiedene unspezifische psychische Störungen. Es können Denkstörungen, Gedächtnisstörungen, Halluzinationen und Antriebsarmut, aber auch Unruhe, plötzliche Stimmungsschwankungen sowie Schlafstörungen auftreten. Ebenso treten dabei Zustände der völligen Verwirrung und zeitlichen wie örtlichräumlichen Desorientierung auf. Typischerweise erinnern sich Patienten danach nicht mehr an ihren Zustand.

Thema:
Skript 4

Richtig: _____

8. Welche Formen eines Durchgangssyndroms kennen Sie?

o aspontanes Durchgangssyndrom: überwiegend Antriebsschwäche

o amnestisches Durchgangssyndrom: vorherrschen von Gedächtniseinbußen

o affektives Durchgangssyndrom: vorherrschen von Manie- und Depressionssymptomen

o paranoid-halluzinatorisches Durchgangssyndrom

Fragenkatalog 19

Mündliche Amtsarztprüfung 19

Falldiagnose 19

Eine Mutter kommt mit ihrem 22-jährigen Sohn in Ihre Praxis. Sie berichtet, dass ihr Sohn eine durch Steißlage erheblich verlängerte Geburt hatte und schließlich per Kaiserschnitt entbunden wurde. Die Sprachentwicklung war leicht verzögert, in der Schule fiel er durch eine gewisse Zappeligkeit und Unkonzentriertheit auf. Sonst fand eine normale Entwicklung statt. Es gab keine Intervention von Pädagogen oder Schulärzten. In der Grundschule und in den ersten Gymnasialjahren waren die Leistungen gut bis mittelmäßig, in den letzten Jahren des Gymnasiums begann ein Leistungsabfall. Ihr Sohn war nicht mehr motiviert, für die Schule zu arbeiten und regelmäßig in die Schule zu gehen, er zog sich von den Klassenkameraden zurück und machte durch sein flegelhaftes Benehmen disziplinarischen Ärger. Er verschloss sich gegenüber seiner Familie, klagte über Müdigkeit und dass er keine Freude mehr an der Schule, an Freizeitaktivitäten und an Freunden habe. Er fühle sich durch seine Eltern eingeengt mit wenig Freiraum für eigene Initiative, das Klima in der Familie empfinde ihr Sohn als wenig herzlich.

Der Sohn, der einen ungepflegten Eindruck macht, hat im Gespräch Schwierigkeiten sich zu konzentrieren, ist umständlich und unaufmerksam. Er berichtet, dass er morgens spät aufstünde, den ganzen Tag nicht „viel auf die Reihe" bringe und in der Regel bis spät nachts fernsehe. Mit anderen Menschen habe er nicht viel zu tun und insgesamt keine Freude am Leben. Nachdem gerade so bestandenen Abitur habe er eine Ausbildung begonnen, sei aber wegen mangelnder Leistung entlassen worden. Danach habe er nichts mehr hinbekommen.

1a. Amtsarzt: „Welche Verdachtsdiagnose haben Sie und welche weiteren Fragen stellen Sie?"

Weitere Amtsarztfragen

2. Erklären Sie das verhaltenstherapeutisch-kognitive Modell!

3. Nennen Sie die verhaltenstherapeutischen Methoden!

4. Was wissen Sie über Suizid?

5. Welche Suizidarten kennen Sie?

6. Welche Suizidmethoden kennen Sie?

7. Nennen Sie die Stadien von suizidaler Entwicklung!

8. Was wissen Sie über die Epidemiologie von Suizid?

9. Wodurch ist das Suizidrisiko erhöht?

Lösung Fragenkatalog 19

Lösungen zur mündlichen Amtsarztprüfung 19

Falldiagnose 19 – Schizophrenie

Thema:
Skript 4

Richtig: _____

1a. Amtsarzt: „Welche Verdachtsdiagnose haben Sie und welche weiteren Fragen stellen Sie?"

Sozialer Rückzug, Apathie, Aufmerksamkeitsstörungen, Antriebslosigkeit, allgemeiner Interessensverlust und Anhedonie entsprechen der Negativsymptomatik einer Schizophrenie. Die Vernachlässigung der Körperhygiene ist ebenfalls ein typisches Symptom. Im Anfangsstadium einer Schizophrenie – meist entwickelt sich die Erkrankung über einen längeren Zeitraum – wird der Patient nicht nur für seine Umgebung auffällig, er spürt unterschwellig auch, dass er sich verändert hat, dass Leistungseinbußen aufgetreten sind. Die Episode, die der akuten Phase einer Schizophrenie vorausgeht, nennt man Prodromalphase, die hauptsächlich durch Negativsymptome gekennzeichnet ist. Häufig geht das Prodromalstadium mit depressiven Symptomen einher und so mit einem Krankheitsgefühl.

Ich frage nach Positivsymptomen wie Wahn, Halluzinationen, Ich-Störungen und formalen Denkstörungen, um zusehen, ob die Schizophrenie eventuell über das Prodromalstadium hinaus fortgeschritten ist. Zudem kläre ich ab, ob Suizidgedanken oder Suizidabsichten bestehen.

Thema:
Skript 4

Richtig: _____

1b. Amtsarzt: „Wie behandeln Sie den Jungen?"

Als Heilpraktiker für Psychotherapie behandle ich keine Schizophrenie. Hierbei kann der Heilpraktiker für Psychotherapie, in Absprache mit dem behandelnden Psychiater, höchstens begleitend und unterstützend tätig sein.

Für die Behandlung beim Arzt gilt, dass es in diesem anfänglichen Stadium, bevor es zu Wahn kommt, noch möglich ist, die notwendige Krankheitseinsicht zu vermitteln, was später im ärztlichen Gespräch nicht mehr möglich ist. Nur im Anfangsstadium einer Schizophrenie hat der Arzt die Möglichkeit, den Patienten sachlich und mit Zuwendung über sein verändertes Empfinden aufzuklären. Will der behandelnde Arzt für den Patienten glaubwürdig bleiben, muss er die Diagnose zu Behandlungsbeginn offen ansprechen. Dabei ist mit Beschämung und Widerstand des Patienten zu rechnen. Doch soll ihn zugleich die Versicherung, dass ihn die Erkrankung schicksalhaft trifft, er diese nicht verschuldet hat und die Heilungschancen heute gut sind, entlasten.

1c. Amtsarzt: „Welche Einteilungsmöglichkeiten schizophrener Symptome kennen Sie?"

Thema:
Skript 4

Richtig: _____

Neben den Klassifikationssystemen DSM und ICD bestehen drei Einteilungsmöglichkeiten. Zum einen gibt es die Einteilung in Positiv- und Negativsymptome, die auch Plus- und Minussymptome genannt werden. Bei Positivsymptomen, die auch produktive Symptome genannt werden, kommt zum normalen Erleben etwas hinzu, wie z.B. Wahn oder Halluzinationen. Dagegen ist das Erleben bei den Negativsymptomen wie sozialem Rückzug oder Apathie reduziert. Eine andere Einteilung besteht in der Differenzierung Bleulers, der zwischen Primär- und Sekundärsymptomen und zwischen Grundstörungen und akzessorischen Symptomen unterscheidet. In der heutigen Bezeichnung entsprechen die Grundsymptome im wesentlichen den Negativsymptomen und die akzessorischen Symptome den Positivsymptomen. Kurt Schneider unterscheidet Symptome ersten Ranges von Symptomen zweiten Ranges. Die Symptome ersten Ranges sollen mit hoher Wahrscheinlichkeit die Diagnose einer Schizophrenie erlauben, sofern eine andere Ursache ausgeschlossen ist. Mit den Symptomen zweiten Ranges sind alle anderen Merkmale benannt, die bei Schizophrenie vorkommen können, deren Gewicht für die Diagnose aber geringer ist.

1d. Amtsarzt: „Welche Aussichten auf Heilung hat ein an Schizophrenie Erkrankter?"

Thema:
Skript 4

Richtig: _____

Der Verlauf wird überwiegend von der Intensität der Initialbehandlung bestimmt und ob nach dem Abklingen des akuten Schubs sozio- und psychotherapeutische Hilfe neben der Medikation gewährt wird. Hierbei kann der Heilpraktiker für Psychotherapie, in Absprache mit dem behandelnden Psychiater, begleitend und unterstützend arbeiten. Ob eine Remission stabil bleibt, hängt auch von den Lebensumständen und den zwischenmenschlichen Beziehungen des Kranken ab.

Nach dem ersten Schub kann die Erkrankung unterschiedliche Verläufe zeigen, bei ca. 30 % der Patienten bleibt es unter Medikation bei dem ersten Schub.

Langzeitstudien führten zur Drittelregelung, wonach $1/3$ folgenlos ausheilen, $1/3$ Rückfälle mit leichten Residuen haben und $1/3$ unter schweren Dauerdefekten leiden. Schizophrene Schübe dauern durchschnittlich drei Monate. Nach wiederholten Schüben verändert sich die Persönlichkeit, auch weil der Kranke in ständiger Angst vor dem nächsten Schub lebt.

Generell sind Positivsymptome besser zu behandeln und haben eine bessere Prognose. Eine günstige Prognose besteht bei:

- akutem Einsetzen der Psychose
- starker affektiver Beteiligung
- Nachweis einer auslösenden Lebenssituation

- vorheriger guter sozialer Integration
- vorhandenem sozialem Netz (Arbeitsplatz)
- frühzeitiger Therapie

Ungünstig ist die Prognose bei:

- langsam, schleichendem Beginn
- kein Auslöser ist nachzuweisen
- schlechte soziale Integration und/oder fehlendes soziales Netz
- zu starke kontroverse Emotionen begünstigen Rezidive (Kontraindikation für aufdeckende, konfrontierende Therapieverfahren)

Die Suizidrate ist im gesamten Verlauf mit ca. 5 - 10 % sehr hoch. Bei Verdacht auf Suizidalität liegt eine Eigengefährdung und damit eine Indikation für eine Zwangseinweisung vor! Im Alter besteht die Tendenz zur Abschwächung und Milderung der Erkrankung.

Weitere Amtsarztfragen

Thema:
Skript 1

Richtig: _____

2. Erklären Sie das verhaltenstherapeutisch-kognitive Modell!

In der Verhaltenstherapie steht das beobachtbare Verhalten des Menschen im Vordergrund. Die Lerntheoretiker bzw. Vertreter des verhaltenstherapeutischen Konzepts sind der Meinung, dass sich die Verhaltensweisen des Menschen aus Gesetzmäßigkeiten des Lernens ableiten lassen. Damit ist gemeint, dass der Mensch auf seine Umwelt reagiert und aufgrund der Reaktion seiner Umwelt seine Verhaltensweisen anpasst bzw. verändert. Dieses gelernte Verhalten ist für den Menschen wichtig, um seinen Alltag bewältigen zu können. Es bietet ihm die Möglichkeit, automatisch zu reagieren und nicht immer neue Verhaltensweisen hervorbringen zu müssen, um auf gewohnte Situationen zu reagieren. Es ist in diesem Fall eine Entlastung, die dazu dient, einen geregelten Umgang mit seiner Umwelt zu haben. Natürlich können auch Verhaltensweisen angenommen werden, die nicht erwünscht sind. In der Verhaltenstherapie geht es darum, unerwünschtes Verhalten wieder abzutrainieren.

Bei der Behandlung von Schlangenphobien z.B. wird ein Therapeut, der das Modelllernen anwendet, zuerst angstfreies Annäherungsverhalten auf einer relativ niedrigen Stufe der Angsthierarchie demonstrieren. Vielleicht wird er sich dem Schlangenkäfig nähern oder eine Schlange berühren. Schrittweise werden die Verhaltensweisen der Annäherung geformt, so dass der Klient schließlich die Schlange aufheben und über sich kriechen lassen kann. Zu keinem Zeitpunkt wird er zu irgendeinem Verhalten gezwungen. Widerstand auf jeder Ebene wird dadurch überwunden, dass es dem Klienten freisteht, zu einem bereits erfolgreich durchgeführten, weniger bedrohlichen Annäherungsverhalten zurückzukehren.

3. Nennen Sie die verhaltenstherapeutischen Methoden!

Thema:
Skript 1

Richtig: _____

Die häufigsten verhaltenstherapeutischen Methoden sind:

○ Systematische Desensibilisierung (Ziel eines systematisierten, schrittweisen Abbaus von Angstsymptomen)

○ Reizüberflutung bzw. Konfrontation (rasche intensive Konfrontation mit gefürchteter Situation)

○ Kognitive Therapie (Identifizierung negativer Denkstereotypien und Ersatz durch alternative Denk- und Vorstellungsmuster)

○ Rational - Emotive Therapie (krankheitsverursachende Verzerrungen der Wahrnehmung und Denkmuster werden aufgedeckt und dialogisch verdeutlicht)

○ Gedankenstopp

○ Symptomverschreibung

○ Tagebuch

○ Selbstkontrolltechniken

4. Was wissen Sie über Suizid?

Thema:
Skript 5

Richtig: _____

Zu dem Phänomenbereich der Suizidalität gehören im engen Sinne alle Gedanken und Handlungen, mit dem Ziel, sein Leben zu beenden. Im weiten Sinne kann auch der Wunsch nach Ruhe, Veränderung, Pause und Unterbrechung im Leben als suizidaler Gedanke verstanden werden.

Suizidalität ist keine Krankheit, sondern ein Symptom des zugrunde liegenden Problems, und besteht als Zuspitzung einer seelischen Entwicklung, in der Verzweiflung, Hoffnungslosigkeit und Ausweglosigkeit überhand genommen haben.

Suizidalität ist ein psychiatrischer Notfall. Suizidgefährdete bedürfen einer akuten Krisenintervention, eines Gesprächspartners, der keine Scheu vor dem Thema Tod und Suizid hat und selbst gut reflektiert ist, wie seine Einstellung zum Problem der Selbsttötung ist. Des Weiteren sind Heilpraktiker für Psychotherapie verpflichtet, verantwortungsvoll mit dieser Patientengruppe umzugehen. Sie müssen diese Patienten auffangen, ihnen neue Problemlösungsstrategien eröffnen, sich vielleicht eingestehen, dass Sie bei dieser Thematik überfordert sind oder sich sogar dafür entscheiden, den Prozess der stationären Zwangseinweisung in Gang zu setzen.

5. Welche Suizidarten kennen Sie?

Thema:
Skript 5

Richtig: _____

○ Suizid

   ● Die absichtliche Selbstschädigung mit tödlichem Ausgang.

- Suizidversuch
  - Die absichtliche Selbstschädigung mit dem Ziel bzw. der Möglichkeit des tödlichen Ausgangs.
- Parasuizid
  - Handlung mit nicht tödlichem Ausgang, bei der ein Mensch sich absichtlich verletzt oder selbst schädigt, z.B. durch eine Überdosierung von Drogen oder Medikamenten.
  - Meist dient dies einem Appell an die Umwelt.
- Bilanzsuizid
  - Kommt sehr selten vor. Es liegt kein psychopathologischer Hintergrund vor, denn dieser Art von Suizid wird eine rein rationale Entscheidung unterstellt (z.B. bei Offizieren verletzte Ehre).
- erweiterter Suizid
  - Andere Personen werden ohne ihre Mitentscheidung oder ihr Wissen in den Suizid miteinbezogen (z.B. Vater erschießt Frau und Kinder und tötet sich am Ende selbst).
- gemeinsamer Suizid
  - Zwei Menschen begehen Suizid, aufgrund einer gemeinsamen Entscheidung (z.B. Romeo und Julia).
- Massensuizid
  - selten, z.B. bei Sekten

Thema:
Skript 5

Richtig: _____

6. Welche Suizidmethoden kennen Sie?

- „harte" Methoden:
  - Sturz aus großer Höhe
  - sich vor ein Fahrzeug (z.B. Zug) werfen
  - Erhängen
  - Erschießen

Die „harten" Methoden werden bei Suizid häufiger angewendet als bei Suizidversuchen. Männer wählen diese häufiger als Frauen.

- „weiche" Methoden:
  - Intoxikationen durch Überdosierung von Medikamenten und/oder Alkohol

7. Nennen Sie die Stadien suizidaler Entwicklung!

Erwägungsphase

○ Suizid wird als mögliche Problemlösung in Betracht gezogen
○ Fall wird gedanklich durchgespielt

Ambivalenzphase

○ direkte Suizidankündigung
○ Kontaktsuche
○ Hilferuf als Ventilfunktion

Entschlussphase

○ „Ruhe vor dem Sturm" (Distanziertheit; keine Gefühlsregung)
○ Vorbereitungshandlungen

8. Was wissen Sie über die Epidemiologie von Suizid?

○ Suizid ist die 10. häufigste Todesursache in Europa
○ In der Bundesrepublik Deutschland nehmen sich jährlich etwa 11.000 – 12.000 Menschen das Leben
○ ca. alle 45 Minuten tötet sich ein Mensch selbst
○ Suizidrate bei Männern ist 3- bis 4-mal so hoch wie bei Frauen
○ Weltweit sterben jährlich ca. eine ½ Million Menschen durch Suizide
○ 50 – 80 % kündigen einen Suizid vorher an
○ Die Anzahl der Suizidversuche ist schätzungsweise zehnmal so hoch wie die der Suizidtoten
○ Während Suizidversuche eine Domäne der Jugend und der jungen Erwachsenen sind, häufen sich im höheren Alter die vollendeten Selbsttötungen.

Die häufigsten Diagnosen, die bei Personen mit Suizidversuch gestellt wurden, waren bei Männern:

○ Anpassungsstörungen (23 %)
○ affektive Psychosen (17 %)
○ Suchterkrankungen (15 %)

Bei den Frauen waren die am häufigsten gestellten Diagnosen ähnlich:

○ Anpassungsstörungen (22 %)
○ affektive Psychosen (20 %)
○ Neurosen und Persönlichkeitsstörungen (19 %)

Zu den häufigsten Suizidmethoden in 2003 zählten:

○ Erhängen/Ersticken 5.538 (50 %)
○ Sturz in die Tiefe 1.100 (10 %)
○ Vergiftung durch Medikamente 940 (8 %)

- Erschießen 572 (5 %)
- Sich vor den Zug oder vor Autos werfen 556 (5 %)
- Abgase ins Auto leiten 216 (2 %)

Thema:
Skript 5

Richtig: _____

9. Wodurch ist das Suizidrisiko erhöht?

- Alter und Einsamkeit
- Lebenskrisen bzw. neue Lebensabschnitte (z.B. Scheidung, Arbeitslosigkeit, Pubertätskrisen)
- körperliche Erkrankungen
- biologische Umstellungsphasen
- Neurosen
- Psychosen
- Süchte
- Menschen in helfenden Berufen
- vorangegangene Suizidversuche

Fragenkatalog 20

Mündliche Amtsarztprüfung 20

Falldiagnose 20

Ein 26-Jähriger besucht Sie mit seiner Mutter, auf deren Drängen, in Ihrer Praxis. Sie berichtet, dass ihr Sohn stark zurückgezogen lebe, keine sozialen Aktivitäten betreibe und so auch noch nie eine Freundin hatte. Sie mache sich Sorgen, was aus ihrem Sohn wird, wenn er weiter so isoliert lebe. Der Patient selbst fühlt sich gesund. Auf Ihr Nachfragen sagt er, dass er weder eine körperliche noch ein psychische Krankheit hätte und auch nie Medizin genommen habe.

Seit seinem Realschulabschluss arbeitet er als Nachwächter in einer Industrieanlage, weil er dort seine Ruhe habe und nie Schwierigkeiten hatte. Er scheint sich im Gespräch unwohl zu fühlen, redet nur, wenn er angesprochen wird, und antwortet kühl und distanziert. Der Patient ist wach, in allen vier Dimensionen orientiert und wirkt normal intelligent und nicht depressiv. Gedächtnis, Aufmerksamkeit und Konzentration scheinen unauffällig zu sein. Hinweise auf Antriebsprobleme, Wahn, Suizidalität oder eine Suchterkrankung bestehen nicht. Er bestätigt die Ausführungen seiner Mutter und betont, dass er weder an einer Freundin noch Freunden Interesse habe. In seiner Freizeit habe er mit dem Modellbau von Schiffen genug zu tun.

1a. Amtsarzt: „Welche Verdachtsdiagnose stellen Sie?"

Weitere Amtsarztfragen

2. Was ist das Unterbringungsgesetz? Was wissen Sie darüber?

3. Wann tritt das Unterbringungsgesetz in Kraft?

4. Wann entsteht bei einem Patienten eine Selbstgefährdung?

5. Welche Behörde informieren Sie bei einer Selbstgefährdung?

6. Was ist ein psychiatrischer Notfall?

7. Nennen Sie die häufigsten psychiatrischen Notfälle!

8. Was sind Drogennotfälle?

9. Wie wird ein Drogennotfall behandelt?

Lösung Fragenkatalog 20

Lösungen zur mündlichen Amtsarztprüfung 20

Falldiagnose 20 – Schizoide Persönlichkeitsstörung

1a. Amtsarzt: „Welche Verdachtsdiagnose stellen Sie?"

Emotionale Kühle, eine flache Affektivität, wenig Interesse an sexuellen Erfahrungen und sozialer Rückzug deuten auf eine schizoide Persönlichkeitsstörung hin.

Die schizoide Persönlichkeitsstörung wird häufig bei Patienten diagnostiziert, die bis zum Zeitpunkt der Diagnose sehr zurückgezogen gelebt haben, da sie sich in Gesellschaft anderer unwohl fühlen. Die Betroffenen verhalten sich in Situationen mit anderen Menschen ausgesprochen kühl, schroff und ablehnend. Sie vermitteln den Eindruck, dass ihnen Kritik, Lob oder Gefühle anderer gleichgültig sind. Sogar in Situationen, die normalerweise starke Emotionen auslösen, zeigen diese Menschen nur äußerst selten ihre Gefühle.

Sie pflegen keine sozialen Beziehungen und sind an Sexualität wenig interessiert, sogar die Familie scheint ihnen gleichgültig zu sein. Aus diesen Gründen fehlen meist soziale Bindungen. Häufig suchen sich Personen mit einer schizoiden Persönlichkeitsstörung Berufe, die wenig oder keinen Kontakt mit anderen Menschen fordern.

Eine Persönlichkeitsstörung wird nur dann diagnostiziert, wenn die Symptome nicht auf eine hirnorganische oder psychiatrische Störung zurückzuführen sind und eine deutliche Unausgeglichenheit in der Einstellung und dem Verhalten vorliegt. Das abnorme Verhaltensmuster muss seit der frühen Kindheit oder Jugend bestehen und sich im Erwachsenenalter dauerhaft manifestiert haben. Das Verhalten ist tiefgreifend gestört und in vielen persönlichen und sozialen Situationen unpassend. Es besteht ein deutlich subjektives Leiden und Einschränkungen in der beruflichen und sozialen Leistungsfähigkeit. Bei einer Persönlichkeitsstörung handelt es sich um einen andauernden und nicht episodischen Verlauf.

1b. Amtsarzt: „Welche Störungen sollten differenzialdiagnostisch in Betracht gezogen werden, um die Diagnose zu sichern?"

Entscheidend ist die Differenzierung gegen die schizotypische, ängstlich-vermeidende und paranoide Persönlichkeitsstörung. Aber auch Autismus, Belastungsstörungen sowie Alkohol-, Medikamenten- und Drogenabhängigkeit kommen in Betracht.

Bei der schizotypen Persönlichkeitsstörung werden besonders die Unterschiede im Bereich der zwischenmenschlichen Kontaktaufnahme deutlich, da sie noch

„auffälliger" als bei schizoiden Persönlichkeiten sind. Diese Patienten empfinden ein noch stärkeres Unbehagen und reagieren deshalb ausgeprägt mit Zurückhaltung, Argwohn und ungewöhnlichen Reaktionen. Der Unterschied der schizotypen zur schizoiden Persönlichkeitsstörung besteht darin, dass diese im Bereich der Kommunikation deutliche Auffälligkeiten durch umständliche und metaphorische Sprache und auch episodisch auftretende Illusionen zeigt. Auch zur ängstlich-vermeidenden Persönlichkeitsstörung gibt es prägnante Überschneidungspunkte. Doch besteht hierbei die Ursache für soziale Isolierung eher in starker Unsicherheit und Überempfindlichkeit gegenüber Ablehnung. So muss in Hinsicht auf eine genaue Diagnose die bei der ängstlich-vermeidenden Persönlichkeitsstörung vorhandene Angst vor öffentlicher Kritik und Zurückweisung als ein Hauptmerkmal betrachtet werden. Im Unterschied zur paranoiden Persönlichkeitsstörung neigen schizoide Persönlichkeiten eher zu größerer Empfindsamkeit und Rückzug als zu offener Feindseligkeit.

1c. Amtsarzt: „Kann eine schizoide Persönlichkeitsstörung zur Schizophrenie werden?"

Thema:
Skript 3

Richtig: _____

Nein, Persönlichkeitsstörungen sind kein Vorzeichen oder Ausgangspunkt für andere psychische Störungen. Die schizoide Persönlichkeitsstörung zeichnet sich zwar wie die Schizophrenie durch sozialen Rückzug aus, doch resultieren bizarre Vorstellungen und Verhaltensweisen eher aus dem sozialen Rückzug und sind nicht wahnhaft. Zwar wurden bei der schizoiden Persönlichkeitsstörung die gleichen Interaktionseigenarten wie bei der Schizophrenie in der prämorbiden, nach einer floriden Phase oder bei der abklingenden Symptomatik beobachtet. Doch grenzt sich die schizoide Persönlichkeitsstörung von der Schizophrenie deutlich durch den schizoiden Charakter, der sich innerhalb der normalen Grenzen befindet und keine typischen Denkstörungen und soziale Dysfunktionen aufzeigt, ab. Zudem ist die Diagnose einer Persönlichkeitsstörung eine Ausschlussdiagnose, so dass andere Krankheiten wie Schizophrenie ausgeschlossen sind.

Weitere Amtsarztfragen

2. Was ist das Unterbringungsgesetz? Was wissen Sie darüber?

Thema:
Skript 6

Richtig: _____

Das Unterbringungsgesetz regelt eine so genannte freiheitsentziehende Unterbringung eines Patienten in eine psychiatrische Anstalt. Das Unterbringungsgesetz kommt also nicht zum Tragen, wenn sich der Patient freiwillig in die ärztliche Behandlung und in die Psychiatrie begibt.

Die Unterbringungsgesetze sind auf Landesebene geregelt – es gibt also ein bayerisches Unterbringungsgesetz, ein hessisches Unterbringungsgesetz ...

In den wesentlichen Punkten sind die Unterbringungsgesetze jedoch gleich:

„Wer psychisch krank oder infolge Geistesschwäche oder Sucht psychisch gestört ist und dadurch in erheblichem Maße die öffentliche Ordnung oder Sicherheit gefährdet, kann gegen seinen oder ohne seinen Willen in einem psychiatrischen Krankenhaus oder sonst in geeigneter Weise untergebracht werden.

Unter den Voraussetzungen des Satzes 1 ist die Unterbringung vor allem dann auch zulässig, wenn jemand sein Leben oder in erheblichem Maße seine Gesundheit gefährdet.

Die Unterbringung darf nur angeordnet werden, wenn die Gefährdung nicht durch weniger einschneidende Mittel (…) abgewendet werden kann."

Das bedeutet:
Eine Unterbringung ist möglich bei

- Selbstgefährdung
- Fremdgefährdung

Thema:
Skript 6

Richtig: _____

3. Wann tritt das Unterbringungsgesetz in Kraft?

Das Unterbringungsgesetz tritt immer dann in Kraft, wenn der Patient infolge einer psychischen Krankheit seinen Willen nicht mehr frei bestimmen kann.

Eine Fremdgefährdung besteht bei:

- Körperverletzung
- Randalieren
- Sittlichkeitsdelikten

Thema:
Skript 6

Richtig: _____

4. Wann entsteht bei einem Patienten eine Selbstgefährdung?

Die Selbstgefährdung besteht in:

- Suizidversuchen
- ernst gemeinten Drohungen, einen Suizid zu unternehmen

Unter Selbstgefährdung fällt auch die Verstümmelung oder die Verweigerung des Essens, soweit es sich um einen psychisch Kranken handelt.

Eine Anorexia Patientin mit kritischem Gewicht kann also untergebracht werden, wohingegen jeder in den Hungerstreik treten darf jeder.

Auch die Schädigung des eigenen Vermögens, Verwahrlosung oder Sucht reicht nicht aus für eine Unterbringung, wenn der Patient psychisch normal ist.

5. Welche Behörde informieren Sie bei einer Selbstgefährdung?

Thema:
Skript 6

Richtig: _____

Informieren Sie sich vor der Prüfung darüber, mit wem Sie im Notfall in Ihrer Stadt (-teil) Kontakt aufnehmen können, so dass Sie diese Daten für die Prüfung parat haben.

Folgende Personen können anzeigen (die Behörden informieren, dass etwas nicht in Ordnung ist):

- Polizei
- Sozial- und Gesundheitsamt
- Staatsanwaltschaft
- alle anderen Personen (also auch Sie)

Daraufhin ermittelt das Gesundheitsamt oder die Kreisverwaltungsbehörde und lädt den Patienten zu einer Untersuchung vor. Im Anschluss entscheidet das Vormundschaftsgericht in einer nicht-öffentlichen Sitzung, ob der Patient in einer psychiatrischen Anstalt untergebracht werden muss.

Bei höchster Dringlichkeitsstufe und bei akuter Gefahr im Verzug müssen Sie die Polizei verständigen. Die Polizei (nicht die Sanitäter, die dürfen das nicht) bringt den Patienten dann in das nächste Krankenhaus. Dort wird er ärztlich untersucht; die Ärzte benachrichtigen das Gesundheitsamt und das Vormundschaftsgericht entscheidet innerhalb 24 Stunden über die Unterbringung.

In weniger dringenden Fällen benachrichtigen Sie das Gesundheitsamt; die Behörde leitet dann weitere Schritte ein. In noch weniger dringenden Fällen können Sie sich an das Vormundschaftsgericht wenden.

6. Was ist ein psychiatrischer Notfall?

Thema:
Skript 6

Richtig: _____

Ein psychiatrischer Notfall ist ein lebensbedrohlicher Zustand.

Psychiatrische Notfälle bedürfen einer sofortigen gezielten Diagnostik (wenn auch nur vorläufig) und umgehender Interventionen, um eine Gefahr für die Gesundheit des Patienten und anderer Personen abzuwenden.

7. Nennen Sie psychiatrische Notfälle!

Thema:
Skript 6

Richtig: _____

Die häufigsten psychiatrischen Notfälle sind:

- Erregungszustände
- Akute Suizidalität
- Bewusstseinsstörungen / Delir
- Drogennotfälle
- Katatonie / Stupor

Thema:
Skript 6

Richtig: _____

8. Was sind Drogennotfälle?

Drogennotfälle zeigen sich vorwiegend als akute Intoxikationen oder Entzugserscheinungen sowie als psychotische Reaktionen (z.B. Horrortrip im Rahmen einer LSD-Einnahme). Das Erscheinungsbild kann sich auf vielfältige Weise als Bewusstseinsstörung, delirantes Syndrom oder auch als Erregungszustand zeigen.

Thema:
Skript 6

Richtig: _____

9. Wie wird ein Drogennotfall behandelt?

Die Behandlung eines Drogennotfalls richtet sich in der Regel nach der im Vordergrund stehenden Symptomatik.

Bei vielen Drogenabhängigen liegt eine Polytoxikomanie vor, d.h. eine Abhängigkeit bzw. ein Missbrauch von mehreren Stoffen, was zu einem unklaren Symptombild führen kann. Dadurch wird die Diagnostik erschwert.

Beim Verdacht auf eine Drogenintoxikation prüfe ich genau das Umfeld und erhebe, wenn möglich, eine Fremdanamnese, d.h. ich spreche mit Angehörigen und Freunden, um Informationen über die Konsumgewohnheiten und die aktuelle Situation des Patienten zu erhalten. Baldmöglichst muss durch einen Arzt eine Urinuntersuchung erfolgen (Screening). Gerade bei einem offensichtlich drogenabhängigen Patienten müssen auch andere Faktoren berücksichtigt werden, die für den akuten Zustand des Patienten verantwortlich sein können, wie z.B. Infektionen oder Mangelernährung.

Eine Einweisung in eine medizinische Klinik bzw. eine psychiatrische Fachklinik zur intensiven diagnostischen Abklärung und zur Akut- bzw. Entzugsbehandlung ist dringend erforderlich.

Fragenkatalog 21

Mündliche Amtsarztprüfung 21

Falldiagnose 21

Herr S. berichtet, dass er seit seinem 56. Lebensjahr zunehmend Gedächtnisstörungen habe. Er vergesse Geburtstage, das Datum seiner
Hochzeit und der Berentung. Er könne sich keine neuen Namen merken.
Ihm entfallen immer häufiger Aufträge, die seine Frau ihm im Haushalt er-
teile, und er müsse immer den Inhalt von Gesprächen mit seiner Frau
nachfragen. Dies führte zu Eskalationen. Er habe Wortfindungsschwie-
rigkeiten – auch im Gespräch mit Bekannten könne er sich nicht ordent-
lich ausdrücken. Er sei schlecht orientiert, vor allem nachts und in z.B.
durch Schnee veränderter Umgebung, und fahre nicht mehr Auto. Er
könne sich nur noch schlecht konzentrieren, z.B. beim Lesen.

Seine Frau bestätigt seine Schilderung, die Gedächtnisstörungen ver-
stärkten sich seit einem Jahr, auch die örtliche Orientierung habe sich
seit einem Jahr stark verschlechtert. Seine Stimmung habe sich verändert – er sei oft niedergeschlagen und aggressiv. Es stelle für sie ein
großes Problem dar, sich richtig zu verhalten. Einerseits benötige er Hilfe, andererseits lehne er Hilfe ab, „er sei ja nicht bekloppt".

Es liegt kein aktueller Substanzmissbrauch vor. Die Familienanamnese
ergab eine Epilepsie bei der Mutter.

Der wache, bewusstseinsklare Patient ist zur Person und zur Situation
komplett, zu Ort und Zeit unzureichend orientiert. Im Affekt ist er ängstlich
und unruhig, der Antrieb ist vermindert. Auffassung und Konzentration
sind stark beeinträchtigt, der Appetit ist herabgesetzt, der Schlaf wegen
langen Grübelns gestört. Es besteht keine Suizidalität, aber Defizite·des
Abstraktionsvermögens, des Gedächtnisses und der Wortfindung.

1a. Amtsarzt: „Wie lautet Ihre Verdachtsdiagnose?"

Weitere Amtsarztfragen

2. Was heißt Missbrauch im Bezug auf Alkohol?

3. Was ist Sucht?

4. Was können Sie über eine psychische Abhängigkeit im Falle von
   Alkohol sagen?

5. Welche Symptome hat ein Patient mit einer körperlichen Abhängigkeit?

6. Erklären Sie ADHS!

7. Nach welchen Kriterien würden Sie die Diagnose ADHS stellen?

8. Wie werden affektive Störungen unterschieden?

9. Welche Verlaufsformen kennen Sie bei einer affektiven Störung?

Lösung Fragenkatalog 21

Lösungen zur mündlichen Amtsarztprüfung 21

Falldiagnose 21 – Demenz

Thema:
Skript 4

Richtig: _____

1a. Amtsarzt: „Wie lautet Ihre Verdachtsdiagnose?"

Orientierungsstörungen in Bezug auf Zeit und Ort, Merkfähigkeitsstörungen, Denk-, Konzentrations- und Gedächtnisstörungen des Kurzzeitgedächtnisses, Schlafstörungen, Antriebsstörungen und Wortfindungsstörungen weisen auf ein demenzielles Syndrom hin. Um ein demenzielles Syndrom zu diagnostizieren, muss allerdings nachgefragt werden, wie lange die Symptomatik schon besteht. Hierbei ist vom ICD-10 ein Bestehen der Symptome von mindestens sechs Monaten gefordert.

Thema:
Skript 4

Richtig: _____

1b. Amtsarzt: „Welche Demenzformen kennen Sie? Wie lassen sich diese unterscheiden und welche liegt mutmaßlich in diesem Fall vor?"

Der ICD-10 unterscheidet die Alzheimer Demenz, Vaskuläre Demenz und Demenz bei anderenorts klassifizierten Krankheiten.

Die Alzheimer Demenz ist eine primär degenerative zerebrale Krankheit mit unbekannter Ätiologie und charakteristischen neuropathologischen und neurochemischen Merkmalen. Es finden sich in der Regel keine wesentlichen körperlichen und psychischen Vorerkrankungen. Sie beginnt meist schleichend und entwickelt sich langsam, aber stetig über einen Zeitraum von mehreren Jahren. Die kognitiven Defizite wie Orientierungs-, Gedächtnis- und Merkfähigkeitsstörung sind bei der Alzheimer Demenz ziemlich gleichmäßig verteilt.

Die vaskuläre Demenz wird durch das Auftreten zahlreicher kleiner Ödeme im Gehirn verursacht, wobei das Gesamtvolumen dieser vielen kleinen Infarkte den Schweregrad bestimmt. Deshalb spricht man auch von einer Multiinfarktdemenz. Der Beginn liegt gewöhnlich im späteren Lebensalter. Die vaskuläre Demenz beginnt plötzlich mit einem schubweisen Verlauf. Gedächtnis und Persönlichkeit bleiben relativ lange erhalten. Die Betroffenen sind emotional instabil und haben paranoide Ideen. Im späteren Verlauf kommt es oft zu einer Zuspitzung der Persönlichkeit, deliranten und nächtlichen Verwirrtheitszuständen.

Zudem zählt der ICD die Demenz bei anderenorts klassifizierten Krankheiten auf. Hierzu zählen Formen der Demenz, bei denen eine andere Ursache als die Alzheimer-Krankheit oder eine zerebrovaskuläre Krankheit vorliegt oder vermutet wird. Sie kann in jedem Lebensalter auftreten, selten jedoch im höheren Alter. Als auslösende Krankheit kennt der ICD Morbus Pick, Creutzfeldt-Jakob-Krankheit, Chorea Huntington, die HIV-Krankheit, Multiples Sklerose, Epilepsie und viele weitere Krankheitsbilder.

Wenn andere psychische und körperliche Krankheiten ausgeschlossen wurden, weist der schleichende Beginn und die gleichmäßige Verteilung der kognitiven Defizite am ehesten auf eine Alzheimer Demenz hin. Diese Krankheitsbestimmung ist immer eine Ausschlussdiagnose, deren wesentlicher Bestandteil der Ausschluss anderer Demenzursachen ist. Eine endgültige Diagnose kann erst durch eine neuropathologische Beurteilung nach dem Tod gestellt werden.

Weitere Amtsarztfragen

2. Was heißt Missbrauch im Bezug auf Alkohol?

Thema:
Skript 6

Richtig: _____

- wenn die Substanz zu unpassenden Gelegenheiten genommen wird, z.B. bei der Arbeit, Schwangerschaft usw.
- wenn die Substanz bis zu einem Rausch eingenommen wird oder der Konsum längerfristig übermäßig hoch ist
- wenn die Substanz als Seelentröster verwendet wird
- beim Missbrauch muss noch keine Abhängigkeit vorliegen

3. Was ist Sucht?

Thema:
Skript 6

Richtig: _____

Sucht ist nach der WHO ein Zustand periodischer und chronischer Intoxikation, die durch wiederholten Gebrauch einer natürlichen oder synthetischen Substanz verursacht wird. Dieser Zustand ist für das Individuum und/oder die Gemeinschaft gefährlich.

4. Was können Sie über eine psychische Abhängigkeit im Falle von Alkohol sagen?

Thema:
Skript 6

Richtig: _____

Die psychische Abhängigkeit beginnt erst mit dem Wunsch und geht später über in das übermächtige Verlangen oder den inneren Zwang nach dem Suchtstoff. Das Ziel dabei ist, die alltäglichen Schwierigkeiten leichter und die Alltagssituationen angenehmer zu gestalten. Der Beginn ist meist sehr schleichend. Anfangs kann es zu eher unauffälligen Ereignissen kommen wie der schlechten Laune am Morgen, häufigeres Desinteresse und Gleichgültigkeit oder der Meinung, dass man erst mit einem Glas am Morgen so richtig in Schwung kommt.

Häufig wird von Außenstehenden die psychische Abhängigkeit des Betroffenen als eine Art Willensschwäche bezeichnet, was aber nicht richtig ist. Der Alkoholiker trinkt zwar mehr als er möchte, ist aber nicht in der Lage, sein Trinkverhalten zu steuern. Die psychische Abhängigkeit hält weitaus länger an als die körperliche.

5. Welche Entzugssymptome treten bei Patienten mit einer körperlichen Abhängigkeit auf?

Entzugssymptome sind Übelkeit, Nervosität, Schlafstörungen, der starke Drang, Alkohol trinken zu müssen, Gereiztheit und Depressionen. Ist die körperliche Abhängigkeit schon weiter fortgeschritten, kommen starkes Schwitzen, Zittern (vor allem der Hände), grippeähnliche Symptome und – in äußerst schlimmen Fällen – zerebrale Krampfanfälle, mit Zungenbiss und Halluzinationen bis zum Delirium tremens hinzu.

6. Erklären Sie ADHS!

Das hyperkinetische Syndrom ist eine der häufigsten kinder- und jugendpsychiatrischen Erkrankungen. ADHS (Aufmerksamkeits-Defizit-Hyperaktivitäts-Störung) geht mit erhöhter Impulsivität, niedriger Frustrationstoleranz, motorischer Unruhe, verminderter Aufmerksamkeit, erhöhter Ablenkbarkeit und fehlenden Lernerfolgen einher.

Zu den Leitsymptomen zählen:

- Unaufmerksamkeit
- Hyperaktivität
- Impulsivität

7. Nach welchen Kriterien würden Sie die Diagnose ADHS stellen?

- Symptome sind mind. sechs Monaten beständig beobachtet worden
- Symptome sind nicht vereinbar (unangemessen) mit dem Entwicklungsstand des Kindes
- Symptome bessern sich nicht von allein, sondern sind zeitlich stabil
- einige Symptome müssen vor dem 7. Lebensjahr aufgetreten sein
- Auffälligkeiten in mind. zwei Lebensbereichen (Schule, zu Hause, Gleichaltrige)
- deutliches Leiden und Beeinträchtigung der sozialen und/oder schulischen Funktionsfähigkeit
- sollte sich aus vielen verschiedenen Steinen zusammensetzen: Beobachtung durch Eltern, Erzieher und Lehrer
- ärztliche Basisdiagnostik wie Familienanamnese, störungsspezifische Anamnese, Fragebogen mit gezielter Suche nach Auffälligkeiten, Entwicklungsstand, Umgebungsfaktoren
- Ausschluss körperlicher Krankheiten durch einen Arzt, Erfassung des Allgemeinzustandes des Kindes; EEG und Laboranalysen
- psychologische Untersuchungen anhand von Tests zur Intelligenz, Konzentrationsfähigkeit, Aufmerksamkeit, Aufmerksamkeitsspanne, Merkfähigkeit

8. Wie werden affektive Störungen unterschieden?

Unterschieden werden im Wesentlichen:

Depressive Erkrankungen

- Depressive Episoden
- Major Depression
- Dysthymia

Manische Erkrankungen

- Manische Episoden

Bipolare Erkrankungen

- Bipolare Störung
- Zyklothymia

9. Welche Verlaufsformen kennen Sie bei einer affektiven Störung?

Folgende Verlaufsformen der affektiven Störungen gibt es:

- **unipolar:** nur depressive bzw. manische Phasen
- **bipolar:** ausgeprägte depressive und manische Phasen im Wechsel
- **monophasisch:** einmalige Depression oder Manie
- **polyphasisch:** mehrmalige Depressionen und/oder Manie
- **anhaltend:** Vorliegen der Symptomatik in unterschiedlichem Ausmaß über mind. zwei Jahre

Fragenkatalog 22

Mündliche Amtsarztprüfung 22

Falldiagnose 22

Eine Frau berichtet Ihnen, dass ihr 53-jähriger Mann sehr verwirrt sei. Seit gestern könne er aufgrund eines Sturzes, bei dem er sich das Bein brach, nicht mehr das Haus verlassen. Der Bruch sei ambulant mit einem Gips behandelt worden, doch jetzt mache sie sich Sorgen, dass er etwas am Kopf abbekommen habe. Dabei habe sie seine Einschränkung der Bewegungsfähigkeit dazu genutzt, den gesamten Alkohol, den sie zu Hause hatten, zu entsorgen. Von daher müßte er doch gerade jetzt klar im Kopf sein, da er doch sonst eher viel trinke und selten nüchtern sei.

Anfangs berichtete er ihr nur, dass sich bei Dunkelheit bestimmte fest-stehende Gegenstände bewegten. Doch dann sei er davon überzeugt gewesen, um das Fernsehgerät hüpften Affen und in den Blumen befän-den sich merkwürdige Gesichter zwischen den Blättern, die zu Fratzen wurden. Am Ende hatte er Angst zu ertrinken und behauptete, Wasser in Strömen liefe an der Zimmerdecke herunter, was zu einer Überschwem-mung führe. Da hätte sie sich ernsthaft Sorgen gemacht, dass bei dem Sturz doch mehr mit ihrem Mann passiert sei.

1a. Amtsarzt: Wie lautet Ihre Verdachtsdiagnose?

Weitere Amtsarztfragen

2. Was ist eine posttraumatische Belastungsstörung?

3. Was sind die Symptome der posttraumatischen Belastungsstörung?

4. Nennen Sie die Leitlinien der Soziotherapie!

5. Wie lauten die allgemeinen Grundsätze von soziotherapeutischen Maßnahmen?

6. Nennen Sie die Ringel'sche Trias!

7. Nennen Sie die Stadien der suizidalen Entwicklung!

8. Was verstehen Sie unter Dyssomnien?

9. Was ist eine Parasomnie?

Lösung Fragenkatalog 22

Lösungen zur mündlichen Amtsarztprüfung 22

Falldiagnose 22 – Entzugsdelir

Thema:
Skript 6

Richtig: _____

1a. Amtsarzt: „Wie lautet Ihre Verdachtsdiagnose?"

Den Schilderungen kann ich entnehmen, dass der Betroffene an Verwirrtheit, Angst, Erregung und Sinnestäuschungen leidet. Im Zusammenhang mit dem durch seine Ehefrau eingeleiteten Alkoholentzug weist das auf ein Delir hin. Das Delir ist ein lebensbedrohlicher Notfall. So informiere ich unverzüglich den Notarzt, informiere ihn über meinen Verdacht und schicke die Frau unverzüglich auf schnellstem Wege nach Hause, damit sie dem Notdienst die Tür öffnen kann. Durch die notwendige stationäre Aufnahme lässt sich auch abklären, ob der Zustand des Mannes eventuell auch von dem Sturz beeinträchtigt ist, da ein Delir auch durch ein Schädel-Hirn-Traumata verursacht sein kann.

Thema:
Skript 6

Richtig: _____

1b. Amtsarzt: „Welche anderen Ursachen für ein Delir kennen Sie?"

Andere Ursachen für Delirien können in Tumoren, kardiovaskulären Erkrankungen, wie z.B. ein zerebraler Infarkt und Vaskulitis, metabolischen Erkrankungen wie Leber- und Nierenversagen, Störung des Elektrolythaushaltes, Hypo- und Hyperthyrose oder Entzugsdelieren durch Medikamentenentzug sowie Medikamentenintoxikation bestehen. Besonders sind ältere Menschen mit zerebralen Vorschädigungen gefährdet.

Thema:
Skript 6

Richtig: _____

1c. Amtsarzt: Welche Komplikationen können sich bei einem unbehandelten Alkoholdelir ergeben?

Es besteht dabei eine sehr hohe Mortalität, die bis zu 25 % reicht. Aufgrund der Verwirrtheit, Desorientiertheit und Gereiztheit besteht eine hohe Selbst- und Fremdgefährdung. Das Alkoholdelir kann zerebrale Krampfanfälle verursachen. Weitere ernste Folgen sind die Wernicke-Enzephalopathie und das Korsakow-Syndrom.

Weitere Amtsarztfragen

Thema:
Skript 2

Richtig: _____

2. Was ist eine posttraumatische Belastungsstörung?

Die posttraumatische Belastungsstörung ist eine verzögerte Reaktion (innerhalb von sechs Monaten) auf ein belastendes Ereignis oder eine Situation von außergewöhnlicher Bedrohung. Sie kann mehrere Jahre andauern bis hin zu einer andauernden Persönlichkeitsveränderung.

Im Rahmen einer posttraumatischen Belastungsstörung kommt es häufig zu Ängsten bezüglich des zugrunde liegenden Traumas. Bei den Betroffenen treten Symptome, ähnlich wie bei den Angststörungen auf, dazu zählt Schlaflosigkeit, Vigilanzsteigerung und übermäßige Schreckhaftigkeit bzw. Überempfindlichkeit.

3. Was sind die Symptome der posttraumatischen Belastungsstörung?

Thema:
Skript 2

Richtig: _____

- Wiedererleben des Traumas in Erinnerung, Träumen oder Albträumen
- Gefühl von Betäubtsein und emotionaler Stumpfheit
- Gleichgültigkeit gegenüber anderen Menschen
- Teilnahmslosigkeit, Lustlosigkeit
- Vermeidung von Aktivitäten und Situationen, die Erinnerungen an Trauma wachrufen können
- vegetative Überregtheit mit Vigilanzsteigerung
- übermäßige Schreckhaftigkeit und Schlaflosigkeit
- Ängste, Depressionen wie auch Suizidgedanken sind möglich

4. Nennen Sie die Leitlinien der Soziotherapie!

Thema:
Skript 1

Richtig: _____

- Prävention
- Aufklärung
- Selbsthilfe
- Erreichbarkeit
- Chancengleichheit
- Koordination
- Kontinuität

5. Wie lauten die allgemeinen Grundsätze von soziotherapeutischen Maßnahmen?

Thema:
Skript 1

Richtig: _____

Es handelt sich hierbei um eine Behandlungsform psychisch kranker Menschen, die bei der Diagnose und Therapie den Einfluss zwischenmenschlicher Beziehungen, soziokultureller und ökonomischer Faktoren betont.

Soziotherapeutische Maßnahmen sollen die sozialen Behinderungen der Betroffenen vorbeugen bzw. verringern oder beseitigen. Die bei dem Patienten eingesetzten soziotherapeutischen Maßnahmen müssen aufeinander abgestimmt sein und in einer sinnvollen zeitlichen und inhaltlichen Abfolge stehen. So kann man davon ausgehen, dass eine Behandlungskette erfolgt. Dadurch werden präventative Maßnahmen, stationäre und halbstationäre Behandlungen aufeinander abgestimmt. Die Art und das Ausmaß solcher Maßnahmen richten sich nach dem psychiatrischen Krankheitsbild.

- Für akut erkrankte Patienten in Krisensituationen stehen strukturierte Maßnahmen im Vordergrund.

- ○ Bei akut erregten Patienten werden eher ausgleichende Behandlungen gewählt.
- ○ Bei chronisch Kranken werden anregende Maßnahmen gewählt.

Thema:
Skript 5

Richtig: _____

6. Nennen Sie das Ringel`sche Trias!

1. Einengung der persönlichen Möglichkeiten

- Angst, Verzweiflung, Hoffnungslosigkeit
- Werte
- Sozialkontakte

2. Aggressionsstau

- gehemmte Aggressionen
- Wendung gegen die eigene Person

3. Suizidfantasien

- aktiv intendiert
- passiv sich aufdrängend

Thema:
Skript 5

Richtig: _____

7. Nennen Sie die Stadien der suizidalen Entwicklung!

1. Erwägungsphase

- Suizid wird als mögliche Problemlösung in Betracht gezogen
- Fall wird gedanklich durchgespielt

2. Ambivalenzphase

- direkte Suizidankündigung
- Kontaktsuche
- Hilferuf als Ventilfunktion

3. Entschlussphase

- „Ruhe vor dem Sturm" (Distanziertheit; keine Gefühlsregung)
- Vorbereitungshandlungen

Thema:
Skript 3

Richtig: _____

8. Was verstehen Sie unter Dyssomnien?

Dyssomnien sind durch die Psyche verursachte Schlafstörungen. Hierbei ist die Dauer, Qualität oder der Zeitpunkt des Schlafes beeinträchtigt.

Dyssomnien gehören zu den primären (nicht organischen) Schlafstörungen.

Arten von Dyssomnien

- ○ Einschlafstörungen (meist verbunden mit innerer Unruhe, Grübeleien oder Angstgefühlen)

- Durchschlafstörungen (unruhiger, zerhackter Schlaf und leichte Erweckbarkeit)
- Hypersomnien (überlange Schlafdauer und Schläfrigkeit am Tag)
- Schlaf-Apnoe-Syndrom
- Narkolepsie
- Restless-legs-Syndrom

9. Was ist eine Parasomnie?

Thema:
Skript 3

Richtig: _____

Der Begriff der Parasomnie wird für verschiedene schlafbezogene Störungen gebraucht, die den Schlafprozess unterbrechen. Sie sind durch auffällige Verhaltensweisen gekennzeichnet, die in den meisten Fällen relativ harmlos sind und eher selten auftreten. Hierzu zählen:

- Schlafwandeln (Somnambulismus)
- nächtliches Aufschrecken (Pavor nocturnus)
- Albträume
- beim Aufwachen auftretende Bewegungslosigkeit
- nächtliche Anfälle (Schreien, Weinen, Fluchen und Umherirren im Raum)
- Einschlafzuckungen (plötzliches, blitzschnelles Zusammenzucken des ganzen Körpers)
- nächtliches Zähneknirschen
- stereotype Bewegungsabläufe im Schlaf wie rhythmisches Kopfschlagen, Kopfrollen und Körperrollen, begleitet von Seufzen und Summen
- Sprechen im Schlaf

Fragenkatalog 23

Mündliche Amtsarztprüfung 23

Falldiagnose 23

Ein 19-jähriger Gymnasiast wird seit einigen Wochen immer teilnahmsloser im Unterricht und es stellt sich heraus, dass er ständig eine Bibelstelle liest, die nur vier Zeilen umfasst. Er hat schon mehrere Hefte mit seinen Gedanken dazu vollgeschrieben. Er sei auf der Suche „nach der Liebe Gottes", um sich von der Schuld, die er auf sich geladen hat, zu befreien. Seine Mutter berichtet, dass er sich schnell angegriffen fühle und teilweise wirres Zeug rede. Eine Veränderung ihres Sohnes sei ihr das erste Mal vor etwa acht Wochen aufgefallen. Er habe sich zunehmend zurückgezogen und sei niedergeschlagen. Einmal habe er eine Andeutung gemacht, dass er nur Befehle ausführe, da er eine Eingebung gehabt hätte. Auf die Frage, wessen er sich denn schuldig gemacht hat und ob er Befehle erhalten habe, schweigt er und blickt ängstlich um sich.

1a. Amtsarzt: „Stellen Sie eine Diagnose!"

Weitere Amtsarztfragen

2. In welche Gruppen werden Psychopharmaka eingeteilt?

3. Welche Ursache hat eine Katatonie?

4. Erklären Sie den Begriff Parathymie!

5. Erklären Sie den Begriff Paralogik!

6. Wie unterscheiden sich Manie und Depression?

7. Wie ist die Differenzialdiagnose bei Manie?

8. Welche Prodromalsymptome kennen Sie bei Morbus Alzheimer?

9. Nennen Sie die Symptome bei Morbus Alzheimer!

Lösung Fragenkatalog 23

Lösungen zur mündlichen Amtsarztprüfung 23

Falldiagnose 23 – Paranoide Schizophrenie

Thema:
Skript 4

Richtig: _____

1a. Amtsarzt: „Stellen Sie eine Diagnose!"

Die Mutter berichtet von Denkzerfahrenheit (Sohn redet wirres Zeug), einer formalen Denkstörung und mit dem sozialen Rückzug von einer Antriebsstörung. Es bestehen inhaltliche Denkstörungen mit einem Schuldwahn. Bestätigt sich das Fremdbeeinflussungserlebnis, wonach der Sohn eine Eingebung hatte, bestünde auch eine Ich-Störung. Die Symptome legen den Verdacht auf eine schizophrene Psychose nahe.

In einer weiteren Eingrenzung kommt am ehesten eine paranoide Schizophrenie in Frage. Die paranoide Schizophrenie ist nach ICD-10 durch beständige, häufig paranoide Wahnvorstellungen gekennzeichnet, meist begleitet von akustischen Halluzinationen und Wahrnehmungsstörungen. Störungen der Stimmung, des Antriebs und der Sprache, katatone Symptome fehlen entweder oder sind wenig auffallend. Bis auf die akustischen Halluzinationen und Wahrnehmungsstörungen sind alle Symptome vorhanden, so dass hier noch gezielt nachgefragt werden sollte.

Thema:
Skript 4

Richtig: _____

1b. Amtsarzt: „Was könnte der psychopathologische Grund sein, warum der Patient auf die Frage nach der Schuld und den Befehlen schweigt?"

Das Schweigen wird vermutlich durch sein Wahnsystem bedingt sein. Da er sich bei der Frage ängstlich umschaut, könnte er imperative Stimmen hören, die ihm befehlen zu schweigen. Somit wäre auch das Symptom der akustischen Halluzinationen vorhanden, das aber weiter exploriert werden sollte.

Thema:
Skript 4

Richtig: _____

1c. Amtsarzt: „Was ist bei der Gesprächsführung mit dem Patienten zu beachten?"

Es geht darum, durch Zuhören und einfühlsames Fragen das Vertrauen des Patienten zu gewinnen, um so weitere Informationen über sein Erleben zu erhalten. Zu vermeiden ist eine Diskussion über den Realitätsgehalt seiner Gedanken. Am besten ist es, ihn in seinen subjektiven Wahrnehmungen ernst zu nehmen, ohne seine Wahninhalte zu bestätigen. Wichtig ist, es dem enormen Leidensdruck, der durch die psychotische Symptomatik entsteht, mit Empathie entgegenzukommen, um eine entsprechende Beziehung zum Patienten aufzubauen.

1d. Amtsarzt: „Welche weiteren Unterformen bestehen neben der paranoiden Schizophrenie und wodurch sind diese charakterisiert?"

Neben der paranoiden Schizophrenie gibt es die hebephrene Schizophrenie, katatone Schizophrenie, undifferenzierte Schizophrenie, postschizophrene Depression, schizophrenes Residuum und Schizophrenia simplex.

Bei der paranoid-halluzinatorischen Schizophrenie stehen der Wahn und die Halluzinationen im Vordergrund der Erkrankung. Diese Form der Schizophrenie tritt eher bei Patienten auf, die einen späteren Erkrankungsbeginn haben.

Bei der hebephrenen Schizophrenie stehen als Symptome Störungen von Affekt, Antrieb und Denken im Vordergrund. Hebephrene Schizophrenie tritt oft bei jüngeren Patienten auf und geht dann mit einer klareren sozialen Behinderung einher.

Bei der katatonen Schizophrenie steht eine Störung der Psychomotorik, des Ausdrucks und Verhaltens im Vordergrund. Die Betroffenen zeigen gelegentlich eine ausgeprägte Bewegungsarmut oder auch Bewegungsstürme, man beobachtet Haltungs- oder Sprachstereotypien oder eine so genannte wächserne Biegsamkeit.

Die postschizophrene Depression ist eine depressive Episode, die im Anschluss an eine schizophrene Krankheit auftritt. Zwar sind positive oder negative schizophrene Symptome noch vorhanden, doch beherrschen sie das klinische Bild nicht mehr. Die depressiven Zustände sind mit einem erhöhten Suizidrisiko verbunden.

Kennzeichnend für ein schizophrenes Residuum ist eine ausgeprägte Negativsymptomatik mit nur wenigen Positivsymptomen über mindestens ein Jahr.

Die Schizophrenia simplex kennzeichnet einen Krankheitsverlauf mit einer ausgeprägten Negativsymptomatik, ohne dass vorher jemals starke Positivsymptome vorhanden waren. Der Krankheitsverlauf ist nicht selten chronisch und die Patienten neigen zu einer kontinuierlichen Verschlechterung des Zustandsbildes.

Die undifferenzierte Schizophrenie ist eine Ausschlussdiagnose des ICD-10 für solche Fälle, wo eine Symptomatik keinem anderen schizophrenen Bild zugeordnet werden kann.

Weitere Amtsarztfragen

Thema:
Skript 5

Richtig: _____

2. In welche Gruppen werden Psychopharmaka eingeteilt?

Die Psychopharmaka werden nach ihrer neuropsychologischen Wirkung eingeteilt.

Zu ihnen zählen folgende Gruppen:

- Antidepressiva
- Neuroleptika
- Tranquilizer
- Hypnotika
- Psychostimulanzien
- Phasenprophylaktika

Thema:
Skript 4

Richtig: _____

3. Welche Ursache hat eine Katatonie?

- Drogenmissbrauch
- Arzneinebenwirkung
- fortgeschrittene Demenz
- ZNS-Erkrankungen
- Kohlenstoffmonoxidintoxikation
- Enzephalitis
- Schizophrenie

Thema:
Skript 1

Richtig: _____

4. Erklären Sie den Begriff Parathymie!

Die Parathymie ist eine Störung der Affektivität, die bei der Schizophrenie zu
beobachten ist. Der gezeigte Affekt passt in keiner Weise zur Situation oder
Gegebenheit. Ein Beispiel hierfür ist ein Patient, der auf einer Beerdigung ins
Lachen verfällt. Es wird auch vom inadäquaten Affekt gesprochen.

Thema:
Skript 1

Richtig: _____

5. Erklären Sie den Begriff Paralogik!

Bei der Paralogik ist die Logik der Argumentation verzerrt, unstimmig und unrichtig. Heterogene Sachverhalte ohne logischen Zusammenhang werden miteinander verbunden oder durch andere ersetzt. Es handelt sich um eine formale
Denkstörung.

Thema:
Skript 4

Richtig: _____

6. Wie unterscheiden sich Manie und Depression?

Manie und Depression sind die beiden gegensätzlichen Pole einer affektiven
Störung, die bei einer bipolaren Störung abwechselnd auftreten können. Affektive Störungen können sich auch nur mit depressiven oder manischen Phasen

zeigen, dann spricht man von einem monopolaren Verlauf. Finden sich melancholische und manische Phasen, so liegt ein bipolarer Verlauf vor.

Manie

Bei der Manie besteht eine gehobene Stimmung oder Erregung mit gehobenen Affekten und gesteigerter Aktivität. In leichten Fällen zeigt sich nur gesteigerte Lebhaftigkeit, in schweren Fällen eine unkontrollierbare Erregung mit Aggression und Gereiztheit. Fatal für den Kranken und seine Angehörigen ist das Fehlen jeder Krankheitseinsicht oder jedes Krankheitsgefühls, was eine Behandlung gegen den Willen des Betroffenen nötig machen kann.

- Affektüberschuss
- Beschäftigungsdrang
- Gesteigerter Antrieb
- Ideenflucht
- Gehobene Stimmung

Depression (melancholische Phase)

Bei der Depression ist die Aktivität herabgesetzt, es besteht eine allgemeine depressive Verstimmung, häufig kombiniert mit Angst und Hoffnungslosigkeit.

- depressive Phasen sind häufiger als manische Phasen
- Herabgestimmt
- Gefühl der Gefühllosigkeit
- Angst
- Formale (Verlangsamung) und inhaltliche Denkstörungen (Wahn)
- Morgentief
- Suizidgefahr
- am Ende: hypomane Nachschwankung

7. Wie ist die Differenzialdiagnose bei Manie?

Thema:
Skript 4

Richtig: _____

- Hyperthyme Persönlichkeitsstörung
- Manische Syndrome bei organischer Grunderkrankung, z.B. bei Hirntumoren, Hirnhautentzündungen, Chorea Huntington (internistisch abklären)
- Schizophrenie
- Schizoaffektive Störung: endogene Psychose mit sowohl schizophrenen als auch manischen Symptomen; gehobene oder auch gereizte Stimmung (affektive Störungen) plus Ich-Störungen, parathymer Wahn, akustische Halluzinationen, Gedankenausbreitung
- Medikamenten- und Drogenkonsum

Thema:
Skript 4

Richtig: _____

8. Welche Prodromalsymptome kennen Sie bei Morbus Alzheimer?

- Kopfschmerzen
- Schwindel
- Leistungsschwäche
- Depressive Stimmung

Thema:
Skript 4

Richtig: _____

9. Nennen Sie die Symptome bei Morbus Alzheimer!

- Einschränkung bis Verlust von Alltagsaktivitäten und -fähigkeiten (Waschen, Anziehen)
- Einengung der Interessen, Erstarrung, ratloser Gesichtsausdruck
- Merkfähigkeits- und Gedächtnisstörungen
- Apathie/Gereiztheit, Unruhe, Erregungszustände
- Neuropsychologische Störungen
- Affektivität lange gut erhalten
- im späten Stadium qualitative Bewusstseinsstörung
- Endstadium: Mutismus, Stupor

Fragenkatalog 24

Mündliche Amtsarztprüfung 24

Falldiagnose 24

Ein 12-jähriger Schüler kommt mit seiner Mutter auf deren Initiative zu Ihnen. Sie schildert, dass sie ihren Sohn mit einem Freund mit heruntergelassenen Hosen im Keller angetroffen habe. Sie hätten gerade gegenseitig ihre Geschlechtsteile betrachtet. Die Mutter ist beunruhigt darüber, dass ihr Sohn homosexuell sein könnte, und möchte, dass Sie ihn daraufhin behandeln. Einen weiteren Vorfall dieser Art habe sie nicht mitbekommen, allerdings habe er fast ausschließlich männliche Freunde. Ihr Sohn sei ansonsten ein guter Schüler und normal entwickelt, habe keine gesundheitlichen Probleme und nehme auch keine Medikamente. Ihr Sohn schweigt die ganze Zeit, meidet den Blickkontakt und schämt sich offensichtlich. In einem Einzelgespräch mit dem 12-Jährigen, der sich sichtlich unbehaglich fühlt, erfahren Sie, dass er bisher weder eine sexuelle Beziehung hatte noch daran Interesse habe. Stimmung und Affektivität sind unauffällig und er macht einen gesunden, gut orientierten und intelligenten Eindruck.

1. **Amtsarzt: „Stellen Sie eine Anamnese? Wie therapieren Sie den Jungen?"**

Weitere Amtsarztfragen

2. Wie diagnostizieren Sie ein schizophrenes Syndrom nach ICD-10?

3. Welche Symptome hat der hebephrene Typ?

4. Nennen Sie akzessorische Symptome!

5. Nennen Sie die Symptome nach Schneider 2. Ranges!

6. Welche Formen der quantitativen Bewusstseinsstörungen kennen Sie?

7. Welche Formen der qualitativen Bewusstseinsstörungen kennen Sie?

8. Welche Indikationen und Wirkungen haben Amphetamine?

9. Welche Nebenwirkungen haben Amphetamine?

Lösung Fragenkatalog 24

Lösungen zur mündlichen Amtsarztprüfung 24

Falldiagnose 24 – Neurologisch Typisch

Thema:
Skript 3

Richtig: _____

1.   Amtsarzt: „Stellen Sie eine Anamnese? Wie therapieren Sie den Jungen?"

Hier deutet alles auf ein normales, gesundes Verhalten hin. In der Praxis wird man gelegentlich mit normalem Verhalten konfrontiert, das dazu verleitet, dieses als krankhaft oder behandlungsbedürftig einzustufen. Sexuelle Neugier und Experimente sind in diesem Alter normal. Da der Junge erst zwölf Jahre alt ist, ist er vermutlich noch nicht geschlechtsreif. Im Normalfall wird in unseren Breiten die Pubertät bei Mädchen zwischen dem 10. und 18. Lebensjahr und bei Jungen zwischen dem 12. und 20. Lebensjahr durchlaufen.

Aufklärung im Bereich Jugendsexualität brachten Kinseys Forschungsergebnisse, die für großes Aufsehen in der Öffentlichkeit sorgten. Zu seinen Schlussfolgerungen zählten, dass zwischen 90 % und 95 % der Bevölkerung zu einem gewissen Grad bisexuell sind, Masturbation unter Männern extrem weit verbreitet ist, Frauen, die vor ihrer Ehe masturbierten, in ihrer Ehe nicht weniger sexuell befriedigt sind und Paraphilien weiter verbreitet sind, als man dachte.

Mehr als 90 Prozent der Jungen masturbieren am Ende ihrer Adoleszenz, verglichen mit 50 Prozent der Mädchen. Bei den meisten begann die Masturbation mit 14 Jahren, Jungen berichten, dass sie durchschnittlich ein- oder zweimal in der Woche masturbieren, Mädchen einmal im Monat.

Um die 20 Prozent der Jugendlichen haben heterosexuellen Geschlechtsverkehr mit etwa 15 Jahren und 80 Prozent, bevor sie 19 Jahre alt sind. Teenager haben heute früher Verkehr als die vorherigen Generationen. Die meisten geschlechtlich aktiven Teenager haben zu jeder Zeit nur einen Partner. Über die Jahre ihrer Jugendzeit haben die meisten mindestens zwei Partner. Zehn Prozent haben fünf oder mehr Partner. Auch für Jugendliche mit einem Partner sind längere Zeiten ohne Verkehr üblich. Die Hälfte der aktiven Mädchen hat einmal im Monat oder seltener Verkehr. Aktive Jungen haben durchschnittlich sechs Monate im Jahr keinen Verkehr.

Im übrigen stellt Homosexualität, die in diesem Fall nicht zu diagnostizieren ist, keine Krankheit, sondern eine sexuelle Orientierung dar, die etwa 2-5 % der Erwachsenen haben. Im ICD-10 ist extra angemerkt, dass sexuelle Orientierungen als solche nicht als Störungen anzusehen sind. So gibt es für Homosexualität keine Behandlungsindikation.

Weitere Amtsarztfragen

2. Wie diagnostizieren Sie ein schizophrenes Syndrom nach ICD-10?

Das schizophrene Syndrom kann nur nach Ausschluss von körperlich begründbaren Störungen als Diagnose aufgrund der vorliegenden Symptome gestellt werden. Die ICD-10 fordert für die Diagnose Schizophrenie mindestens ein eindeutiges Symptom der Gruppe 1 - 4 oder zwei Symptome der Gruppe 5, die über mindestens einen Monat bestanden haben müssen.

Thema: Skript 4

Richtig: _____

- Gruppe 1: Gedankenlautwerden, -eingebung, -entzug, -ausbreitung
- Gruppe 2: Kontroll- und Beeinflussungswahn; Gefühl des Gemachten; Wahnwahrnehmungen, dialogische oder kommentierende Stimmen, Stimmen aus einem Körperteil, bizarrer, unrealistischer Wahn
- Gruppe 3: sonstige anhaltende Halluzinationen jeder Sinnesmodalität, begleitet von Wahn oder überwertigen Ideen
- Gruppe 4: Gedankenabreißen, Zerfahrenheit, Danebenreden, Neologismen
- Gruppe 5: katatone Symptome, negative Symptome wie Apathie, Sprachverarmung, verflachte Affekte, begleitet von sozialem Rückzug

3. Welche Symptome hat der hebephrene Typ?

Nach ICD-10 handelt es sich um eine Form der Schizophrenie, bei der die affektiven Veränderungen im Vordergrund stehen, Wahnvorstellungen und Halluzinationen flüchtig und bruchstückhaft auftreten, das Verhalten verantwortungslos und unvorhersehbar ist und Manierismen häufig sind. Die Stimmung ist flach und unangemessen. Das Denken ist desorganisiert, die Sprache zerfahren. Der Kranke neigt dazu, sich sozial zu isolieren. Wegen der schnellen Entwicklung der Minussymptomatik, besonders von Affektverflachung und Antriebsverlust, ist die Prognose zumeist schlecht. Eine Hebephrenie soll in aller Regel nur bei Jugendlichen oder jungen Erwachsenen diagnostiziert werden.

Thema: Skript 4

Richtig: _____

4. Nennen Sie akzessorische Symptome!

- Katatonie
- Halluzinationen
- Wahn

Thema: Skript 4

Richtig: _____

5. Nennen Sie die Symptome nach Schneider 2. Ranges!

- Wahneinfall
- sonstige Halluzinationen
- Affektveränderung
- „Ratlosigkeit"

Thema: Skript 4

Richtig: _____

Thema:
Skript 1

Richtig: _____

6. Welche Formen der quantitativen Bewusstseinsstörungen kennen Sie?

Folgende Formen sind möglich:

- Benommenheit
- Somnolenz
- Sopor
- Koma

Thema:
Skript 1

Richtig: _____

7. Welche Formen der qualitativen Bewusstseinsstörungen kennen Sie?

Folgende Formen sind möglich:

- Bewusstseinstrübung
- Bewusstseinseinengung
- Bewusstseinsverschiebung bzw. -erweiterung

Thema:
Skript 5

Richtig: _____

8. Welche Indikationen und Wirkungen haben Amphetamine?

Aufgrund seiner stimulierenden und euphorisierenden Wirkung ist Amphetamin eine häufig missbrauchte Droge, die auf dem Schwarzmarkt meist unter den Namen Ecstasy, Ephedrin, Speed, Pep oder Baruk angeboten wird.

- wirken vorwiegend psychisch anregend und antriebsstimulierend
- verdrängen Müdigkeit und Erschöpfung, steigern die Konzentrations- und Leistungsfähigkeit
- unterdrücken das Hungergefühl
- in höheren Dosen erzeugen sie Euphorie
- Einsatzbereich: Narkolepsie, Formen der Hypersomnie sowie das hyperkinetische Syndrom bei Kindern
- Mobilisierung letzter Kraftreserven und Verringerung des Schlafbedürfnisses
- Steigerung des Selbstbewusstseins bis hin zur Euphorie

Thema:
Skript 5

Richtig: _____

9. Welche Nebenwirkungen haben Amphetamine?

- Tachykardie, Hypertonie
- Inappetenz
- Schlaflosigkeit, Kopfschmerzen
- Tremor
- hohes Missbrauchs- und Suchtpotenzial
- Anorexie durch Anwendung als Appetitzügler
- können das Längenwachstum bei Kindern verzögern
- Ängstlichkeit, Aggressivität

Fragenkatalog 25

Mündliche Amtsarztprüfung 25

Falldiagnose 25

Zu Ihnen kommt eine Mutter mit ihrem 7-jährigen Sohn. Die Klassenlehrerin war wegen massiver Ungezogenheit und Disziplinlosigkeit auf ihn aufmerksam geworden und hat empfohlen einen Psychologen aufzusuchen. Neben seinem Ungehorsam unterbreche und störe er häufig die Mitschüler.

Die Mutter berichtet, dass ihr Sohn schon immer viel Energie gehabt habe. So erkläre sie es sich, dass er häufig nicht zuhöre, wenn sie ihn anspreche. Er lasse sich leicht durch äußere Reize ablenken. Zudem führe er ihre Anweisungen meist nicht vollständig aus und kann die Schularbeiten und andere ihm übertragene Aufgaben nicht zu Ende bringen. Daneben habe er häufig Wutausbrüche und vertrage sich nicht mit seinen beiden Geschwistern. Der Junge selbst ist in Ihrer Praxis unaufmerksam und unruhig. Statt dem Gespräch zu folgen, beschäftigt er sich mit dem Perpetuum Mobile auf Ihrem Schreibtisch.

1a. Amtsarzt: „Stellen Sie eine Anamnese?"

Weitere Amtsarztfragen

2. Was ist eine hypochondrische Störung?

3. Welche unterschiedlichen Formen des Wahns kennen Sie?

4. In welche Gruppen werden Hypnotika eingeteilt?

5. Welche Nebenwirkungen haben Hypnotika?

6. Wie werden Halluzinationen unterschieden?

7. Welche Symptome hat ein Delirium tremens?

8. Bei welchen Erkrankungen kommt es zum Dämmerzustand?

9. Was ist eine Denkhemmung?

Lösung Fragenkatalog 25

Lösungen zur mündlichen Amtsarztprüfung 25

Falldiagnose 25 – ADHS

Thema:
Skript 5

Richtig: _____

1a. Amtsarzt: „Stellen Sie eine Anamnese?"

Hier gilt es zunächst, organische Ursachen auszuschließen.

Liegen keine organischen Ursachen zugrunde, lässt sich eine ADHS diagnostizieren, da mit den folgenden sieben Kardinalsymptomen mehr als die geforderten sechs Symptome zur Diagnose einer ADHS vorliegen:

- Hat oft Schwierigkeiten, längere Zeit die Aufmerksamkeit bei Aufgaben oder Spielaktivitäten aufrechtzuerhalten.
- Scheint häufig nicht zuzuhören, wenn andere ihn ansprechen.
- Führt häufig Anweisungen anderer nicht vollständig aus und kann Schularbeiten, andere Arbeiten oder Pflichten am Arbeitsplatz nicht zu Ende bringen.
- Lässt sich leicht durch äußere Reize ablenken.
- Auffälligkeiten in mindestens zwei Lebensbereichen (Schule, zu Hause, Gleichaltrige).
- Kann nur schwer warten, bis er an der Reihe ist.
- Unterbricht oder stört andere häufig.

Die Diagnose einer ADHS sollte sich wie ein Mosaik aus vielen verschiedenen Steinen zusammensetzen. Zu diesen Bausteinen gehört die verstärkte und gleichzeitige Beobachtung der Lehrer, Eltern und Erzieher. Zu der ärztlichen Basisdiagnostik zählt die Familienanamnese, eine störungsspezifische Anamnese, ein Fragebogen mit gezielter Suche nach Auffälligkeiten, Entwicklungsstand und Umgebungsfaktoren. Körperliche Erkrankungen müssen ausgeschlossen werden. Durch psychologische Tests können die Intelligenz, Konzentrationsfähigkeit und Aufmerksamkeit untersucht werden.

Im ICD-10 ist ADHS durch einen frühen Beginn, meist in den ersten fünf Lebensjahren, einen Mangel an Ausdauer bei Beschäftigungen, die kognitiven Einsatz verlangen, und eine Tendenz, von einer Tätigkeit zu einer anderen zu wechseln, ohne etwas zu Ende zu bringen, charakterisiert. Hinzu kommt eine desorganisierte, mangelhaft regulierte und überschießende Aktivität. Verschiedene andere Auffälligkeiten können zusätzlich vorliegen. Hyperkinetische Kinder sind oft achtlos und impulsiv, neigen zu Unfällen und werden oft bestraft, weil sie eher aus Unachtsamkeit als vorsätzlich Regeln verletzen. Ihre Beziehung zu Erwachsenen ist oft von einer Distanzstörung und einem Mangel an normaler Vorsicht und Zurückhaltung geprägt. Bei anderen Kindern sind sie unbeliebt und können isoliert sein. Die Beeinträchtigung kognitiver Funktionen ist häufig, spezifische Verzögerungen der motorischen und sprachlichen Entwicklung kommen überproportional oft vor. Sekundäre Komplikationen sind dissoziales Verhalten und niedriges Selbstwertgefühl.

1b. Amtsarzt: „Welche Störungen sollten differenzialdiagnostisch in Betracht gezogen werden?"

Thema:
Skript 5

Richtig: _____

Zur Diagnose einer ADHS müssen Intelligenzminderung, Affektstörungen, organische Ursachen, Psychosen, Denkstörungen und Suchterkrankungen ausgeschlossen werden.

1c. Amtsarzt: „Zu welchen Erkrankungen besteht eine Komorbidität?"

Thema:
Skript 5

Richtig: _____

Eine hohe Komorbidität besteht mit Störung des Sozialverhaltens und umschriebenen Entwicklungsstörungen. Ebenfalls häufig sind Intelligenzminderung, Tic-Störungen, negatives Selbstkonzept, depressive Störungen, Suchterkrankung, Angststörungen, Zwangsstörungen sowie Sprach- und Sprechstörungen

1d. Arzt: „Was wissen Sie über ADHS im Erwachsenenalter?"

Thema:
Skript 5

Richtig: _____

Erst in den letzten Jahren setzt sich die Erkenntnis durch, dass die Krankheitssymptomatik mit dem Erwachsenwerden nicht einfach „verschwindet". Etwa 2 % aller Erwachsenen zeigen auch im Erwachsenenalter ADHS-Symptome, womit ADHS ebenso häufig wie affektive Störungen oder Schizophrenie vorkommt. Da genetische Ursachen mit etwa 80 % eine große Rolle spielen, sollten auch die Eltern von betroffenen Kindern gezielt nach Symptomen befragt werden. Die meisten der Erwachsenen mit ADHS haben zusätzlich andere psychische Störungen. Es bestehen eine Komorbidität mit Abhängigkeiten aller Art, Depressionen, affektiven Störungen, Angststörungen, Persönlichkeitsstörungen sowie Somatisierungsstörungen.

Weitere Amtsarztfragen

2. Was ist eine hypochondrische Störung?

Thema:
Skript 2

Richtig: _____

Es herrscht eine häufig ängstliche, körperbezogene Selbstbeobachtung vor und die unrealistische Befürchtung, an einer schweren Erkrankung zu leiden (Herztod, Karzinom usw). Zu den Verhaltensmustern dieser Patienten gehört unter anderem ein häufiger Arztwechsel („doctor-shopping" /„Arztnomaden").

Um eine Hypochondrie zu diagnostizieren, muss die Dauer der Störung mind. sechs Monate anhalten. Der Verlauf ist chronisch. Das Krankheitsbild tritt selten auf, bei unter 0,5 % der Bevölkerung, dies ist aber sehr schwer abschätzbar.

Die Unterform der Hypochondrie wird als Dysmorphophobie bezeichnet.

Thema:
Skript 1

Richtig: _____

3. Welche unterschiedlichen Formen des Wahns kennen Sie?

- Wahnstimmung
- Wahneinfall
- Wahnidee, -gedanke oder -vorstellung
- Wahnwahrnehmung
- Wahndynamik

Thema:
Skript 5

Richtig: _____

4. In welche Gruppen werden Hypnotika eingeteilt?

Hypnotika lassen sich in folgende Gruppen einteilen:

- Benzodiazepine
- Non-Benzodiazepin-Hypnotika
- Pflanzliche Sedativa
- Andere bei Schlafstörungen wirksame Substanzen: sedierende Antidepressiva, niedrig dosierte Neuroleptika

Thema:
Skript 5

Richtig: _____

5. Welche Nebenwirkungen haben Hypnotika?

- verändertes Schlafmuster
- „Tagesüberhang", d.h. am Tag kann die Leistungs- und Konzentrationsfähigkeit weiterhin beeinträchtigt sein und es kann durch eine verzögerte Reaktionsleistung zu einer erhöhten Unfallgefahr führen
- durch Halbwertzeit besteht Kumulationsgefahr
- Toleranzentwicklung und erhöhtes Abhängigkeitsrisiko
- Paradoxwirkung (Unruhe, Albträume, Angstzustände)
- Gedächtnisstörungen
- Atemdepression

Thema:
Skript 1

Richtig: _____

6. Wie werden Halluzinationen unterschieden?

Nach ihrem Erscheinungsbild in:

- Optische Halluzinationen
- Akustische Halluzinationen (imperative Stimmen, dialogisierende Stimmen, kommentierende Stimmen, Akoasmen)
- Olfaktorische Halluzinationen
- Gustatorische Halluzinationen
- Taktile (haptische) Halluzinationen

7. Welche Symptome hat ein Delirium tremens?

Thema:
Skript 6

Richtig: _____

- Gedächtnis- und Konzentrationsstörungen
- Halluzinationen (optisch, illusionäre Verkennung)
- Desorientiertheit
- wechselnde Stimmungslage (depressiv / euphorisch)
- Vitalstörungen
- Auftreten meist als Entzugsdelir

8. Bei welchen Erkrankungen kommt es zum Dämmerzustand?

Thema:
Skript 4

Richtig: _____

- Epilepsie
- Alkohol- und Drogeneinfluss
- Hirntrauma
- Intoxikation
- Enzephalitis

9. Was ist eine Denkhemmung?

Thema:
Skript 1

Richtig: _____

Im Gegensatz zur Denkverlangsamung wird die Hemmung des Denkens als subjektiv empfunden. Der Betroffene erlebt sein Denken als zeitlich verzögert und die Denkgeschwindigkeit als verlangsamt. Trotz allen Bemühens ist es dem Betroffenen nicht möglich, diese Hemmung aufzuheben. Es besteht ein erheblicher Leidensdruck. Denkhemmungen sind bei depressiven Störungen zu beobachten.

Fragenkatalog 26

Mündliche Amtsarztprüfung 26

Falldiagnose 26

Bei Ihnen stellt sich eine 28-jährige Bürokauffrau vor, deren Hausarzt ihr den Besuch beim Psychologen empfohlen hat. Sie habe ihren Arzt wegen anhaltendem Sodbrennen besucht. Da er nach körperlichen und Laboruntersuchungen keine körperlichen Erkrankungen feststellen konnte und sie für psychisch angegriffen halte, sei sie dem Rat gefolgt und zu Ihnen gekommen. Sie sei insgesamt mit ihrem Leben unzufrieden. Besonders wenn sie an ihrem Arbeitsplatz neue Aufträge bekomme, sei ihr bange. Manchmal würden sich ihre Arbeitskolleginnen durch ihre Gründlichkeit gestört fühlen. Aber auch privat laufe es nicht viel besser. Die Patientin ist wach, in allen vier Dimensionen orientiert und wirkt normal intelligent und nicht depressiv. Hinweise auf Antriebsprobleme, Suizidalität oder eine Suchterkrankung bestehen nicht. Auf Nachfragen sagt sie, dass sie viel über ihre Figur nachdenke. Früher habe sie eine bessere Figur gehabt. Mit 17 habe sie 48 kg gewogen. Da sie sich als zu dick empfand, habe sie Leistungssport betrieben. Ihre Traumfigur habe sie jedoch nie erreicht, obwohl sie auch eine strenge Diät versucht habe. Das habe sie dann aufgegeben, so dass sie heute 64 kg wiege.

1a. Amtsarzt: „Welche weiteren Fragen stellen Sie? Wie ist Ihre Verdachtsdiagnose?"

Weitere Fragen

2. Erklären Sie den Begriff Somatisierungsstörungen!

3. Welche Symptome haben Patienten mit Somatisierungsstörungen?

4. Was ist eine somatogene Depression?

5. In welche Formen wird die somatogene Depression unterschieden?

6. Welche Wirkungen haben Tranquilizer?

7. Wie werden die Tranquilizer eingeteilt?

8. Wie ist das Wirkungsprofil von Benzodiazepinen?

9. Nennen Sie Handelsnamen von Tranquilizern!

Lösung Fragenkatalog 26

Lösungen zur mündlichen Amtsarztprüfung 26

Falldiagnose 26 – Bulimia Nervosa

Thema:
Skript 3

Richtig: _____

1a. Amtsarzt: „Welche weiteren Fragen stellen Sie? Wie ist Ihre Verdachtsdiagnose?"

Da die Patientin trotz Normalgewicht mit ihrer Figur unzufrieden ist und sich häufig damit zu beschäftigen scheint, könnte das auf eine Essstörung hindeuten. So könnte auch das Sodbrennen verursacht sein. Bei dem momentanen Körpergewicht liegt eher keine Anorexia nervosa vor, die sie bei dem geschilderten Gewicht wohl aber als Jugendliche hatte. Da die Form der Essstörung wechseln kann und der Übergang von einer Anorexia nervosa in eine Bulimia nervosa typisch ist, nehme ich an, dass eine Bulimia nervosa vorliegt. Zudem deutet die Unzufriedenheit mit dem momentan normalen Körpergewicht und dem vergangenen Untergewicht auf eine Körperschemastörung hin. Da bulimische Symptome wie Erbrechen und der Gebrauch von Abführmittel mit großer Scham besetzt sind, werden sie üblicherweise verheimlicht. Ich versuche Verständnis für die bulimische Situation zu vermitteln und frage behutsam, ob sie daran leidet. Oft ist es eine große Erleichterung für bulimische Patienten darüber reden zu können, da sie in der Regel mit niemanden darüber sprechen können.

Thema:
Skript 3

Richtig: _____

1b. Amtsarzt: „Die Patientin gesteht Ihnen selbst herbeigeführtes Erbrechen ein. Welche diagnostischen Kriterien sind nach ICD abzuklären, um die Diagnose zu sichern?"

Ich frage die Patientin, wie häufig die Fressattacken auftreten, in welcher Form sie kompensatorische Maßnahmen zur Vermeidung einer Gewichtszunahme betreibt und welche Nahrungsmengen sie dabei zu sich nimmt.

Zur Diagnosestellung schreibt der ICD Fressattacken und kompensatorische Maßnahmen mindestens zweimal pro Woche über drei Monate vor.

Thema:
Skript 3

Richtig: _____

1c. Amtsarzt: „Berechnen Sie den BMI der Patientin bei einer Körpergröße von 170 cm als 17-Jährige und heute!"

Der BMI berechnet sich folgendermaßen:

$$\frac{\text{Gewicht (kg)}}{(\text{Körpergröße (m)})^2} = \text{BMI}$$

Der BMI der Patientin betrug demnach als 17-Jährige 16,61 womit ein Untergewicht vorliegt. Heute fällt sie mit einem BMI von 22,15 in die Gruppe der Normalgewichtigen.

1d. Amtsarzt: „Welche weiteren medizinischen Probleme können bei einer Bulimia nervosa bestehen?"

Thema:
Skript

Richtig: _____

Auch wenn die bulimischen Personen meist ein einigermaßen normales Körpergewicht aufweisen, kommt es in der Regel zu einer Mangelernährung, die sich durch Symptome wie vegetative, gastrointestinale Störungen und Elektrolytverschiebungen zeigt. Bei den Betroffenen tritt zwar selten eine Amenorrhö auf, jedoch haben Patientinnen eine sehr unregelmäßige oder manchmal auch fehlende Menstruation.

Die Störungen im Magen- und Darmtrakt bestehen wie bei der Anorexia nervosa in Verstopfungen, Blähungen und Völlegefühl nach der Nahrungsaufnahme. Der Arztbesuch aufgrund von Verstopfungen kann auch in der Absicht erfolgen, dass die Betroffenen Laxantien verschrieben bekommen wollen. Gerade bei bulimischen Patienten kann es zu einer Magenerweiterung kommen, die Folge des Verschlingens großer Nahrungsmengen ist. Zudem kann es zu Schwellungen der Ohrspeicheldrüse, ausgeprägtem Karies und Erosionen am Zahnschmelz kommen. Durch häufiges Erbrechen oder Missbrauch von Abführmitteln wird der Elektrolythaushalt gestört. Dabei fällt besonders der Kaliumspiegel herab. Aus dem Absinken des Kaliumspiegels resultieren Nierenfunktionsstörungen, Lähmungen sowie Störungen der Herz- und Muskelfunktion.

Weitere Fragen

2. Erklären Sie den Begriff Somatisierungsstörungen!

Thema:
Skript 2

Richtig: _____

Die Betroffenen von Somatisierungsstörungen leiden unter multiplen, wiederholten und häufig wechselnden körperlichen Symptomen, die jedes Körperteil oder Organsystem betreffen können.

Betroffene von Somatisierungsstörungen laufen von Arzt zu Arzt, in der Hoffnung, dass irgendeiner ihre Beschwerden lindern kann. Es kann jedoch kein organischer Befund nachgewiesen werden. Häufig ist ihre Krankengeschichte sehr lang, die sie dramatisch und wortreich wiedergeben.

Es handelt sich nicht um kurze vorübergehende Krankheitssymptome. Das Beschwerdebild hält über mehrere Jahre an und dadurch kommt es meist zu Beeinträchtigungen in sozialen, familiären und beruflichen Lebensbereichen.

Thema:
Skript 2

Richtig: _____

3. Welche Symptome haben Patienten mit Somatisierungsstörungen?

Mögliche Symptome der Somatisierungsstörung sind:

- Kopfschmerzen, Rückenschmerzen, Gelenkschmerzen
- Abdominalschmerzen, Schmerzen beim Wasserlassen
- Schmerzen während der Menstruation und beim Geschlechtsverkehr
- sexuelle Gleichgültigkeit, Erektions- und Ejakulationsstörungen
- unregelmäßige bis starke Blutungen
- Erbrechen während der ganzen Schwangerschaft
- Gleichgewichtsstörungen, Kloßgefühl im Hals
- Halluzinationen, Muskelschwäche
- Sehen von Doppelbildern
- Übelkeit, Völlegefühl
- Unverträglichkeit von Speisen
- Erbrechen, Durchfall

Thema:
Skript 4

Richtig: _____

4. Was ist eine somatogene Depression?

Depressionen können auch als sekundäre Depressionen bei (chronischen / schweren) somatischen Erkrankungen auftreten und gehören zu den exogenen Psychosen. Klingen diese normalpsychologischen Verstimmungen nach einigen Wochen nicht ab, muss davon ausgegangen werden, dass eine behandlungsbedürftige depressive Episode vorliegt.

Das depressive Krankheitsbild kann auch durch Psychopharmaka ausgelöst werden. Der Verlauf hängt von dem der Grunderkrankung ab.

Thema:
Skript 4

Richtig: _____

5. In welche Formen wird die somatogene Depression unterschieden?

- Symptomatische Depression (Begleitdepression bei internistischen Krankheiten)
- Organische Depression (durch strukturelle Veränderungen des Gehirns)

Thema:
Skript 5

Richtig: _____

6. Welche Wirkungen haben Tranquilizer?

Hierbei handelt es sich um Medikamente, die zur Behandlung von Angst- und Spannungszuständen verwendet werden. Die Wirkung von Tranquilizern ist angstlösend, beruhigend, krampflösend und muskelrelaxierend sowie emotional entspannend.

Aufgrund ihres breiten Wirkungsspektrums, ihrer rasch einsetzenden Wirkung und der großen Arzneimittelsicherheit finden Benzodiazepin-Tranquilizer eine breite Anwendung unter Allgemeinmedizinern und Internisten.

Da bei Benzodiazepinen durch ihre rasch empfundene spürbare Erleichterungswirkung die Gefahr eines hohen Gewöhnungs- und Abhängigkeitspotenzial besteht, werden auch niedrig dosierte Neuroleptika eingesetzt, die aber wiederum eine höhere Nebenwirkungsrate haben.

7. Wie werden die Tranquilizer eingeteilt?

Tranquilizer werden nach ihrer chemischen Struktur in folgende **Gruppen** eingeteilt:

- Benzodiazepine
- niedrig dosierte Neuroleptika
- Betablocker
- Non-Benzodiazepine
- pflanzliche Sedativa (z.B. Baldrian, Hopfen)

Thema:
Skript 5

Richtig: _____

8. Wie ist das Wirkungsprofil von Benzodiazepinen?

Benzodiazepine können wirken:

- sedierend
- muskelrelaxierend
- krampflösend
- angstlösend

Eine weitere Einteilungsmöglichkeit der Benzodiazepine besteht aufgrund ihrer Halbwertszeit.

- kurz
- mittellang
- lang

Thema:
Skript 5

Richtig: _____

9. Nennen Sie Handelsnamen von Tranquilizern!

Mögliche Handelsnamen von Tranquilizern

- Valium
- Tavor
- Lexotanil
- Musaril

Thema:
Skript 5

Richtig: _____

Auswertung

Fragenkatalog 1

		Maximal mögliche Punkte	75 % der maximal möglichen Punkte	Ihr Ergebnis
S1 Elementarfunktionen		1	1	
S2 Angst, Zwangs- und psychoreaktive Störungen		3	3	
S3 Persönlichkeits-, Schlaf, Ess- und Sexualstörungen		0	0	
S4 affektive Störungen und schizophrene Psychosen		4	3	
S5 Psychopharmaka, Kinder- und Jugendpsychatrie		0	0	
S6 Anamnese, Notfälle, Abhängigkeit und Gesetzeskunde		2	2	

Fragenkatalog 2

		Maximal mögliche Punkte	75 % der maximal möglichen Punkte	Ihr Ergebnis
S1 Elementarfunktionen		0	0	
S2 Angst, Zwangs- und psychoreaktive Störungen		0	0	
S3 Persönlichkeits-, Schlaf, Ess- und Sexualstörungen		0	0	
S4 affektive Störungen und schizophrene Psychosen		9	7	
S5 Psychopharmaka, Kinder- und Jugendpsychatrie		1	1	
S6 Anamnese, Notfälle, Abhängigkeit und Gesetzeskunde		1	1	

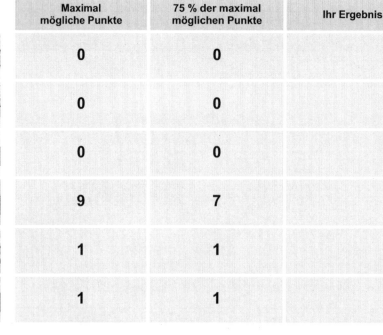

Fragenkatalog 3

Maximal mögliche Punkte	75 % der maximal möglichen Punkte	Ihr Ergebnis		
0	0			S1 Elementar-funktionen
0	0			S2 Angst, Zwangs- und psychoreaktive Störungen
3	3			S3 Persönlichkeits-, Schlaf, Ess- und Sexualstörungen
0	0			S4 affektive Störun-gen und schizophrene Psychosen
7	6			S5 Psychopharmaka, Kinder- und Ju-gendpsychatrie
0	0			S6 Anamnese, Notfäl-le, Abhängigkeit und Gesetzeskunde

Fragenkatalog 4

Maximal mögliche Punkte	75 % der maximal möglichen Punkte	Ihr Ergebnis		
0	0			S1 Elementar-funktionen
8	6			S2 Angst, Zwangs- und psychoreaktive Störungen
0	0			S3 Persönlichkeits-, Schlaf, Ess- und Sexualstörungen
3	3			S4 affektive Störun-gen und schizophrene Psychosen
0	0			S5 Psychopharmaka, Kinder- und Ju-gendpsychatrie
0	0			S6 Anamnese, Notfäl-le, Abhängigkeit und Gesetzeskunde

Fragenkatalog 5

		Maximal mögliche Punkte	75 % der maximal möglichen Punkte	Ihr Ergebnis
S1 Elementar-funktionen		0	0	
S2 Angst, Zwangs- und psychoreaktive Störungen		0	0	
S3 Persönlichkeits-, Schlaf, Ess- und Sexualstörungen		0	0	
S4 affektive Störun-gen und schizophrene Psychosen		2	2	
S5 Psychopharmaka, Kinder- und Ju-gendpsychatrie		1	1	
S6 Anamnese, Notfäl-le, Abhängigkeit und Gesetzeskunde		7	7	

Fragenkatalog 6

		Maximal mögliche Punkte	75 % der maximal möglichen Punkte	Ihr Ergebnis
S1 Elementar-funktionen		0	0	
S2 Angst, Zwangs- und psychoreaktive Störungen		5	4	
S3 Persönlichkeits-, Schlaf, Ess- und Sexualstörungen		0	0	
S4 affektive Störun-gen und schizophrene Psychosen		0	0	
S5 Psychopharmaka, Kinder- und Ju-gendpsychatrie		0	0	
S6 Anamnese, Notfäl-le, Abhängigkeit und Gesetzeskunde		6	5	

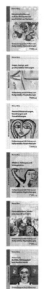

Fragenkatalog 7

Maximal mögliche Punkte	75 % der maximal möglichen Punkte	Ihr Ergebnis		
0	0			S1 Elementar-funktionen
5	4			S2 Angst, Zwangs- und psychoreaktive Störungen
0	0			S3 Persönlichkeits-, Schlaf, Ess- und Sexualstörungen
0	0			S4 affektive Störun-gen und schizophrene Psychosen
4	3			S5 Psychopharmaka, Kinder- und Ju-gendpsychatrie
2	2			S6 Anamnese, Notfäl-le, Abhängigkeit und Gesetzeskunde

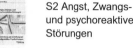

Fragenkatalog 8

Maximal mögliche Punkte	75 % der maximal möglichen Punkte	Ihr Ergebnis		
0	0			S1 Elementar-funktionen
0	0			S2 Angst, Zwangs- und psychoreaktive Störungen
0	0			S3 Persönlichkeits-, Schlaf, Ess- und Sexualstörungen
2	2			S4 affektive Störun-gen und schizophrene Psychosen
3	3			S5 Psychopharmaka, Kinder- und Ju-gendpsychatrie
5	4			S6 Anamnese, Notfäl-le, Abhängigkeit und Gesetzeskunde

Fragenkatalog 9

		Maximal mögliche Punkte	75 % der maximal möglichen Punkte	Ihr Ergebnis
S1 Elementarfunktionen		2	2	
S2 Angst, Zwangs- und psychoreaktive Störungen		2	2	
S3 Persönlichkeits-, Schlaf, Ess- und Sexualstörungen		2	2	
S4 affektive Störungen und schizophrene Psychosen		1	1	
S5 Psychopharmaka, Kinder- und Jugendpsychatrie		1	1	
S6 Anamnese, Notfälle, Abhängigkeit und Gesetzeskunde		1	1	

Fragenkatalog 10

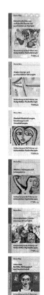

		Maximal mögliche Punkte	75 % der maximal möglichen Punkte	Ihr Ergebnis
S1 Elementarfunktionen		4	3	
S2 Angst, Zwangs- und psychoreaktive Störungen		4	3	
S3 Persönlichkeits-, Schlaf, Ess- und Sexualstörungen		0	0	
S4 affektive Störungen und schizophrene Psychosen		0	0	
S5 Psychopharmaka, Kinder- und Jugendpsychatrie		2	2	
S6 Anamnese, Notfälle, Abhängigkeit und Gesetzeskunde		0	0	

Fragenkatalog 11

Maximal mögliche Punkte	75 % der maximal möglichen Punkte	Ihr Ergebnis		
5	4			S1 Elementar-funktionen
3	3			S2 Angst, Zwangs- und psychoreaktive Störungen
0	0			S3 Persönlichkeits-, Schlaf, Ess- und Sexualstörungen
0	0			S4 affektive Störun-gen und schizophrene Psychosen
2	2			S5 Psychopharmaka, Kinder- und Ju-gendpsychatrie
2	2			S6 Anamnese, Notfäl-le, Abhängigkeit und Gesetzeskunde

Fragenkatalog 12

Maximal mögliche Punkte	75 % der maximal möglichen Punkte	Ihr Ergebnis		
4	3			S1 Elementar-funktionen
0	0			S2 Angst, Zwangs- und psychoreaktive Störungen
3	3			S3 Persönlichkeits-, Schlaf, Ess- und Sexualstörungen
2	2			S4 affektive Störun-gen und schizophrene Psychosen
0	0			S5 Psychopharmaka, Kinder- und Ju-gendpsychatrie
2	2			S6 Anamnese, Notfäl-le, Abhängigkeit und Gesetzeskunde

Fragenkatalog 13

		Maximal mögliche Punkte	75 % der maximal möglichen Punkte	Ihr Ergebnis
S1 Elementar-funktionen		0	0	
S2 Angst, Zwangs- und psychoreaktive Störungen		0	0	
S3 Persönlichkeits-, Schlaf, Ess- und Sexualstörungen		0	0	
S4 affektive Störungen und schizophrene Psychosen		6	5	
S5 Psychopharmaka, Kinder- und Jugendpsychatrie		4	3	
S6 Anamnese, Notfälle, Abhängigkeit und Gesetzeskunde		0	0	

Fragenkatalog 14

		Maximal mögliche Punkte	75 % der maximal möglichen Punkte	Ihr Ergebnis
S1 Elementar-funktionen		4	3	
S2 Angst, Zwangs- und psychoreaktive Störungen		0	0	
S3 Persönlichkeits-, Schlaf, Ess- und Sexualstörungen		5	4	
S4 affektive Störungen und schizophrene Psychosen		2	2	
S5 Psychopharmaka, Kinder- und Jugendpsychatrie		0	0	
S6 Anamnese, Notfälle, Abhängigkeit und Gesetzeskunde		0	0	

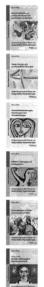

Fragenkatalog 15

Maximal mögliche Punkte	75 % der maximal möglichen Punkte	Ihr Ergebnis		
1	1			S1 Elementar-funktionen
0	0			S2 Angst, Zwangs- und psychoreaktive Störungen
0	0			S3 Persönlichkeits-, Schlaf, Ess- und Sexualstörungen
5	4			S4 affektive Störun-gen und schizophrene Psychosen
2	2			S5 Psychopharmaka, Kinder- und Ju-gendpsychatrie
2	2			S6 Anamnese, Notfäl-le, Abhängigkeit und Gesetzeskunde

Fragenkatalog 16

Maximal mögliche Punkte	75 % der maximal möglichen Punkte	Ihr Ergebnis		
0	0			S1 Elementar-funktionen
0	0			S2 Angst, Zwangs- und psychoreaktive Störungen
0	0			S3 Persönlichkeits-, Schlaf, Ess- und Sexualstörungen
8	6			S4 affektive Störun-gen und schizophrene Psychosen
4	3			S5 Psychopharmaka, Kinder- und Ju-gendpsychatrie
0	0			S6 Anamnese, Notfäl-le, Abhängigkeit und Gesetzeskunde

Fragenkatalog 17

	Maximal mögliche Punkte	75 % der maximal möglichen Punkte	Ihr Ergebnis
S1 Elementarfunktionen	2	2	
S2 Angst, Zwangs- und psychoreaktive Störungen	0	0	
S3 Persönlichkeits-, Schlaf, Ess- und Sexualstörungen	7	6	
S4 affektive Störungen und schizophrene Psychosen	1	1	
S5 Psychopharmaka, Kinder- und Jugendpsychatrie	0	0	
S6 Anamnese, Notfälle, Abhängigkeit und Gesetzeskunde	0	0	

Fragenkatalog 18

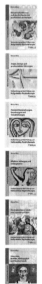

	Maximal mögliche Punkte	75 % der maximal möglichen Punkte	Ihr Ergebnis
S1 Elementarfunktionen	1	1	
S2 Angst, Zwangs- und psychoreaktive Störungen	3	3	
S3 Persönlichkeits-, Schlaf, Ess- und Sexualstörungen	0	0	
S4 affektive Störungen und schizophrene Psychosen	2	2	
S5 Psychopharmaka, Kinder- und Jugendpsychatrie	2	2	
S6 Anamnese, Notfälle, Abhängigkeit und Gesetzeskunde	2	2	

Fragenkatalog 19

Maximal mögliche Punkte	75 % der maximal möglichen Punkte	Ihr Ergebnis	
2	2		S1 Elementar-funktionen
0	0		S2 Angst, Zwangs- und psychoreaktive Störungen
0	0		S3 Persönlichkeits-, Schlaf, Ess- und Sexualstörungen
4	3		S4 affektive Störun-gen und schizophrene Psychosen
6	5		S5 Psychopharmaka, Kinder- und Ju-gendpsychatrie
0	0		S6 Anamnese, Notfäl-le, Abhängigkeit und Gesetzeskunde

Fragenkatalog 20

Maximal mögliche Punkte	75 % der maximal möglichen Punkte	Ihr Ergebnis	
0	0		S1 Elementar-funktionen
0	0		S2 Angst, Zwangs- und psychoreaktive Störungen
3	3		S3 Persönlichkeits-, Schlaf, Ess- und Sexualstörungen
0	0		S4 affektive Störun-gen und schizophrene Psychosen
0	0		S5 Psychopharmaka, Kinder- und Ju-gendpsychatrie
8	6		S6 Anamnese, Notfäl-le, Abhängigkeit und Gesetzeskunde

Fragenkatalog 21

	Maximal mögliche Punkte	75 % der maximal möglichen Punkte	Ihr Ergebnis
S1 Elementar-funktionen	0	0	
S2 Angst, Zwangs- und psychoreaktive Störungen	0	0	
S3 Persönlichkeits-, Schlaf, Ess- und Sexualstörungen	0	0	
S4 affektive Störun-gen und schizophrene Psychosen	4	3	
S5 Psychopharmaka, Kinder- und Ju-gendpsychatrie	2	2	
S6 Anamnese, Notfäl-le, Abhängigkeit und Gesetzeskunde	4	3	

Fragenkatalog 22

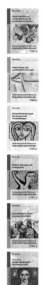

	Maximal mögliche Punkte	75 % der maximal möglichen Punkte	Ihr Ergebnis
S1 Elementar-funktionen	2	2	
S2 Angst, Zwangs- und psychoreaktive Störungen	2	2	
S3 Persönlichkeits-, Schlaf, Ess- und Sexualstörungen	2	2	
S4 affektive Störun-gen und schizophrene Psychosen	0	0	
S5 Psychopharmaka, Kinder- und Ju-gendpsychatrie	2	2	
S6 Anamnese, Notfäl-le, Abhängigkeit und Gesetzeskunde	3	3	

Fragenkatalog 23

Maximal mögliche Punkte	75 % der maximal möglichen Punkte	Ihr Ergebnis		
2	2			S1 Elementar-funktionen
0	0			S2 Angst, Zwangs- und psychoreaktive Störungen
0	0			S3 Persönlichkeits-, Schlaf, Ess- und Sexualstörungen
9	7			S4 affektive Störun-gen und schizophrene Psychosen
1	1			S5 Psychopharmaka, Kinder- und Ju-gendpsychatrie
0	0			S6 Anamnese, Notfäl-le, Abhängigkeit und Gesetzeskunde

Fragenkatalog 24

Maximal mögliche Punkte	75 % der maximal möglichen Punkte	Ihr Ergebnis		
2	2			S1 Elementar-funktionen
0	0			S2 Angst, Zwangs- und psychoreaktive Störungen
1	1			S3 Persönlichkeits-, Schlaf, Ess- und Sexualstörungen
4	3			S4 affektive Störun-gen und schizophrene Psychosen
2	2			S5 Psychopharmaka, Kinder- und Ju-gendpsychatrie
0	0			S6 Anamnese, Notfäl-le, Abhängigkeit und Gesetzeskunde

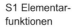

Fragenkatalog 25

		Maximal mögliche Punkte	75 % der maximal möglichen Punkte	Ihr Ergebnis
S1 Elementar-funktionen		3	3	
S2 Angst, Zwangs- und psychoreaktive Störungen		1	1	
S3 Persönlichkeits-, Schlaf, Ess- und Sexualstörungen		0	0	
S4 affektive Störun-gen und schizophrene Psychosen		1	1	
S5 Psychopharmaka, Kinder- und Ju-gendpsychatrie		6	5	
S6 Anamnese, Notfäl-le, Abhängigkeit und Gesetzeskunde		1	1	

Fragenkatalog 26

		Maximal mögliche Punkte	75 % der maximal möglichen Punkte	Ihr Ergebnis
S1 Elementar-funktionen		0	0	
S2 Angst, Zwangs- und psychoreaktive Störungen		2	2	
S3 Persönlichkeits-, Schlaf, Ess- und Sexualstörungen	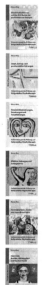	4	3	
S4 affektive Störun-gen und schizophrene Psychosen		2	2	
S5 Psychopharmaka, Kinder- und Ju-gendpsychatrie		4	3	
S6 Anamnese, Notfäl-le, Abhängigkeit und Gesetzeskunde		0	0	

Gesamte Fragenkataloge

Maximal mögliche Punkte	75 % der maximal möglichen Punkte	Ihr Ergebnis		
35	27			S1 Elementar-funktionen
38	29			S2 Angst, Zwangs- und psychoreaktive Störungen
30	23			S3 Persönlichkeits-, Schlaf, Ess- und Sexualstörungen
71	54			S4 affektive Störungen und schizophrene Psychosen
56	42			S5 Psychopharmaka, Kinder- und Jugendpsychatrie
48	36		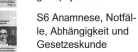	S6 Anamnese, Notfälle, Abhängigkeit und Gesetzeskunde

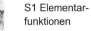

Prüfungslexikon

Prüfungslexikon

Abhängigkeit

Abhängigkeit besteht nach ICD-10 als eine Gruppe von Verhaltens-, kognitiven und körperlichen Phänomenen, die sich nach wiederholtem Substanzgebrauch entwickeln. Typischerweise besteht ein starker Wunsch, die Substanz einzunehmen, Schwierigkeiten, den Konsum zu kontrollieren, und anhaltender Substanzgebrauch trotz schädlicher Folgen. Dem Substanzgebrauch wird Vorrang vor anderen Aktivitäten und Verpflichtungen gegeben. Es entwickelt sich eine Toleranzerhöhung und manchmal ein körperliches Entzugssyndrom. Das Abhängigkeitssyndrom kann sich auf einen einzelnen Stoff beziehen (z.B. Tabak, Alkohol oder Diazepam), auf eine Substanzgruppe (z.B. opiatähnliche Substanzen) oder auch auf ein weites Spektrum pharmakologisch unterschiedlicher Substanzen.

Es besteht eine allgemeine Unterscheidung zwischen einer stoffgebundenen und nichtstoffgebundenen Abhängigkeit:

- stoffgebundene Abhängigkeit: bedingt z.B. durch Nikotin, Alkohol, Medikamente, Opiate

nichtstoffgebundene Abhängigkeiten:

- auch als abnorme Gewohnheit und Störung der Impulskontrolle bezeichnet wie z. B. die Pyromanie, Kleptomanie usw.

Weiter wird unterschieden zwischen:

- physischer Abhängigkeit
- psychischer Abhängigkeit

Psychische Abhängigkeit

Erst besteht der Wunsch und später ein übermächtiges Verlangen oder innerer Zwang nach dem Suchtstoff. Ziel ist es, die alltäglichen Schwierigkeiten leichter und angenehmer zu gestalten.

Beginn meist sehr schleichend, bis z.B. das Trinkverhalten nicht mehr gesteuert werden kann.

Physische Abhängigkeit

- Entzugserscheinungen ohne Einnahme der Suchtsubstanz
- allmähliche Anpassung des Körpers an das Suchtmittel
- Toleranzsteigerung

Die diagnostischen Leitlinien des ICD-10 für die Diagnose eines Abhängigkeits-syndroms umfassen:

- übermäßiges Verlangen, eine Substanz zu konsumieren
- verminderte Kontrollfähigkeit
- Entzugssymptome und Substanzgebrauch zur Milderung der Entzugssymptome
- Toleranzentwicklung
- eingeengtes Verhaltensmuster
- Vernachlässigung anderer Interessen
- Substanzkonsum trotz schädlicher Folgen

Für die Diagnose müssen drei oder mehr Kriterien erfüllt sein.

Abhängigkeitstypen nach WHO

Folgende Typen der Abhängigkeit werden unterschieden:

Alkohol-Barbiturate-Typ

- physische und psychische Abhängigkeit, Toleranzentwicklung, Entzugserscheinungen
- Suchtstoffe: Alkohol, Barbiturate, Tranquilizer, Hypnotika

Morphin-Opiat-Typ

- ausgeprägte psychische und physische Abhängigkeit, Toleranzentwicklung, ausgeprägte Entzugserscheinungen
- Suchtstoffe: Opium, Morphin, Heroin, Kodein

Kokain-Typ

- starke psychische Abhängigkeit, keine oder geringe physische Abhängigkeit, fehlende Toleranz
- Suchtstoff: Kokain

Cannabis-Typ

- psychische Abhängigkeit, fehlende physische Abhängigkeit (umstritten), fragliche Toleranzentwicklung
- Suchtstoffe: Haschisch, Marihuana

Amphetamin-Typ

- variable psychische Abhängigkeit, fehlende physische Abhängigkeit, Toleranzentwicklung
- Suchtstoffe: Psychostimulanzien, Amphetamine, Ephedrin

Halluzinogen-Typ

○ variable psychische Abhängigkeit, fehlende physische Abhängigkeit, Toleranzsteigerung
○ Suchtstoffe: LSD, Meskalin

Abulie

Der Betroffene leidet unter einer krankhaften Schwäche bzw. dem Unvermögen, Entscheidungen zu treffen und Entschlüsse zu fassen.

Abwehrmechanismen

Der Begriff Abwehrmechanismus stammt aus der Psychoanalyse. Mit ihm werden psychische Vorgänge bezeichnet, die den Zweck haben, miteinander in Konflikt stehende psychische Tendenzen (Triebe, Wünsche, Motive, Werte) mental so zu bewältigen bzw. zu kompensieren, dass die resultierende psychische Verfassung konfliktfreier ist. Dies erfolgt in der Regel unbewusst.

Kompensation

Durch die Überbetonung eines bestimmten Charakterzuges wird eine Schwäche verhüllt. Z.B. wird die Frustration in einem Gebiet durch übermäßige Befriedigung in einem anderen ausgeglichen.

Verleugnung

Verleugnet wird ein bestimmtes unangenehmes Gefühl, z.B. Angst, Unsicherheit und Trauer. Die Realitätsleugnung ist ein Schutz vor einer unangenehmen Wirklichkeit, durch die Weigerung, sie wahrzunehmen.

Verdrängung

Verdrängung ist die unbewusste Unterdrückung eines Triebbedürfnisses bzw. Abdrängung ins Unbewusste. Das weiter bestehende Triebbedürfnis wird durch Nichtbefriedigung stärker und bleibt aus dem Unterbewusstsein heraus wirksam.

Verschiebung

Aufgestaute feindselige Gefühle werden auf ein weniger gefährliches Objekt übertragen bzw. entladen.

Isolierung

Verhalten, das in einem bestimmten Kontext sinnvoll ist, wird in einem anderen Kontext ausgeführt, in dem es keinen Sinn macht.

Introjektion

Das Selbstwertgefühl wird erhöht, indem das eigene unbefriedigte Motiv durch das Motiv einer anderen Person, mit der man sich identifiziert, ersetzt wird.

Projektion

Eigene Konflikte, Wünsche und Triebregungen werden auf andere Personen verschoben und dort meistens bekämpft. In der Regel hilft dies, erlebte Angst zu verringern.

Rationalisierung

Rationalisierung ist der Versuch, das eigene Fehlverhalten vor sich und anderen moralisch zu rechtfertigen.

Reaktionsbildung

Angstbeladene Wünsche werden vermieden, indem gegenteilige Intentionen überbetont werden. Die entstandenen Verhaltensweisen haben einen zwanghaften Charakter.

Regression

Rückzug auf frühere Entwicklungsstufe mit weniger komplexen und anspruchsvollen Handlungen, die zu einem früheren Zeitpunkt wirksam waren.

Sublimierung

Ersatzhandlungen, die von der Gesellschaft akzeptiert werden, zur Befriedigung von nicht erfüllten Triebimpulsen.

Ungeschehenmachen

Aufheben unmoralischer Handlungen oder Wünsche durch gegenteilige Handlungen und Gedanken. Dieses Verhalten lässt sich auch als Sühneverlangen beschreiben. Es findet sich häufig bei Zwangssyndromen.

ADHS

Definition

Das hyperkinetische Syndrom ist eine der häufigsten kinder- und jugendpsychiatrischen Erkrankungen. ADHS (Aufmerksamkeits-Defizit-Hyperaktivitäts-Störung) geht mit erhöhter Impulsivität, niedriger Frustrationstoleranz, motorischer Unruhe, verminderter Aufmerksamkeit, erhöhter Ablenkbarkeit und fehlenden Lernerfolgen einher.

Zu den Leitsymptomen zählen:

○ Unaufmerksamkeit

○ Hyperaktivität
○ Impulsivität

Symptome der Unaufmerksamkeit

(Eltern und Lehrer sollten mindestens sechs Symptome bestätigen.)

○ beachtet häufig Einzelheiten nicht oder macht Flüchtigkeitsfehler bei den Schularbeiten, bei der Arbeit oder anderen Tätigkeiten
○ hat oft Schwierigkeiten, längere Zeit die Aufmerksamkeit bei Aufgaben oder Spielaktivitäten aufrechtzuerhalten
○ scheint häufig nicht zuzuhören, wenn andere ihn/sie ansprechen
○ führt häufig Anweisungen anderer nicht vollständig aus und kann Schularbeiten, andere Arbeiten oder Pflichten am Arbeitsplatz nicht zu Ende bringen und dies nicht aufgrund oppositionellen Verhaltens oder von Verständnisschwierigkeiten
○ hat häufig Schwierigkeiten, Aufgaben oder Aktivitäten zu organisieren
○ vermeidet häufig, hat eine Abneigung gegen oder beschäftigt sich häufig nur widerwillig mit Aufgaben, die länger andauernde geistige Anstrengungen erfordern (wie Mitarbeit im Unterricht oder Hausaufgaben)
○ verliert häufig Gegenstände, die er/sie für Aufgaben oder Aktivitäten benötigt (z.B. Spielsachen, Hausaufgabenhefte, Stifte, Bücher oder Werkzeug)
○ lässt sich öfter durch äußere Reize ablenken
○ ist bei Alltagstätigkeiten häufig vergesslich

Symptome der Hyperaktivität

○ zappelt häufig mit Händen oder Füßen oder rutscht auf dem Stuhl herum
○ steht in der Klasse oder in anderen Situationen, in denen Sitzenbleiben erwartet wird, auf
○ rennt umher oder klettert exzessiv in Situationen, in denen dies unpassend ist (bei Jugendlichen oder Erwachsenen kann dies auf ein subjektives Unruhegefühl beschränkt bleiben)
○ hat Schwierigkeiten, ruhig zu spielen oder sich mit Freizeitaktivitäten ruhig zu beschäftigen
○ ist „auf Achse" oder handelt oftmals, als wäre er/sie „getrieben"

Impulsivität

○ redet übermäßig viel (ohne auf soziale Beschränkungen angemessen zu reagieren)
○ platzt mit Antworten heraus, bevor die Frage zu Ende gestellt ist
○ kann nur schwer warten, bis er/sie an der Reihe ist
○ unterbricht und stört andere (platzt z.B. in Gespräche oder Spiele anderer hinein)

Epidemiologie

○ Beginn vor dem 4. Lebensjahr

- Jungen zu Mädchen 3:1
- 3 % der Schulkinder

Ätiologie
- überwiegend keine eindeutigen Ursachen feststellbar
- neurologische Ursachen
- Störungen des Immunsystems
- genetische Faktoren
- psychosoziale Bedingungen

Diagnose
- Symptome sind mindestens sechs Monaten beständig beobachtet worden
- Symptome nicht vereinbar (unangemessen) mit Entwicklungsstand des Kindes
- Symptome bessern sich nicht von allein, sondern sind zeitlich stabil
- einige Symptome müssen vor dem 7. Lebensjahr aufgetreten sein
- Auffälligkeiten in mindestens zwei Lebensbereichen (Schule, zu Hause, Gleichaltrige)
- deutliches Leiden und Beeinträchtigung der sozialen und/oder schulischen Funktionsfähigkeit
- sollte sich aus vielen verschiedenen Steinen zusammensetzen: Beobachtung durch Eltern, Erzieher und Lehrer
- ärztliche Basisdiagnostik wie Familienanamnese, störungsspezifische Anamnese, Fragebogen mit gezielter Suche nach Auffälligkeiten, Entwicklungsstand, Umgebungsfaktoren; Ausschluss körperlicher Krankheiten, Erfassung des Allgemeinzustandes des Kindes; EEG und Laboranalysen
- psychologische Untersuchungen anhand von Tests zur Intelligenz, Konzentrationsfähigkeit, Aufmerksamkeit, Aufmerksamkeitsspanne, Merkfähigkeit

Therapie
- multimodaler Therapieansatz
- medikamentöse Therapie durch Ritalin
- verhaltenstherapeutische Interventionen an drei Punkten: Eltern- und familienzentrierte Verfahren, Arbeit an der Interaktion, Kindergarten- und schulzentrierte Verfahren

Affektive Störungen

Sie gehören zu den endogenen Psychosen und sind durch eine krankhafte Veränderung der Stimmung (Affektivität), des Antriebs und der Psychomotorik charakterisiert. Es lassen sich grundsätzlich zwei Syndrome unterscheiden:

- das depressive Syndrom
- das manische Syndrom

Unterschieden werden im Wesentlichen:

Depressive Erkrankungen

- Depressive Episoden
- Major Depression
- Dysthymia

Manische Erkrankungen

- Manische Episoden

Bipolare Erkrankungen

- Bipolare Störung
- Zyklothymia

Folgende Verlaufsformen der affektiven Störungen gibt es:

- unipolar: nur depressive bzw. manische Phasen
- bipolar: ausgeprägte depressive und ausgeprägte manische Phasen im Wechsel
- monophasisch: einmalige Depression oder Manie
- polyphasisch: mehrmalige Depressionen und/oder Manie
- anhaltend: vorliegen der Symptomatik in unterschiedlichem Ausmaß über mindestens zwei Jahre

Akute Belastungsreaktionen

Die akute Belastungsreaktion lässt sich auch als akute Krise, Schockreaktion oder „Nervenzusammenbruch" bezeichnen. Die Betroffenen erleben ein Ereignis mit einer intensiven Furcht, Hilflosigkeit oder Entsetzen.

Merkmale einer akuten Belastungsreaktion:

- Reaktion auf außergewöhnliche körperliche und/oder seelische Belastungen
- Reaktion kann Stunden bis Tage anhalten
- es kann zur teilweisen oder einer vollständigen Amnesie für diese Episode kommen
- nach anfänglichem Schockzustand kommt es innerhalb kürzester Zeit zu affektiven (Depression, Angst, Ärger, Verzweiflung, Überaktivität und sozialer Rückzug) und vegetativen Symptomen (Tachykardie, Schwitzen, Erröten)

Affekt

Bei dem Affekt handelt es sich um eine kurz andauernde, aber sehr stark ausgeprägte „Gefühlswallung". Hierzu zählen z.B. Angst, Wut oder Hass. Die Affektivität hingegen bezeichnet die Gesamtheit des Gefühlslebens, das über einen längeren Zeitraum anhält.

Affektarmut

Die gezeigten Gefühle des Betroffenen sind in ihrer Art und in ihrem Ausmaß vermindert. Der Betroffene zeigt sich gleichgültig, emotional sehr verhalten und ist häufig lust- und interesselos.

Affektstarre

Der Betroffene verharrt ohne Veränderung der Stimmung in bestimmten Affekten unabhängig von der derzeitigen äußeren Situation.

Affektlabilität

Gefühlsäußerungen können sehr leicht ausgelöst werden. Dabei lässt sich die Art und Weise der Affektäußerung nicht mit dem Denkinhalt ins Verhältnis setzen. Die Betroffenen erkennen diesen Widerspruch. Es kommt häufig zu einem raschen Wechsel der Stimmungslage. Die Affektsteuerung und Affektäußerung unterstehen einer ungenügenden Kontrolle.

Agitierte Depression

Diese Form der Depression ist durch Unruhe, Hektik und ängstliche Getriebenheit gekennzeichnet. Sie kann einhergehen mit rastlosen Bewegungen, Jammern und Wiederholen der immer gleichen Fragen.

Alkohol-Embryopathie

Durch den Alkoholkonsum bei schwangeren Frauen besteht nicht nur die Gefahr der eigenen Gesundheitsgefährdung, sondern auch die des Embryos. Geschädigte Kinder kommen mit Missbildungen, Minderwuchs, kleinen Köpfen und geistigen Behinderungen zur Welt.

Alkoholhalluzinose

Die Alkoholhalluzinose als Folgeerkrankung durch Alkoholmissbrauch ist eher selten. Ihr Erscheinungsbild hat ein wenig Ähnlichkeit mit dem Delirium tremens, kann aber differenzialdiagnostisch klar vom Delir getrennt werden.

Der Verlauf einer Alkoholhalluzinose kann wenige Wochen bis Monate andauern und kann im schlimmsten Fall einen chronischen Verlauf nehmen. Bewusstseinsstörungen oder Desorientiertheit fehlen als Symptome gänzlich. Das affektive Bild ist eher depressiv und ängstlich geprägt. Die typischen

Leitsymptome der Alkoholhalluzinose sind akustische Halluzinationen mit beschimpfendem Charakter.

Alkoholikertypen nach Jellinek

Alpha

Konflikttrinker, trinken vor allem aus psychischen Gründen (Ärger, Überlastung, Überforderung), Abstinenzfähigkeit erhalten, kein Kontrollverlust!

Beta

Übermäßiger Gelegenheitstrinker, trinkt vor allem aus sozialen Gründen (beruflich, Kameradenkreis, Sport, Clubleben), Abstinenzfähigkeit erhalten, kein Kontrollverlust!

Gamma

Klassischer, süchtiger Alkoholiker, der die Kontrolle über die Trinkmenge verloren hat. Der Gammatyp ist nicht mehr in der Lage, jederzeit aufzuhören, er ist allerdings in der Lage, eine Zeitlang abstinent zu sein. Kontrollverlust, temporäre Abstinenz möglich

Delta

Gewohnheitstrinker, der die Kontrolle über den Trinkzeitpunkt verloren hat. Er muss ständig dafür sorgen, dass ein ausreichender Alkoholspiegel Entzugserscheinungen vermeidet und seine Funktionsfähigkeit sicherstellt. Keine Abstinenzfähigkeit, kein Kontrollverlust!

Epsilon

Episodisches Trinken, Dispomanie (periodisch, dranghafte Neigung zum Trinken), der Epsilontyp trinkt, wenn es zu inneren Spannungszuständen und Verstimmungen kommt. Abstinenzfähigkeit erhalten, Kontrollverlust!

Typen	Körperliche Entzugs- symptome	Toleranz Dosis	Kontrollverlust	Abstinenz- fähigkeit
Konflikttrinker alpha-Typ	nein	nein	nein	ja
Gelegenheitstrinker beta-Typ	nein	nein	nein	ja
Süchtiger Trinker gamma-Typ	ja	ja	ja	zeitweise
Spiegeltrinker delta-Typ	ja	wenig	nein	nein
Quartalstrinker epsilon-Typ	nein	nein	zeitweise	zeitweise

Alkoholismus

Sowohl bei Alkoholabhängigkeit als auch bei der Drogen- und Medikamenten- abhängigkeit handelt es sich um ein komplexes Bedingungsgefüge. Kein ande- res Verhaltensmuster bringt so viele medizinische, soziale und rechtliche Prob- leme mit sich wie der Konsum von Alkohol.

Manche Menschen werden unter Alkoholeinfluss depressiv, andere werden aggressiv. Alkohol hat eine individuelle Wirkung, hauptsächlich wirkt er sich jedoch euphorisierend, erheiternd und anregend aus. Höherer (die Menge, die der Einzelne verträgt, ist individuell unterschiedlich) Alkoholkonsum führt zu einer Trennung der Affekte (Gefühle):

○ auf der einen Affektseite: aggressive Redseeligkeit, überzogene Selbstüber- zeugtheit, Handgreiflichwerden
○ auf der anderen Affektseite: Entwicklung von Rührseligkeit (Weltschmerz) und Depressionen bis hin zum Verstummen

Wirkung auf den Organismus
○ vegetative Störungen
○ Schlafstörungen
○ Gewichtsverlust
○ neurologische Ausfälle

Wirkung auf das Verhalten
○ Überempfindlichkeit
○ Misstrauen

- Stimmungslabilität
- verminderte Impulskontrolle
- von Imponiergehabe bis Selbstmitleid
- typisches Verhalten: Beschönigung, Verleugnung, Bagatellisierung, Verheimlichung

soziale Auswirkungen

- familiäre Konflikte
- Schulden
- Verlust des Arbeitsplatzes

Entwicklungsphasen der Alkoholabhängigkeit

Präalkoholische Phase	Prodromalphase	kritische Phase	chronische Phase
Erleichterungstrinken	Gedächtnislücken	nach Trinkbeginn Kontrollverlust	Notwendigkeit morgendlichen Trinkens
Nachlassen der Tragfähigkeit seelischer Belastungen	Änderung der Trinkart (heimlich, allein)	Trinkpausen nach Kontrollverlust	tagelange Räusche
Steigerung der Alkoholverträglichkeit	Denken an Alkohol	Erklärungssystem wird notwendig	seelischer, sozialer und körperlicher Abbau
	erstes Glas wird schnell getrunken	Verhaltensänderung	Merkfähigkeits- und Konzentrationsstörungen
		körperliche Abhängigkeit wird deutlich	Gefährliche Entzugserscheinungen
		Beginn körperlicher Schäden	körperliche und seelische Zusammenbrüche
			Organschäden, Demenz und Tod

Formen der Alkoholpsychose

- Delirium tremens
- Alkoholhalluzinose
- Eifersuchtswahn
- Wernicke Syndrom
- Korsakow Syndrom

Die Organe können auf unterschiedliche Art und Weise geschädigt werden.

○ Alkohol ist Zellgift und wirkt auf den Organismus als ein Stressor; d.h. Blutdruck steigt, Zucker und Fett gehen vermehrt in den Blutkreislauf.

○ Zur Ausscheidung des Alkohols wird Energie benötigt, die wiederum von der eigentlichen Tätigkeit der anderen Organe abgezogen werden muss. Da Herz und Gehirn viel Sauerstoff benötigen, leiden diese Organe besonders unter dem Alkoholmissbrauch

○ Fehlernährung durch übermäßigen Alkoholkonsum, da dem Körper lebenswichtige Vitamine und Mineralstoffe nicht zugefügt werden; durch Alkohol wird die Funktionsfähigkeit des Dünndarms stark beeinträchtigt, d.h. wichtige Stoffe werden nicht aufgenommen

○ Durch den Abbau des Alkohols in der Leber entstehen Gifte, die das Körpergewebe und die Nervenzellen beträchtlich schädigen

Vom Alkohol betroffene Körperregionen

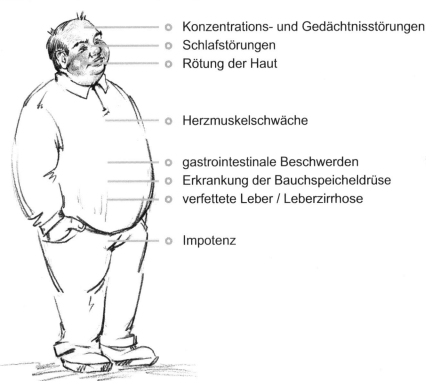

○ Konzentrations- und Gedächtnisstörungen
○ Schlafstörungen
○ Rötung der Haut

○ Herzmuskelschwäche

○ gastrointestinale Beschwerden
○ Erkrankung der Bauchspeicheldrüse
○ verfettete Leber / Leberzirrhose

○ Impotenz

Therapeutischer Verlauf

Die Behandlung durchläuft vier unterschiedliche Phasen, an denen verschiedene Berufsgruppen wie Ärzte, Seelsorger, Sozialpädagogen und Psychologen beteiligt sind.

1. **Kontakt- und Motivationsphase:**
   Der Schwerpunkt der Behandlung liegt in der Diagnosestellung, Klärung der bestehenden Folgekrankheiten und sozialen Situation; der Patient muss genügend Motivation verspüren eine Behandlung einzugehen

2. **Entgiftungs- bzw. Entzugsphase:**
   Ambulant oder stationär; es besteht die Gefahr des Delirium tremens

3. **Entwöhnungsphase:**
   Ziel ist es, psychische Abhängigkeit zu mindern oder ganz zu beenden; Dauer von sechs Wochen bis hin zu sechs Monaten in entsprechenden Fachkliniken; es besteht die Möglichkeit einer stationären, teilstationären, ambulanten oder kombinierten Behandlung; meist wird Gruppenpsychotherapie angewendet; Ziel ist der Aufbau der Selbstfindung und Eigenverantwortlichkeit

4. **Nachsorge- und Rehabilitationsphase**

Alogie

Bei der Alogie kommt es zu einer Verarmung der Sprache. Die Antwortlatenz ist verlängert und die Betroffenen antworten zögerlich und wortkarg.

Altersdepression

siehe Involutionsdepression

Ambitendenz

Hierbei handelt es sich um nebeneinander bestehende Willensimpulse, die ein entschlossenes Handeln unmöglich machen (Weglaufenwollen / Hierbleibenwollen). Dies kann nach außen als hilflose Reglosigkeit, Zustand von Unruhe und Hektik in Erscheinung treten. Bewegungs- und Handlungsabläufe werden ständig unterbrochen. Ambitendenz ist ein häufiges Symptom bei Schizophrenie und bei einer emotional instabilen Persönlichkeit.

Ambivalenz

Ambivalenz bezeichnet das gleichzeitige nebeneinander Bestehen gegensätzlicher Affekte (z.B. Hass und Liebe), Wünsche und/oder Vorstellungen. Sie kann nach außen als Ratlosigkeit, Willensschwäche, Zwiespältigkeit und Entscheidungsschwäche in Erscheinung treten. Ambivalenz ist ein häufiges Symptom bei Anpassungsstörungen und neurotischen Störungen.

Anamnese

Der Begriff kommt aus dem griechischen „anamnesis" und bedeutet so viel wie „Gedächtnis, Erinnerung". Die Anamnese dient zum Offenlegen der Krankheitsgeschichte (nach Angaben des Patienten). Anamneseerhebung und psychopathologischer Befund sind entscheidende Voraussetzungen für die Stellung einer Diagnose. Es existieren verschiedene Anamnese- und Gesprächsformen.

Die wichtigsten Gesprächsformen:

- Tiefenpsychologische Anamnese: Informationen geben umfassendes Bild über jetzige und frühere Lebenssituation vor dem Hintergrund psychodynamischer Theorienbildung
- Erstinterview: Patient berichtet frei über seine aktuellen Beschwerden und sein Anliegen, ohne dass Vorgaben gemacht werden
- Gezielte psychiatrische Exploration: Strukturierte Befragung, bei der psychopathologische Phänomene erfragt werden; es werden Hilfsmittel benutzt
- Partner- und Familiengespräche: Einbeziehen des persönlichen Umfelds, um zusätzliche Informationen zur Entwicklung der Beschwerden zu bekommen
- Verhaltensanalyse: Über das Beobachten des Agierens des Erkrankten können Rückschlüsse auf sein unmittelbares Empfinden gezogen werden

Die wichtigsten Anamneseformen

Psychotherapeutische Anamnese
- Weshalb hier?
- Seit wann besteht das Problem?
- Ist die Person von sich aus gekommen?
- Erleben der gegenwärtigen Situation (bzgl. Suizid)?
- Erwartungen?

Sozialanamnese / biographische Anamnese
äußere Lebensgeschichte:

- Kindheit
- Ausbildung
- Partnerschaft
- wirtschaftliche Situation usw.

innere Lebensgeschichte:

- frühkindliche Entwicklung
- Sozialkontakte / Beziehungen
- Hobbys

Familienanamnese
- Charakterisierung der Familienangehörigen

○ Familienklima
○ Erbkrankheiten

Körperliche Beschwerden
○ Symptome
○ Verlauf (Krankheitsbeginn)
○ bisherige Behandlungen
○ frühere Krankheiten

Psychopathologische Auffälligkeiten
○ Störungen im Bereich der Elementarfunktionen
○ äußeres Erscheinungsbild

Andauernde Persönlichkeitsveränderung nach Extrembelastungen

Bei lange andauernden extremen Belastungen, die mit Folter, Geiselhaft oder Konzentrationslagern verbunden sind, kann es in einzelnen Fällen bei den Betroffenen zu anhaltenden psychischen Folgen kommen. Diese Extrembelastungen sind gekennzeichnet durch absolute Entwürdigung und permanente Todesangst.

Symptomatik
○ chronische Angstsymptomatik
○ Gefühl des ständigen Bedrohtseins
○ sozialer Rückzug
○ Gefühl der Leere und Hoffnungslosigkeit
○ Entfremdungserleben
○ besteht mindestens zwei Jahre
○ unflexibles und unangepasstes Verhalten
○ beeinträchtigte zwischenmenschliche Beziehungen durch feindliche und misstrauische Haltung

Angstkreis

Der Angstkreis beschreibt die lerntheoretische Erklärung der Entstehung und Aufrechterhaltung von Angst im Zusammenspiel zwischen physischen und psychischen Faktoren.

Die Gedanken sind in der Regel auf das ausgerichtet, was Angst erzeugt, wodurch wiederum die Angst gesteigert wird. Das Verhalten wird darauf ausgerichtet, der Angstsituation zu entgehen oder alles zu tun, damit die Angst nicht eintritt.

Diese Erwartungsangst sorgt dafür, dass sich die Betroffenen immer mehr in den Angstkreis begeben. Der wird folgendermaßen verstanden:

○ der Angstauslöser wird gemieden und somit ist der Fokus auf die Angst gerichtet

○ der Gedanke an die Gefahr führt zu einer körperlichen Veränderung, die wiederum körperliche Symptome auslöst

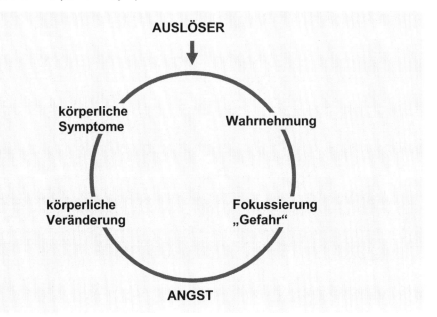

Angststörung

Eine Angststörung ist mit einem unangenehmen Gefühl des Bedrohtseins verbunden. Die Angst äußert sich in Form von seelischem Erleben, Veränderung im Verhalten und körperlichen Symptomen.

Arten von Ängsten:

○ Realangst (Stressreaktion)
○ psychotische Angst
○ körperlich begründete Angst
○ neurotische Angst

Unterschiede zwischen gesunder Angst und neurotischer Angst:

gesunde Angst

○ völlig normal
○ Alarmfunktion des ZNS, schützt vor Gefahren

neurotische Angst

○ Bedrohung ist geringfügig oder gar nicht vorhanden

- Unbehagen sitzt tief und tritt häufig auf
- der Betroffene empfindet enormen Leidensdruck
- gravierende Folgen im sozialen Bereich und Behinderungen im Leben

zu den neurotischen Ängsten zählen:

- Phobien (Soziale Phobie, Agoraphobie, Spezielle Phobien)
- Generalisierte Angststörung
- Panikattacken

Phobien

- objekt- oder situationsbezogen, nur darauf begrenzt
- das Ausmaß der Angst vor dem Objekt wechselt nicht
- Vermeidungsverhalten

Soziale Phobie

- Angst vor prüfender Beobachtung
- Situationen klar abgegrenzt oder in fast allen Situationen (außerhalb des Familienkreises!)
- häufig mit niedrigem Selbstwertgefühl und Angst vor Kritik verbunden

Symptome

- Erröten
- Vermeiden von Blickkontakt
- Händezittern
- Übelkeit
- Drang zum Wasserlassen

Agoraphobie

Angst tritt auf…
- in Menschenmengen
- auf öffentlichen Plätzen
- bei Reisen oder weiter Entfernung von zu Hause

Symptome

- verstärktes Vermeidungsverhalten !!
- mit oder ohne Panikattacken

Generalisierte Angststörung

- anhaltende frei flottierende Angst
- mindestens mehrere Wochen

Symptome

- Sorge über zukünftiges Unglück

- Nervosität, körperliche Unruhe, Nesteln
- Beklemmungsgefühl
- Muskelverspannung
- Spannungskopfschmerz
- Zittern
- Schwitzen
- Blässe
- Bauchschmerzen

Panikattacken

- wiederkehrende schwere Angstattacken (Panik nicht vorhersehbar)
- meist nach erstem Angstanfall Phobophobie
- objekt- und situationsunabhängig
- mehrere schwere Angstanfälle innerhalb von zwei Monaten

Symptome

- Symptome variieren, beginnen plötzlich
- Schwindel, Ohnmachtsgefühl
- Mundtrockenheit
- Atemnot, Schluckbeschwerden
- Druck/Schmerzen in der Brust, Beklemmungsgefühl
- Tachykardie, Palpitation
- Hitzewallungen, Kälteschauer
- abdominelle Beschwerden (Beschwerden des Bauchraumes), Durchfall, Übelkeit
- Taubheit, Kribbelgefühl

sekundäre Symptome

- Furcht zu sterben
- Furcht vor Kontrollverlust
- Angst wahnsinnig zu werden

Ätiologie

- anlagebedingt
- mangelhafte Entwicklung des Urvertrauens (orale Phase)
- früh erfahrene Lebensunsicherheiten, durch fehlende bzw. übertriebene Fürsorge (anale Phase)
- operantes Konditionieren (Lernen am Erfolg bzw. Konsequenzen), siehe Angstkreis

Epidemiologie

- am häufigsten anzutreffendes psychopathologisches Symptom
- 15 % aller Menschen erkranken mindestens einmal in ihrem Leben an einer Angststörung

- 10 % der Bevölkerung leiden an Angstzuständen, die behandlungsbedürftig sind
- bei 3 % der Betroffenen sind Begleiterkrankungen wie Medikamenten- und Alkoholabhängigkeit auszumachen
- Jugendliche leiden häufiger unter Angststörungen als Erwachsene und selten liegt der Erkrankungsbeginn nach dem 45. Lebensjahr
- häufigste Angststörungen sind soziale Phobie und spezifische Phobien
- von sozialen Phobien sind Männer und Frauen gleich häufig betroffen
- Betroffene entwickeln die spezifische Phobie zu irgendeinem Zeitpunkt ihres Lebens und viele haben mehr als eine spezifische Phobie
- Panikstörungen treten am seltensten auf, sind aber am behandlungsbedürftigsten
- bei Frauen wesentlich häufiger als bei der männlichen Bevölkerung

Anhedonie

Die Anhedonie ist häufig bei der endogenen Depression zu beobachten. Die Betroffenen klagen über den Verlust der Lebensfreude.

Anorexia nervosa

Anorexia nervosa ist eine Essstörung, die durch intensive Furcht vor dem Dickwerden ein verändertes Essverhalten sowie eine Störung der Körperwahrnehmung charakterisiert ist.

- „nervosa" weist auf die seelischen Ursachen hin
- Beginn meist nach einer strengen Diät
- affektive Auffälligkeiten (Angst, Depression, Zwangssymptome)

Epidemiologie

- Risikogruppe sind junge Frauen zwischen 15 und 25 Jahren, von ihnen sind ca. 1 % betroffen
- von den Betroffenen sind 5-10 % Männer

Ätiologie

- multifaktorielle Genese, spiegelt komplizierte Wechselwirkung zwischen soziokulturellen, psychodynamischen und biologischen Faktoren wider
- Häufigkeit hat zugenommen; es bestehen Parallelen zur gesellschaftlichen Entwicklung, die Schlanksein als Schönheitsideal propagieren
- Familienstruktur:

  - Rigidität
  - Überbehütung
  - Familie legt großen Wert auf körperliche Erscheinung
  - verwirrende Interaktionen und Kommunikationsformen

- Konfliktvermeidung
- geringes Konfliktpotenzial

- empfundene Hilflosigkeit, durch Essstörung Erlangung von Selbstkontrolle
- übermäßige Reaktion auf Meinung, Wünsche und Ansichten anderer

Merkmale

- Setzen von Zielen
  - „... als sie die beabsichtigte Anzahl der Pfunde verloren hatte, beschloss sie, noch ein paar mehr abzunehmen."

- zentrales Ziel dünn zu werden
- weniger Mahlzeiten, meiden von Kohlenhydraten und Fett
- starker Kampf gegen das Essen
  - „... versuchte etwas zu essen, musste jedoch oft weinen und aus dem Zimmer rennen, weil sie das ihr vorgeschriebene Essen nicht schlucken konnte."

- die Betroffenen haben gewöhnlich starke Hungergefühle
- ständig mit Essen beschäftigt, d.h. eine beträchtliche Zeit darauf zu verwenden, an Essen zu denken, darüber zu lesen, Mahlzeiten zu planen, von Essen und Nahrungsmitteln zu träumen
- gemeinsames Essen in der Familie wird meist vermieden
- zwanghafte Verhaltensmuster, d.h. Zuschneiden des Essens in bestimmten Formen, Zubereiten der Mahlzeiten nach selbst gesetzten strengen Regeln
- Körper-Schema-Störung
- Gebrauch von Abführ- oder Entwässerungsmittel „Purging-Typus"
- restriktiver Typus = Nahrungsaufnahme wird eingeschränkt
- „Binge-purging-Typus" = restriktive Magersüchtige können ihr Hungersystem nicht lange aufrechterhalten, sodass es zunächst gelegentlich und dann öfters zu Heißhungeranfällen kommt, es zeigt sich also ein bulimisches Verhalten
- hartnäckige Abwehr gegenüber therapeutischen Angeboten, da Magersucht über einen langen Zeitraum für Betroffene der ganze Lebensinhalt war; sie hat ihnen ihre Leistungsfähigkeit, Macht und Stärke widergespiegelt
- Substanzmissbrauch möglich

Diagnostische Leitlinie

- niedriges Körpergewicht (mindestens 15 % unter dem zu erwartenden Gewicht; BMI 17,5 oder weniger)
- Angst vor Gewichtszunahme
- Gewichtsverlust ist selbst herbeigeführt
- Körperschemastörung, in Form von spezifisch psychischer Störung (Gewicht hat Einfluss auf Selbstwert)
- Amenorrhö

- Subtypen: restriktive, Binge-purging

Anpassungsstörungen

Anpassungsstörungen sind Zustände von subjektiver Bedrängnis und emotionaler Beeinträchtigung nach entscheidenden Lebensveränderungen oder nach belastenden Lebensereignissen.

Symptomatik

- Belastung kann das soziale Netz (wie bei einem Trauerfall oder Trennungserlebnissen), das Umfeld sozialer Unterstützung oder soziale Werte (wie bei Emigration oder nach Flucht) des Betroffenen beschädigen
- Belastung kann auch in einem Entwicklungsschritt bestehen (wie Schulbesuch, Elternschaft, Misserfolg, Erreichen eines ersehnten Zieles und Ruhestand)
- individuelle Prädisposition oder Vulnerabilität spielt bei dem möglichen Auftreten und bei der Form der Anpassungsstörung eine wichtige Rolle
- Krankheitsbild entsteht nicht ohne eine Belastung
- Anzeichen sind unterschiedlich: depressive Stimmung, Angst oder Sorge
- Gefühl, mit den alltäglichen Gegebenheiten nicht zurechtzukommen und diese nicht vorausplanen oder fortsetzen zu können
- Störungen des Sozialverhaltens können insbesondere bei Jugendlichen ein zusätzliches Symptom sein

Antidepressiva

Antidepressiva sind eine bestimmte Klasse von unterschiedlich chemisch zusammengesetzten Medikamenten. Sie werden vorwiegend bei depressiven Störungen eingesetzt, aber auch bei anderen psychiatrischen Erkrankungen.

Indikation

- depressive Störungen
- generalisierte Angststörungen
- Panikstörungen
- Essstörungen
- Zwangsstörungen
- Phobien
- Schmerzsyndrome

Wirkung

- stimmungsaufhellend
- antriebsnormalisierend
- anxiolytisch
- es lassen sich körperliche Depressionssymptome eindämmen

- beim gesunden Menschen haben Antidepressiva keinen Einfluss auf die Stimmung

Gruppen
- „klassische" trizyklische Antidepressiva (TAD)
- tetrazyklische Antidepressiva
- selektive Serotonin - Wiederaufnahme - Hemmer (SSRI)
- selektive Noradrenalin - Wiederaufnahme - Hemmer (SNRI)
- Monoaminoxidase Hemmer (MAO-Hemmer)
- atypische Antidepressiva
- pflanzliches Antidepressivum (Johanniskraut)

Handelsnamen
- Noveril
- Fevarin
- Tolvin
- Aurorix
- Parnate

Wirkmechanismus
- wenn Noradrenalin und Serotonin in einer Dysbalance stehen oder vermindert sind, kann ein Antidepressiva die Neurotransmitter Noradrenalin und Serotonin im synaptischen Spalt erhöhen
- Rückaufnahme oder der enzymatische Abbau wird gehemmt

Nebenwirkungen
Bei trizyklischen Antidepressiva kommt es zu stärkeren Nebenwirkungen als bei den neueren Medikamenten. Folgende Nebenwirkungen sind bei TAD möglich:

- kognitive NW: vor allem zu Beginn der Therapie kann es zu Konzentrations-, Aufmerksamkeits- und Gedächtnisstörungen sowie Aktivierung suizidaler Impulse kommen; in höheren Dosen führen die TAD auch zu Verwirrtheitszuständen und Delirien
- Sedierung: diese kann mitunter therapeutisch erwünscht sein, aber auch zu gefährlichen Stürzen führen
- aktivierende Wirkung: mancher TAD verursacht Schlafstörungen und Unruhe
- zentralmotorische NW: Tremor, Myoklonien, Akathisie
- vegetativ-anticholinerge NW: Hyperhidrosis, Mundtrockenheit, Akkomodationsstörungen, Glaukomanfallprovokation, Obstipation, Schwitzen, sexuelle Funktionsstörungen, Harnverhalten, Gewichtsverlust, Amenorrhö
- kardiovaskuläre NW: Hypotonie, Tachykardie, Schwindel, Blutbildveränderungen

Bei den neueren Antidepressiva sind die Nebenwirkungen nicht ganz so stark. Folgende Nebenwirkungen können beobachtet werden:

- Übelkeit und/oder Erbrechen
- Kopfschmerz
- Unruhe, Angst
- Schlafstörungen
- Sedierung
- Mundtrockenheit
- Appetitlosigkeit
- kein Abhängigkeitsrisiko

Antrieb

Der Antrieb des Menschen umfasst die Energie, Aktivität und Initiative des Einzelnen.

Hierzu zählen:

- die Sprache
- die Psychomotorik (Vorgänge des gesamten Bewegungsablaufs)
- das soziale Verhalten

Antriebsarmut

Der ehemals vorhandene Antrieb ist deutlich herabgesetzt oder fehlt gänzlich. Keine eigenen Anstrengungen oder äußere Anforderungen können den Antrieb normalisieren. Antriebsarmut ist häufig bei Hirnschädigungen oder Schizophrenie zu finden.

Antriebshemmung

Hierbei handelt es sich im Gegensatz zur Antriebsarmut um eine starke Hemmung des Antriebs, die der Betroffene selbst bemerkt und unter der er leidet. Der Antrieb wird vom Betroffenen als gebremst erlebt. Trotz aller Willensanstrengung besteht die Unfähigkeit beabsichtigte Handlungen durchzuführen. Häufig ist die Antriebshemmung mit innerer Unruhe und Getriebenheit verbunden. Dieses Phänomen ist häufig bei Depressionen zu beobachten.

Antriebsmangel

Der Spontanantrieb ist deutlich herabgesetzt. Kennzeichnend sind:

- Trägheit
- Verstimmung
- Interesselosigkeit

Antriebssteigerung

Der Spontanantrieb ist gesteigert bis hin zu …

- einer unkontrollierten Unruhe
- Rastlosigkeit
- Impulshandlungen
- Triebhaftigkeit

Diese Störungsform kommt insbesondere vor bei:

- Manie
- Rauschzuständen
- agitierter Depression

Antriebsstörungen

Folgende Formen der Antriebsstörung können vorliegen:

- Abulie   — *Schwäche Entschluss zu tun*
- Alogie — *Verarm. d. Spr.*
- Antriebsarmut
- Antriebshemmung
- Antriebsmangel
- Antriebssteigerung
- Apathie
- Asozialität
- Befehlsautomatien
- Katalepsie
- Kataplexie
- Katatone Rigidität
- Katatoner Stupor
- Katatonie
- Logorrhö
- Manierismen
- Motorische Unruhe
- Mutismus
- Soziale Umtriebigkeit
- Sozialer Rückzug
- Stereotypien
- Tic
- Verbigeration

Apathie

Der Betroffene ist teilnahmslos, da es ihm an spontaner Aktivität fehlt.

Asozialität

Die Konfliktfähigkeit ist sehr eingeschränkt bzw. fehlt gänzlich. Es kommt zu einem Mangel an sozialen Kontakten und damit verbundenen Interaktionen.

Asperger Syndrom

Das Asperger Syndrom wird auch als autistische Psychopathie oder als schizoide Störung bezeichnet. Das klinische Bild unterscheidet sich bei typischer Ausprägung deutlich von anderen autistischen Erkrankungen.

Symptomatik

○ tritt fast nur bei Jungen auf, ungefähr im Kindergarten- oder Schulalter
○ Schwingungs- und Beziehungsfähigkeit ist deutlich eingeschränkt, so dass die Betroffenen ihre Umgebung oft als störend empfinden und ihr daher eher aus dem Weg gehen
○ soziale Verhaltensweisen können aber gelernt und somit Kontakte aufgenommen werden
○ die Sprachentwicklung verläuft normal oder ist besonders stark ausgeprägt
○ die Sprache ist allerdings häufig monoton und leiernd
○ verzögerte motorische Entwicklung (Grob- und Feinmotorik sowie Koordinationsstörungen)
○ Intelligenz ist normal bis überdurchschnittlich
○ Kinder wirken häufig sehr ernst, introvertiert, scheu, skurril und grüblerisch
○ bei Störung der Ausübung ihrer Interessen reagieren sie häufig gereizt bis aggressiv
○ typische jugendliche Eigenheiten werden nicht gezeigt und eine Neigung zu Stereotypien sowie extremer Humorlosigkeit sind deutlich

Auffassungsstörungen

Diese Störung gehört zu den Gedächtnisstörungen. Auffassung ist die Fähigkeit, Erlebnisse in ihrer Bedeutung zu verstehen und miteinander zu verknüpfen. Diese Fähigkeit ist beeinträchtigt, die Auffassungsgabe ist verlangsamt, falsch oder fehlt ganz. Die Störung ist zu beobachten bei:

○ Aphasie
○ exogenen Psychosen

Autismus

Der Begriff wurde von Eugen Bleuler geprägt und zählte früher zu einem spezifischen Bestandteil der schizophrenen Symptomatik. Bleuler ging beim Autismus von einer pathologischen Selbstbezogenheit und einem sozialen Rückzug aus. Mittlerweile hat sich dieser Begriff inhaltlich ausgedehnt und dient vor allem der Klassifikation kindlicher Autismusformen (tief greifende Entwicklungs-störung).

Symptomatik

- schwere und einschneidende Beeinträchtigungen in den Bereichen der kog-nitiv-sprachlichen und sozial-emotionalen Entwicklung

Befehlsautomatien

Der Betroffene führt automatische Handlungen aus, die er als nicht von sich gesteuert erlebt.

Dazu zählen:

- Echolalie = alles Gehörte wird nachgesprochen
- Echopraxie = alles Gesehene wird nachgemacht
- Negativismus = es wird das Gegenteil des Verlangten getan

Benommenheit

Benommenheit ist eine quantitative Bewusstseinsstörung. Hierbei handelt es sich um den leichtesten Grad der Vigilanzstörung.

Symptomatik

- Dösigkeit und Reaktionsverlangsamung
- volle Bewusstseinsklarheit

Bewusstseinseinengung

Die Bewusstseinseinengung zählt zu den qualitativen Bewusstseinsstörungen. Bei der Bewusstseinseinengung kann es zu traumhaften Veränderungen des Bewusstseins kommen. Nur bestimmte Erlebnisse, Denkinhalte oder Vorstel-lungen werden fokussiert. Die Betroffenen reagieren vermindert auf Außenrei-ze. Es scheint, als sei ihre vollständige Aufmerksamkeit nach innen gerichtet. Ihre Handlungsfähigkeit bleibt jedoch im Großen und Ganzen erhalten. Für den Zeitabschnitt der Bewusstseinseinengung besteht hinterher eine Amnesie.

Bewusstseinsstörungen

Bewusstseinsstörung ist der Oberbegriff für alle Veränderungen der Bewusst-seinslage. Es wird unterschieden zwischen

- quantitativer Bewusstseinsstörung (Grad der Wachheit „Vigilanz")
- qualitativer Bewusstseinsstörung (Bewusstseinsveränderungen)

Qualitative Bewusstseinsstörungen

Bei den qualitativen Bewusstseinsstörungen handelt es sich um eine Einschränkung der Klarheit der Aufmerksamkeit und eine Fixierung auf innere und äußere Reize. Es kann zu tranceähnlichen Zuständen kommen, die einen bis mehrere Tage andauern können. Folgende Formen sind möglich:

- Bewusstseinstrübung
- Bewusstseinseinengung
- Bewusstseinsverschiebung/-erweiterung

Quantitative Bewusstseinsstörungen (Vigilanz)

Die Vigilanz beschreibt den Grad der Wachheit und wird in folgende Stufen eingeteilt:

- Benommenheit
- Somnolenz
- Sopor
- Koma

Bewusstseinstrübung

Hierbei ist das Denken und Handeln verwirrt. Die Bewusstseinstrübung wird in der Allgemeinmedizin sehr weit gefasst, sodass sie auf fast alle Störungen des Bewusstseins übertragen wird. Wir wollen jedoch mit folgender Symptomatik ein klares Bild der Bewusstseinstrübung aufrechterhalten.

Symptomatik

- gegenwärtiges Erleben in Bezug auf Ich und Umwelt kann nicht klar getrennt werden
- fehlende Zusammenhänge zwischen einzelnen Vorgängen
- Verlangsamung des Denkens
- Merkfähigkeitsstörung, die mit einer fehlenden Orientierung gepaart ist

Bewusstseinsverschiebung bzw. -erweiterung

Die Bewusstseinsänderung findet hier im Bereich einer Intensitäts- und Helligkeitssteigerung statt. Die Betroffenen sind ungewöhnlich wach und erleben ein verändertes Tagesbewusstsein. Häufig sind verkürzte Reaktionszeiten zu beobachten, aber auch Einschränkungen in der Wahrnehmung und Koordinationsfähigkeit. Dieses Symptombild lässt sich bei Intoxikationen durch Psychostimulanzien oder beginnenden Psychosen finden.

Symptomatik
○ Intensitäts- und Helligkeitssteigerung
○ Betroffene sind ungewöhnlich wach und erleben ein verändertes Tagesbewusstsein
○ verkürzte Reaktionszeiten
○ Einschränkung in der Wahrnehmung und Koordinationsfähigkeit

Binge-Eating-Störung

Bei der Binge-Eating-Störung handelt es sich um Heißhungerattacken ohne kompensatorische Maßnahmen an mindestens zwei Tagen in der Woche für mindestens sechs Monate.

Symptomatik
○ stetige Gewichtszunahme
○ Kernsymptom: Kontrollverlust über das Essen, Gefühl, mit dem Essen nicht aufhören zu können
○ Beginn meist, wenn die Betroffenen alleine sind
○ alleine essen aus Verlegenheit über die Menge
○ schnelles wahlloses Essen ohne Hungergefühl
○ Fressanfälle sind von Schuld- und Schamgefühl, Ekelgefühl, Deprimiertheit sowie depressiver Stimmung begleitet
○ Essen bis zu unangenehmem Völlegefühl

Biologische Therapie

Die biologisch orientierten Theoretiker sind der Ansicht, dass es sich bei gestörtem Verhalten um eine Krankheit handelt. Das bedeutet, es liegt eine körperliche Funktionsstörung vor, deren Hauptursache im Gehirn zu finden ist, bedingt durch Probleme der:

○ Gehirnanatomie
○ Biochemie
○ Genetik

Das biologische Modell genießt im klinischen Bereich ein beträchtliches Ansehen und kann über gestörtes Erleben und Verhalten wertvolle und empirisch belegte Informationen vorweisen.

Methoden
○ Schlafentzug
○ Lichttherapie
○ Elektrokrampftherapie
○ Psychopharmakatherapie
○ Physiotherapie

Body Mass Index (BMI)

Der BMI wird zur Bestimmung von Unter-, Normal- und Übergewicht genutzt.

Formel zur Berechnung:

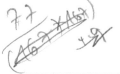

$$\frac{\text{Gewicht (kg)}}{(\text{Körpergröße (m)})^2} = \text{BMI}$$

Einteilung in Gewichtsgruppen	
Gewichtsklassen	BMI kg / m²
Untergewicht	unter 17,5
Normalgewicht	18,5 bis 24,9
Übergewicht	25,0 bis 29,9
Adipositas Grad I	30,0 bis 34,9
Adipositas Grad II	35,0 bis 39,9
Adipositas Grad III	über 40,0

Altersbezogenes Normalgewicht	
Alter	BMI kg / m²
19 bis 24 Jahre	BMI 19 bis 24
25 bis 34 Jahre	BMI 20 bis 25
35 bis 44 Jahre	BMI 21 bis 26
45 bis 54 Jahre	BMI 22 bis 27
55 bis 64 Jahre	BMI 23 bis 28
ab 65 Jahre	BMI 24 bis 29

Bulimia nervosa

Bulimische Menschen werden von episodischen unkontrollierbaren Heißhungerattacken eingeholt. Diese „Fressattacken" dehnen sich meist in einer Zeitspanne von einer Stunde aus, in der die Betroffenen eine Nahrungsmenge konsumieren, die die meisten Menschen in einer vergleichbaren Zeit nicht zu sich nehmen könnten. Gleichzeitig jedoch werden nach den „Fressattacken" gegensteuernde Maßnahmen zur Gewichtsreduktion getroffen. Hierbei handelt es sich um den „Purging-Typus". Wichtig ist, dass dieser Typ nicht mit dem „Binge-Purging-Typ" verwechselt wird, da dieser Typ zur Anorexia nervosa gezählt wird und das Gewicht als Diagnosekriterium im Vordergrund steht.

Diagnostische Leitlinie

○ andauernde Beschäftigung mit dem Essen, unwiderstehliche Gier nach Nahrungsmitteln
○ wiederholte Episoden von Fressattacken; Zeitspanne einer Fressattacke etwa 1 Stunde
○ kompensatorische Maßnahmen zur Vermeidung einer Gewichtszunahme
○ Fressattacken und kompensatorische Maßnahmen zweimal pro Woche über drei Monate
○ Figur- und Körpergewicht haben einen übermäßigen Einfluss auf das Selbstwertgefühl
○ Gewicht gewöhnlich im Rahmen des Normalen, schwankt aber sehr in diesem Rahmen
○ Subtypen: Purging-Typ, Non-Purging-Typ

Fressattacken

○ 2 bis 40 Fressattacken pro Woche; im Durchschnitt 10
○ vorausgehendes Gefühl der Anspannung, reizbar; Betroffene fühlen sich hilflos gegenüber dem überwältigenden Drang zu essen
○ Fressattacken finden gewöhnlich im Geheimen statt; Angst ertappt zu werden
○ es handelt sich meist um süße, kalorienhaltige Nahrungsmittel, die eine weiche Beschaffenheit haben
○ Fressattacke selbst wird als sehr angenehm erlebt
○ nach Fressattacke extreme Selbstvorwürfe, Schuldgefühle und Depressionen

Kompensatorische Verhaltensweisen

○ Erbrechen, Laxativa (Abführmittel), Diuretika (Entwässerungsmittel) oder Klistiere lindern das Völlegefühl
○ verringern Gefühl des Ekels, der Angst vor sich selbst und des Kontrollverlusts
○ stören den Mechanismus, der dem Körper Sättigung signalisiert, somit wird der Betroffene noch hungriger, woraus eine erneute und intensivere Fressattacke entstehen kann
○ Kalorien werden trotzdem bis zur Hälfte aufgenommen

Chorea Huntington

Chorea Huntington ist eine Erkrankung des ZNS mit zunächst unspezifischer psychischer Beeinträchtigung und choreatischen Bewegungsstörungen. Der Beginn liegt im 30. bis 45. Lebensjahr. Es handelt sich um eine Erbkrankheit. Es erkranken etwa 50 % der Familienmitglieder. Die Krankheit verläuft tödlich.

Symptome

- unwillkürliche zuckende Bewegungen im Gesicht, Extremitäten und Rumpf
- Minderung kognitiver Leistungen
- Rigor
- Ängstlichkeit, Depressivität, Affektlabilität
- fortschreitend: Enthemmung, Aggressivität, Delinquenz und Demenz

Creutzfeldt-Jakob

Hierbei handelt es sich um eine progrediente Demenz, die wahrscheinlich durch Prionen hervorgerufen wird. Die Übertragung durch Genuss von Fleisch erkrankter Rinder („Rinderwahnsinn") ist noch fraglich.

- familiäre Häufung bei 10 % bis 15 % der Erkrankungen
- Auftreten meist im mittleren Lebensalter

Symptome

- Ataxie
- Rigor
- extrapyramidale Störungen
- Myoklonien
- depressive, paranoid-halluzinatorische und Angstsymptome
- Werkzeugstörungen

Dämmerzustand

Hierbei handelt es sich um eine Form der Bewusstseinseinengung mit gleichzeitiger Trübung der Bewusstseinslage.

Symptomatik

- dauert Stunden bis Tage
- tranceähnlicher Zustand; Einengung von Denkinhalten, Vorstellungen, Erlebnissen und Handlungsweisen
- Aufmerksamkeit scheint nach innen gerichtet
- Antrieb kann verlangsamt, aber auch gesteigert sein
- Handlungsfähigkeit bleibt erhalten

Vorkommen
- Epilepsie
- Alkohol- und Drogeneinfluss
- Hirntrauma
- Intoxikation
- Enzephalitis
- psychogener Dämmerzustand (selten)

Delir

Beim Delir handelt es sich um eine akute, reversible Psychose mit Bewusstseinstrübung und Sinnestäuschung. Es finden sich Verwirrtheit, Angst und Erregung im Sinne einer Beschäftigungsunruhe neben Akoasmen (Geräuschhalluzinationen mit Knallen, Zischen, Rascheln) und optischen Halluzinationen (Szenen mit kleinen Figuren). Bewusstsein und Aufmerksamkeit sind gestört, allgemeine Reaktionen verlangsamt. Der Patient hat ein traumhaftes Erleben und tranceähnliche Zustände.

Meist finden sich auch körperliche Symptome wie Tremor, vegetative Störungen und Kreislaufinsuffizienz. Häufig beobachtet man Greif- und Zupfbewegungen auf der Bettdecke sowie Greifen nach halluzinierten Gegenständen oder Tieren. Ferner kommt es zu sinn- und zweckloser stereotyper Laufmotorik mit kleinen Bewegungsexkursionen. Es treten psychomotorische Störungen mit Nesteln und Fädenziehen und Störungen des Schlaf-Wach-Rhythmus auf. Reizbarkeit, Euphorie, Apathie und Ratlosigkeit können ebenso wie optische, taktile, akustische und andere Halluzinationen vorkommen.

Symptomatik
- Reaktionen sind verlangsamt
- traumhaftes Erleben
- Beeinträchtigung der Auffassung
- Störungen des Schlaf-Wachrhythmus
- Euphorie, Apathie und Ratlosigkeit
- Reizbarkeit, Verwirrtheit, Angst, psychomotorische Unruhen, Halluzinationen
- ist nicht nur auf Alkoholismus als Ursache zurückzuführen, sondern auch auf bestehende Hirnschädigungen, Fehlernährung, Karzinome, Diabetes melitus, Infektionen usw.
- Gefahr der vegetativen Entgleisung! Psychiatrischer Notfall

Delirium tremens

Das Delirium tremens ist eine akute lebensbedrohliche Erkrankung, die während eines Entzuges nach langjährigem Alkoholmissbrauch auftreten kann und wird somit auch als Entzugsdelir bezeichnet. Hierbei handelt es sich um einen psychiatrischen Notfall, da es unbehandelt bei 10-20 % der Betroffenen zum Tode führen kann. Das Delirium tremens ist die häufigste psychiatrische Folgekrankheit des Alkoholismus und tritt bei ca. 15 % aller Alkoholabhängigen auf.

Symptomatik

○ Gedächtnis- und Konzentrationsstörungen
○ Halluzinationen (optisch, illusionäre Verkennung)
○ Desorientiertheit
○ wechselnde Stimmungslage (depressiv/euphorisch)
○ Vitalstörungen

Demenz

Bei der Demenz handelt es sich um eine irreversible (meist voranschreitende) Minderung der intellektuellen Leistungsfähigkeit. Dabei kommt es zu einem allgemeinen Persönlichkeitsabbau aufgrund zunehmender Hirnleistungsschwäche.

Von Pseudodemenz spricht man bei einem ähnlichen Erscheinungsbild, das aber keine organischen Ursachen (z.B. Involutionsdepression) hat.

Symptome

○ Merkschwäche, Vergesslichkeit
○ Konzentrations- und Orientierungsstörungen
○ Einbußen an Umstellfähigkeit und Reaktionsvermögen
○ Kritikschwäche
○ im weiteren Verlauf: Antriebsstörungen, verminderte Selbstkontrolle und Taktgefühl, Nachlassen von Pflichtbewusstsein und Zuspitzung von Charakterzügen
○ fortschreitend: Werkzeugstörungen

Vorkommen

○ Demenz vom Alzheimer-Typ
○ Vaskuläre Demenz
○ Korsakow-Syndrom
○ Chronische Intoxikationen
○ Hirnschädigungen
○ AIDS

Denkhemmung

Im Gegensatz zur Denkverlangsamung wird die Hemmung des Denkens als subjektiv empfunden. Der Betroffene erlebt sein Denken als zeitlich verzögert und die Denkgeschwindigkeit als verlangsamt. Trotz allen Bemühens ist es dem Betroffenen nicht möglich, diese Hemmung aufzuheben, wobei es zu erheblichem Leidensdruck kommt. Häufig ist die Denkhemmung bei depressiven Störungen zu beobachten.

Denkverlangsamung

Der Gedankengang des Betroffenen läuft schleppend und verzögert ab. Er hat Mühe, den Denkvorgang zu bewältigen. Die Denkverlangsamung wird objektiv wahrgenommen.

Depersonalisation

Die Depersonalisation gehört zu den Ich-Störungen.

Symptome
- das Ich oder Teile des Körpers werden als fremd, unwirklich oder verändert erlebt
- Störung des Einheitserlebens
- die eigenen Handlungen werden als mechanisch erlebt

Derealisation

Die Derealisation gehört zu den Ich-Störungen. Hier wird die Umwelt als fremd, unwirklich oder räumlich verändert erlebt.

Dissoziative Störung (Konversionsstörung)

Es handelt sich um einen Defekt der mentalen Integration, bei der eine oder mehrere Bereiche mentaler Prozesse vom Bewusstsein getrennt werden und unabhängig voneinander ablaufen.

Dissoziation ist die Unterbrechung der normalerweise integrativen Funktionen...
- des Bewusstseins
- des Gedächtnisses
- der Identität
- der Wahrnehmung der Umwelt

Konversion ist die Umwandlung verdrängter Triebe oder Erlebnisse in körperliche Symptome „pseudoneurologische Symptome".

Allgemeine Kennzeichen der dissoziativen Störungen bzw. Konversionsstörungen:
- ein teilweiser oder völliger Verlust
  - der normalen Integration der Erinnerung an die Vergangenheit
  - des Identitätsbewusstseins
  - der Wahrnehmung unmittelbarer Empfindungen

- der Kontrolle von Körperbewegungen
- keine körperliche oder neurologische Krankheit
- Funktionsverlust als Ausdruck emotionaler Konflikte oder Bedürfnisse (enge Beziehung zu psychischer Belastung)
- plötzliches oder allmähliches Erscheinen der Symptome
- nur Störungen der körperlichen Funktionen, die normalerweise unter willentlicher Kontrolle stehen
- vorübergehend oder chronisch
  - die meisten dissoziativen Störungen neigen nach einigen Wochen oder Monaten zur Remission (mit traumatisierendem Lebensereignis verbunden)
  - chronische Störungen sind besonders Lähmungen und Gefühlsstörungen (im Zusammenhang mit unlösbaren Problemen oder interpersonalen Schwierigkeiten)

Formen
- Dissoziative Amnesie
- Dissoziative Fugue
- Dissoziativer Stupor
- Trance- und Besessenheitszustände
- Dissoziative Bewegungsstörungen
- Dissoziative Krampfanfälle
- Dissoziative Sensibilitäts- und Empfindungsstörungen
- sonstige dissoziative Störungen
- Depersonalisations- und Derealisationssyndrom

Durchgangssyndrom

Hierbei handelt es sich um eine reversible exogene Psychose. Das Durchgangssyndrom erscheint ohne Bewusstseinsstörung. Je nach seinen psychopathologischen Auffälligkeiten ist es zu unterscheiden.

Formen
- aspontanes Durchgangssyndrom: überwiegend Antriebsschwäche
- amnestisches Durchgangssyndrom: vorherrschen von Gedächtniseinbußen
- affektives Durchgangssyndrom: vorherrschen von Manie- und Depressionssymptomen
- paranoid-halluzinatorisches Durchgangssyndrom

Vorkommen
- Folge von traumatischen, toxischen entzündlichen Hirnschädigungen
- Vergiftungserkrankungen
- postoperativ

Dyspareunie

Die Dyspareunie gehört zu den sexuellen Funktionsstörungen und ist eine Störung mit sexuell bedingten Schmerzen.

Die Betroffenen genießen Sex und werden auch erregt, haben aber durch die Schmerzen, die in verschiedenen Arten auftreten können, ein sehr eingeschränktes Sexualleben.

Bei der Frau kann es zu äußeren Schmerzen (meist am Scheideneingang) und zu inneren Schmerzen (Schädigung des Muttermunds, der Gebärmutter oder des Beckenbindegewebes) kommen.

Beim Mann können spezielle Infektionen ein unangenehmes Anschwellen oder eine Entzündung der Harnröhre sowie anatomische Probleme (zu enge Vorhaut oder eine unnatürliche Krümmung des erigierten Penis) die Schmerzen verursachen.

Auf jeden Fall sollte bei einer derartigen Störung ein Arzt konsultiert werden.

Dysphorie

Ist eine Bezeichnung für eine banale Alltagsverstimmung, aber auch krankhafte Stimmungen bei hirnorganischen Erkrankungen (Organisches Psychosyndrom, Schizophrenie).

Der Patient befindet sich in einer missmutigen Stimmungslage. Er wirkt mürrisch, nörgelnd und übellaunig.

Dyssomnien

Dyssomnien gehören zu den primären (nicht organischen) Schlafstörungen.

Sie sind unterteilt in:
Insomnie (Schlaflosigkeit)

- Klagen über Einschlaf-, Durchschlafstörungen oder schlechte Schlafqualität
- Leidensdruck oder Störung der Leistungsfähigkeit
- wenigstens 3-mal pro Woche, mindestens einen Monat

Hypersomnie (exzessive Schläfrigkeit)

- übermäßige Schlafneigung oder Schlafanfälle während des Tages
- Leidensdruck oder Beeinträchtigung der Leistungsfähigkeit
- täglich, mindestens einen Monat oder wiederkehrend in kürzeren Zeiträumen

Störung des Schlaf-Wach-Rhythmus

- Insomnie während der Hauptschlafperiode, Hypersomnie während der Wachperiode
- Leidensdruck oder Beeinträchtigung der Leistungsfähigkeit
- fast täglich, mindestens 1 Monat oder wiederkehrend in kürzeren Zeiträumen

Dysthymia

Leichtere, aber chronifizierte Form einer depressiven Verstimmung.

Sie kann einer major Depression folgen oder es können in ihrem Verlauf Phasen einer major Depression auftreten. Die Symptomatik ist von einer normalen Stimmung nicht mehr als zwei Monaten unterbrochen.

Die Erkrankung besteht über mehrere (chronisch), mindestens zwei Jahre und ist weder schwer noch hinsichtlich einzelner Episoden anhaltend genug, um die Kriterien einer schweren, mittelgradigen oder leichten rezidivierenden depressiven Störung nach ICD-10 F33 zu erfüllen.

Kennzeichen der Depression sind:

- Stimmung: traurige gedrückte Stimmung, Verlust von Freude, Hoffnungslosigkeit
- Antrieb: Minderung von Interesse und Initiative, Schwierigkeiten bei den alltäglichen Anforderungen
- Denken: Herabsetzung der Selbstachtung und des Selbstwertgefühls, einförmige Denkinhalte, Grübelneigung, pessimistische Zukunftsaussichten
- Vitalstörungen: Ein- und Durchschlafstörungen (Abendtief), unspezifische körperliche Beschwerden (Kopf-, Rücken- und Bauchschmerzen)

Differenzialdiagnose
- depressive Episoden (major Depression)
- depressive Trauerreaktion
- organische Depression
- Schizophrenie
- Sucht

Eingeengtes Denken

Eingeengtes Denken gehört zu den formalen Denkstörungen. Dabei handelt es sich um eine Einschränkung des inhaltlichen Denkens, Verhaftetsein mit einem Thema oder wenigen Themen.

Elementarfunktionen

- Antrieb
- Affektivität
- Inhaltliches Denken
- Formales Denken
- Wahrnehmung
- Bewusstsein
- Orientierung
- Ich-Erleben
- Intelligenz
- Mnestische Funktionen

Endogene Depression

Die endogene Depression gehört zu den endogenen (von innen heraus, nicht nachvollziehbar) Psychosen bzw. zu den affektiven Störungen.

Der Begriff der endogenen Depression kann zu Verwirrungen führen, da es sich hierbei um einen alten Begriff handelt, der in den Klassifikationssystemen so nicht vorzufinden ist, sondern als depressive Episode (leicht, mittelschwer, schwer) beschrieben wird. Weitere Synonyme sind major Depression oder Melancholie.

Es wird zwischen folgenden Depressionsformen unterschieden:

- Endogene Depression (Schweregrad, Verlauf)
- Somatogene Depression
- Psychogene Depression
- Sonderformen

Es wird zwischen folgenden Depressionsverläufen unterschieden:

- unipolar: nur depressive bzw. manische Phasen
- bipolar: ausgeprägte depressive und ausgeprägte manische Phasen im Wechsel
- monophasisch: einmalige Depression oder Manie
- polyphasisch: mehrmalige Depressionen und/oder Manie
- anhaltend: vorliegen der Symptomatik in unterschiedlichem Ausmaß über mindestens zwei Jahre

Die endogene Depression ist eingeteilt in:

- gehemmte: verminderte Psychomotorik und Aktivität; Extremfall depressiver Stupor!!
- agitierte: ängstliche Getriebenheit, Bewegungsunruhe, Jammern und unproduktives hektisches Verhalten
- lavierte: diffuse und multiple körperliche Beschwerden

Epidemiologie

- Häufigkeit in der Bevölkerung ca. 0,5 - 1 %
- Erstmanifestation zwischen 20. und 29. Lebensjahr
- Frauen zu Männer 2:1

Ätiologie

- multifaktorielle Genese
- Vulnerabilität
- Mangel an Noradrenalin und Serotonin
- Erbbedingtheit

Das depressive Syndrom
Affektivität

Niedergeschlagenheit, Leeregefühl, Gleichgültigkeit, Hoffnungslosigkeit, Nihilismus, Gefühl der Gefühllosigkeit, Insuffizienzgefühl, Selbstentwertung bis hin zur Suizidalität

Antrieb

Antrieb ist blockiert bis hin zum depressiven Stupor, Interessensverlust, sozialer Rückzug, Sprachverarmung bis hin zum Mutismus

Formales Denken

Denkhemmung mit Verlangsamung des Denkablaufs, eingeengtes Denken mit Neigung zum Grübelzwang, verminderte Konzentrations- und Aufnahmefähigkeit sowie Merkfähigkeitsstörungen

Inhaltliches Denken

Wahnideen, Verarmungswahn, Schuldwahn, nihilistischer Wahn

Vegetative Störungen

Früherwachen, Morgentief, Durchschlafstörungen, Müdigkeit, Erschöpfungsgefühl, Appetit- und Libidoverlust, Gewichtsabnahme, Globusgefühl

Entspannungsverfahren

Es ist nachgewiesen, dass die Entspannungsreaktion mit einer Senkung der Muskelspannung, der kortikalen Aktivität, der Herzfrequenz und des Blutdruckes einhergeht und die Atmung langsamer wird. In diesem Moment der Entspannung wird auch die elektrische Aktivität des Gehirns reduziert, sodass der Input an das ZNS gesenkt wird.

Zu den empirisch gut fundierten Entspannungsverfahren gehören

○ Hypnose
Während einer Hypnose befindet sich der Betroffene in einem Zustand veränderten Bewusstseins. Die Hypnose kann insbesondere bei Akutbehandlungen einzelner Symptome (Wundheilung, Kopfschmerzen, Heuschnupfen
usw.), bei akuten Schmerzzuständen, Neurosen, somatoformen Störungen,
Konversionsstörungen oder bei unerwünschten Verhaltensweisen (Rauchen) eingesetzt werden.

○ Autogenes Training
Durch die bewusste Konzentration auf den eigenen Körper entsteht ein Gefühl tiefer Entspannung und Ruhe, sodass sich der Organismus
erholen kann.

○ Progressive Muskelrelaxation
Grundlage dieses Trainings ist die Kontrastwahrnehmung des Patienten
durch die wiederholte An- und Entspannung der einzelnen Muskelgruppen.

○ Biofeedback
Durch das Biofeedback kann der Betreffende lernen, seine vegetativen Körperfunktionen willentlich zu kontrollieren. Bei der Biofeedbackbehandlung
werden dem Patienten die Körperfunktionen auf elektronischem Wege hörbar oder sichtbar gemacht.

Enkopresis

Enkopresis gehört zu den Störungen der Ausscheidung bei Kindern. Im Alter
von ungefähr vier Jahren sind die meisten Kinder sauber und können die Darm-
funktion kontrollieren. Probleme bei der Kontrolle der Darmentleerung führen zu
Selbstbeschmutzung, die der Grund für Enttäuschung und Ärger von Seiten des
Kindes, der Eltern, der Lehrer oder anderer im Leben des Kindes wichtiger Personen ist. Außerdem kann es zu schweren sozialen Problemen kommen: Es
werden Witze gemacht, und Erwachsene meiden möglicherweise das Kind. All
dies beeinträchtigt das Selbstwertgefühl des Kindes sehr.

○ Enkopresis kommt seltener vor als Enuresis und tritt häufig bei Kindern in
unteren sozialen Schichten auf
○ Enkopresis kommt bei Jungen häufiger vor als bei Mädchen
○ Kinder mit Enkopresis haben meist auch andere Probleme, wie z.B. Auf-
merksamkeitsprobleme, geringe Frustrationstoleranz, Hyperaktivität und eine schlechte Koordinationsfähigkeit
○ manchmal beginnt ein Kind nach einer stressigen Veränderung in seinem
Leben „in die Hose zu machen", wie z.B. der Geburt von Geschwistern,
Trennung oder Scheidung der Eltern, familiären Problemen oder Umzug in
ein neues Zuhause

Enuresis

Enuresis gehört zu den Störungen der Ausscheidung bei Kindern. Vom Bettnässen (Enuresis) spricht man, wenn sich ein Kind in einem Alter von fünf Jahren und älter noch regelmäßig einnässt. Es ist eine der häufigsten Störungen im Kindesalter.

Einnässen kann ein Symptom vieler, auch rein körperlicher Krankheiten sein, daher sollte stets eine ärztliche Abklärung erfolgen.

Erektionsstörung

Die Erektionsstörung gehört zu den sexuellen Funktionsstörungen.

In den meisten Fällen einer Erektionsstörung handelt es sich um ein Zusammenwirken von biologischen, psychologischen und soziokulturellen Prozessen.

Störung der sexuellen Erregung bei der Frau

- anhaltende oder wiederkehrende Unfähigkeit, Lubrikation und Anschwellung der äußeren Genitalen als Zeichen genitaler Erregung zu erlangen oder aufrechtzuerhalten
- deutliches Leiden oder zwischenmenschliche Schwierigkeiten

Erektionsstörungen beim Mann

- anhaltende oder wiederkehrende Unfähigkeit, eine adäquate Erektion zu erlangen oder aufrechtzuerhalten
- deutliches Leiden oder zwischenmenschliche Schwierigkeiten

Euphorie

Die Euphorie ist ein häufiges Erscheinungsbild bei der Manie. Es handelt sich hierbei um ein übersteigertes Wohlbefinden, eine übersteigerte Heiterkeit und Zuversicht und ein gesteigertes Vitalgefühl.

Exhibitionismus

Ist eine Störung der Sexualpräferenz (Paraphilie).

Der Exhibitionist wird sexuell erregt, wenn er die eigenen Genitalien vor einer anderen Person, meist vom anderen Geschlecht, zur Schau stellen kann.

Hierbei besteht der Wunsch, den anderen zu überraschen und zu erschrecken.

Diese Impulse intensivieren sich meist in der Freizeit oder wenn die Betroffenen unter einer starken Belastung stehen. Diese Art der Störung tritt in der Regel vor dem 18. Lebensjahr auf und kommt fast nur bei Männern vor. Betroffene verhalten sich oft sehr zurückgeblieben gegenüber dem anderen Geschlecht oder haben allgemeine Schwierigkeiten, zwischenmenschliche Beziehungen aufzubauen.

50 % der Exhibitionisten sind verheiratet, haben aber eine unbefriedigende sexuelle Beziehung zur Ehefrau.

Fetischismus

Ist eine Störung der Sexualpräferenz (Paraphilie). Der Fetischismus besteht im Gebrauch von leblosen Objekten (Fetisch) zur sexuellen Erregung und zur Herbeiführung eines Orgasmus.

Jeder Gegenstand kann zum Fetisch werden (Frauenunterwäsche, Schuhe und Stiefel).

Die Objekte werden berührt, berochen und getragen, während die Person dazu masturbiert, oder der Sexualpartner wird gebeten, den Gegenstand bei der gemeinsamen sexuellen Aktivität zu tragen.

Formale Denkstörungen

Das Denken manifestiert sich in der Sprache und Schrift. Bei einer Denkstörung ist der Denkablauf gestört. Die Form der Denkstörung wird vom Patienten als subjektiv empfunden.

Folgende Formen der formalen Denkstörung sind möglich:

- Denkverlangsamung
- Denkhemmung
- Umständliches Denken
- Eingeengtes Denken
- Ständiges Grübeln
- Ideenflucht
- Vorbeireden
- Gedankenabreißen
- Zerfahrenheit/Inkohärenz
- Neologismen
- Perseveration
- Paralogik
- Konkretismus

Freud'sche Trias

Das Ziel der Psychoanalyse bzw. anderer tiefenpsychologischer Psychotherapien ist es, die Ereignisse der Vergangenheit und die inneren Konflikte ins Bewusstsein zu holen.

Um dieses Ziel zu verfolgen, benutzt der Therapeut Techniken, wie das freie Assoziieren, die Deutung, die Katharsis und das Durcharbeiten. Diese Technik wird die Freud`sche Trias genannt und setzt sich aus folgenden Punkten zusammen:

○ Erinnern
○ Wiederholen
○ Durcharbeiten

Gedächtnisstörung

Gedächtnisstörungen gehören zu den Störungen der mnestischen Funktionen.

Bei einer Gedächtnisstörung ist die Fähigkeit, alte und neue Erfahrungen wiederzugeben, vermindert. Es wird zwischen zwei Störungstypen unterschieden:

○ Störung des Altgedächtnisses
○ Störung der Merkfähigkeit (Frischgedächtnis)

Typen der Gedächtnisstörung

○ Gedächtnisstörung (Erinnerungsfähigkeit vermindert oder vollständig aufgehoben)
○ Merkfähigkeitsstörung (Beeinträchtigung, junge Eindrücke in einer Zeit bis zu ca. 10 Minuten zu behalten)
○ Auffassungsstörungen (Auffassungsgabe ist verlangsamt, falsch oder fehlt ganz)
○ Aufmerksamkeits- und Konzentrationsstörung

Gedankenabreißen

Die Störung gehört zu den formalen Denkstörungen.

Ein zunächst flüssiger Gedankengang wird plötzlich mitten im Satz abgebrochen oder es erfolgt ein Themenwechsel, ohne dass ein erkennbarer Grund vorliegt. Der Betroffene erlebt das Gedankenabreißen subjektiv als Sperrung.

Gedankeneingebung

Dieses Symptom gehört zu den Ich-Störungen.

Anders als bei dem Gedankenentzug besteht hier das Gefühl, dass Gedanken von außen eingegeben, beeinflusst, gelenkt und gesteuert werden und nicht im eigenen Kopf entstehen.

Gedankenentzug

Dieses Symptom gehört zu den Ich-Störungen.

Der Patient hat das Gefühl, dass seine Gedanken von außen abgezogen bzw. weggenommen werden und ihm somit nicht mehr zur Verfügung stehen.

Gedankenausbreitung

Dieses Symptom gehört zu den Ich-Störungen.

Der Betroffene hat das Gefühl, dass seine Gedanken ihm nicht mehr alleine gehören und andere sie lesen oder mithören können.

Gehemmte Depression

Aufgrund des unterschiedlichen Erscheinungsbildes werden Depressionen in Untertypen eingeteilt. Zu einem dieser Untertypen gehört die gehemmte Depression, die durch reduzierte Aktivität bis hin zur Bewegungslosigkeit gekennzeichnet ist.

Generalisierte Angststörung

Typisches Merkmal einer generalisierten Angststörung ist anhaltende Angst, die sich nicht auf bestimmte Situationen beschränkt und daher „frei flottierend" ist.

Folgende Einzelsymptome können festgestellt werden:

- Sorge über zukünftiges Unglück
- Konzentrationsschwierigkeiten
- motorische Spannungen
- körperliche Unruhe
- Spannungskopfschmerz
- Schwitzen
- Tachykardie oder Tachypnoe
- Oberbauchbeschwerden
- Schwindelgefühl
- Mundtrockenheit

Die ständige Angst, Sorgen und körperliche Symptome verursachen Beeinträchtigungen in sozialen, beruflichen oder anderen wichtigen Funktionsbereichen.

Zeitkriterium: Primäre Symptome von Angst an den meisten Tagen der Woche, mindestens mehrere Wochen lang.

Gesteigerte Wahrnehmung

Sie gehört zu den Wahrnehmungsstörungen. Der Betroffene ist übermäßig empfindlich gegenüber Geräuschen und optischen Eindrücken. Daher ist es ihm nahezu unmöglich, die Aufmerksamkeit auf irgendetwas Wichtiges zu richten.

Halluzinationen

Es handelt sich um Trugwahrnehmungen von Sinneseindrücken, denen kein entsprechender Außenreiz zugrunde liegt. Sie werden als real erlebt und sind nicht korrigierbar. Die Halluzinationen sind nach den einzelnen Sinnesgebieten unterteilt.

- Optische Halluzinationen
- Akustische Halluzinationen (imperative Stimmen, dialogisierende Stimmen, kommentierende Stimmen, Akoasmen)
- Olfaktorische Halluzinationen
- Gustatorische Halluzinationen
- Taktile (haptische) Halluzinationen

Heilkundebegriff

Heilkunde im Sinne des Gesetzes über die berufsmäßige Ausübung der Heilkunde ohne Bestallung ist jede berufs- oder gewerbsmäßig vorgenommene Tätigkeit zur Feststellung oder Linderung von Krankheiten, Leiden oder Körperschäden bei Menschen, auch wenn sie im Dienste von anderen ausgeübt wird.

Heilpraktikergesetz

Der Heilpraktiker übt einen geschützten Beruf aus. Das bedeutet, dass man nur mit einer speziellen Erlaubnis die Heilkunde ausüben darf. Diese Erlaubnis kann die Approbation als Arzt sein (Bestallung) oder die gesonderte Erlaubnis des Gesundheitsamtes (Erlaubnis zur Ausübung der Heilkunde nach dem Heilpraktikergesetz).

Von jedem, der die Heilkunde ausübt, wird eine gewisse fachliche Kompetenz erwartet; deshalb gibt es die Überprüfung bei den Gesundheitsämtern. Diese Überprüfung stellt keine Fachprüfung dar, sondern ist darauf ausgelegt, dass Sie folgendes Wissen nachweisen können:

- allgemeine Kenntnisse der Medizin
- Sie müssen Ihre Grenzen kennen und wissen, um Ihren Patienten nicht zu schaden (bitte besonders in der mündlichen Prüfung aktiv gegenüber den Prüfern ansprechen)

Bei der Überprüfung handelt es sich nicht um eine echte Fachprüfung, was bei der Breite des Stoffes auch nicht umfänglich möglich ist, sondern um eine Überprüfung, dass Sie keine Gefahr für die Volksgesundheit sind.

In Deutschland ist es so, dass Sie alles dürfen, was Ihnen nicht per Gesetz verboten ist – so darf der (große) Heilpraktiker z.B. Operationen durchführen. Selbstverständlich nimmt der Heilpraktiker davon Abstand, weil er weiß, dass er dafür nicht die nötigen Qualifikationen mitbringt. Das Geben von Spritzen fällt rein rechtlich unter die Kategorie Operation und ist dem Heilpraktiker für Psychotherapie nicht erlaubt.

Die selbst auferlegten Beschränkungen, nur diejenigen Verfahren durchzuführen, die Sie wirklich beherrschen und in denen Sie ausgebildet worden sind, nennt man Sorgfaltspflicht.

Im Rahmen dieser Sorgfaltspflicht dürfen Sie alle Ihnen bekannten Therapieformen anwenden, worin die Therapiefreiheit besteht.

HIV

Bei einer AIDS-Erkrankung können unterschiedliche psychische Störungen auftreten. Zum einen kann es psychische Reaktionen auf die Diagnose und den erwarteten Krankheitsverlauf geben. Zudem können das Nervensystem und das Gehirn durch die vielen sekundären Infektionen angegriffen werden. Typisch sind Depressionen, Persönlichkeitsveränderungen und die HIV-Demenz.

Die HIV-Demenz ist inzwischen die häufigste Demenzform bei jungen Patienten. 30 % aller AIDS-Patienten entwickeln eine Demenz.

Symptome der HIV-Demenz
- unspezifisch: Müdigkeit, Gewichtsverlust, Diarrhoe, Leistungsabfall, Schwindel, Kopfschmerz
- Apathie
- Depression, Angstzustände
- kognitive Einbußen
- Verlangsamung

Therapie
- Behandlung der HIV-Infektion mit Kombinationstherapien
- keine Kausaltherapie bekannt
- begleitende und stützende Psychotherapie
- Selbsthilfegruppen
- Antidepressiva und Neuroleptika

Hypnotika

Bei den Hypnotika handelt es sich um Schlaf erzeugende Arzneimittel. Sie finden ihre praktische Anwendung bei akuten und chronischen Schlafstörungen. Eine Schlafmitteltherapie ist bei Patienten sinnvoll, die unter ihrer Schlafstörung erheblich leiden und dringend einer Entlastung durch Verbesserung des Schlafes bedürfen. Zunächst sollte aber eine ausführliche Schlafanamnese durchgeführt werden, da es sich bei den Schlafstörungen häufig um psychosoziale Stressfaktoren, körperliche Erkrankungen sowie eine mangelhafte Schlafhygiene handelt. Erst wenn alle anderen Versuche, die Schlafstörung zu behandeln, versagt haben, kann man eine kurze Zeit mit Medikamenten nachhelfen.

Indikation und Wirkung

○ Schlaf erzeugendes Arzneimittel
○ praktische Anwendung bei akuten und chronischen Schlafstörungen
○ hohes Suchtpotenzial
○ langsames ausschleichendes Absetzen

Hypnotika lassen sich in folgende Gruppen einteilen

○ Benzodiazepine
○ Non-Benzodiazepin-Hypnotika
○ pflanzliche Sedativa
○ andere bei Schlafstörungen wirksame Substanzen: sedierende Antidepressiva, niedrig dosierte Neuroleptika

Mögliche Handelsnamen von Hypnotika

○ Valium
○ Rohypnol
○ Mogadan

Nebenwirkungen

○ verändertes Schlafmuster
○ „Tagesüberhang", d.h. am Tag kann die Leistungs- und Konzentrationsfähigkeit weiterhin beeinträchtigt sein und es kann durch eine verzögerte Reaktionsleistung zu einer erhöhten Unfallgefahr kommen
○ durch Halbwertszeit besteht Kumulationsgefahr
○ Toleranzentwicklung und erhöhtes Abhängigkeitsrisiko
○ Paradoxwirkung (Unruhe, Albträume, Angstzustände)
○ Gedächtnisstörungen
○ Atemdepression

Hypochondrische Störung

Es herrscht eine häufig ängstliche, körperbezogene Selbstbeobachtung vor und die unrealistische Befürchtung, an einer schweren Erkrankung zu leiden (Herztod, Karzinom usw).

Zu den Verhaltensmustern dieser Patienten gehört unter anderem ein häufiger Arztwechsel („doctor-shopping"/„Arztnomaden"), da dem Arzt, der die befürchtete Krankheit nicht feststellt, nicht getraut wird.

Um eine Hypochondrie zu diagnostizieren, muss die Dauer der Störung mindestens sechs Monate anhalten. Der Verlauf ist chronisch.

Das Krankheitsbild tritt selten auf, bei unter 0,5 % der Bevölkerung, was aber sehr schwer abschätzbar ist.

Die Unterform der Hypochondrie wird als Dysmorphophobie bezeichnet.

Ich-Störung

Die Ich-Störung muss grundsätzlich vom psychoanalytischen Ich-Begriff unterschieden werden. Es handelt sich hierbei um die Beeinträchtigung des persönlichen Einheitserlebnisses, das bedeutet, dass die Grenzen zwischen dem Ich und der Umwelt als durchlässig empfunden werden. Es kann zu Entfremdungserlebnissen und Erlebnissen des von außen „Gemachten" kommen.

Zu den Ich-Störungen zählen:

- Depersonalisation
- Derealisation
- Gedankenausbreitung
- Gedankenentzug
- Gedankeneingebung
- Willensbeeinflussung

Ideenflucht

Die Ideenflucht zählt zu den formalen Denkstörungen. Es besteht ein übermäßig einfallsreicher Gedankengang. Der Unterschied zum umständlichen Denken besteht darin, dass hier das Denken ohne Zielvorstellung besteht und immer neue Gedanken bzw. Assoziationen sich abwechseln. Dem Betroffenen ist es nicht möglich, diese vielen verschiedenen Gedanken und Assoziationen zu kontrollieren. Die Ideenflucht ist ein typisches Merkmal der Manie.

Illusion

Die Illusion zählt zu den Wahrnehmungsstörungen. Bei der Illusion werden wirkliche Objekte für etwas anderes gehalten, als sie sind. Dies kann als eine Missdeutung von Sinneseindrücken beschrieben werden.

Inhaltliche Denkstörungen

Der Wahn gehört zu den inhaltlichen Denkstörungen und ist erfahrungsunabhängig. Die Wahninhalte stehen im Widerspruch zur Wirklichkeit. Diese kranke und falsche Beurteilung der Realität wird von den Betroffenen mit subjektiver Gewissheit erlebt und ist somit gegenwärtig unkorrigierbar.

Es gibt folgende unterschiedliche Formen des Wahns:

- Wahnstimmung

- Wahneinfall
- Wahnidee, -gedanke oder -vorstellung
- Wahnwahrnehmung
- Wahndynamik

Insuffizienzgefühl

Das Insuffizienzgefühl (auch Minderwertigkeitsgefühl) ist ein Gefühl tief greifender Unzulänglichkeit und Unterlegenheit in körperlicher, geistiger, seelischer oder sozialer Hinsicht.

Intelligenz

Intelligenz bezeichnet im weitesten Sinne die geistige Fähigkeit zum Erkennen von Zusammenhängen und zum Finden von Problemlösungen. Intelligenz kann auch als die Fähigkeit, den Verstand zu gebrauchen, angesehen werden. Sie zeigt sich im vernünftigen Handeln. In der Psychologie ist Intelligenz ein Sammelbegriff für die kognitiven Fähigkeiten des Menschen, also die Fähigkeit, zu verstehen, zu abstrahieren und Probleme zu lösen, Wissen anzuwenden und Sprache zu verwenden.

Kommt es hier zu einer Störung, wird häufig von geistiger Behinderung oder Minderbegabung gesprochen.

Die Intelligenzstörung kann

- als „Oligophrenie" (sprachlicher Ausdrucksmangel, Sprechstörungen und psychomotorische Ungeschicklichkeit) angeboren sein
- als „Demenz" im späteren Leben erworben sein

Eine Einteilung ergibt sich aus dem gemessenen Intelligenzquotienten	
Einteilung	IQ
niedrige Intelligenz (Lernbehinderung)	70 bis 84 Punkte
leichte Behinderung (Debilität)	50 bis 69 Punkte
mittelgradige Intelligenzminderung (Imbezillität)	35 bis 49 Punkte
schwere Intelligenzminderung (ausgeprägte Imbezillität)	20 -34 Punkte
schwerste Intelligenzminderung (Idiotie)	unter 20 Punkte

Involutionsdepression

Depressives Syndrom mit Erstmanifestation zwischen dem 45.- 65. Lebensjahr. Die Suizidgefahr ist sehr hoch. Heute geht man davon aus, dass es eine spezielle Altersdepression nicht gibt, weshalb sie im ICD-10 und DSM-IV auch nicht vorkommt. Im Alter kommen alle Arten von depressiven Syndromen vor.

Psychogene Auslöser
- Trennung vom Lebenspartner
- Bilanzierungsfragen
- Bewältigung von Schwierigkeiten mit Kränkungen

Somatogene Auslöser
- Klimakterium
- Somatische Erkrankungen

Kanner-Syndrom

Das Kanner-Syndrom ist eine chronische Störung, bei der es nur selten zu einer Entwicklung eines normalen Lebensstils kommt. Es ist auch unter dem Namen frühkindlicher Autismus und infantiler Autismus bekannt.

Nach ICD-10 ist diese Form der tief greifenden Entwicklungsstörung durch eine abnorme oder beeinträchtigte Entwicklung definiert, die sich vor dem dritten Lebensjahr manifestiert. Es sind hauptsächlich die Sprache, Empathie, Kontakt, Interesse und Entwicklungsfähigkeit gestört. Sie ist außerdem gekennzeichnet durch ein charakteristisches Muster abnormer Funktionen in den folgenden psychopathologischen Bereichen: in der sozialen Interaktion, der Kommunikation und im eingeschränkten stereotyp repetitiven Verhalten. Neben diesen spezifischen diagnostischen Merkmalen zeigt sich häufig eine Vielzahl unspezifischer Probleme wie Phobien, Schlaf- und Essstörungen, Wutausbrüche und (autodestruktive) Aggression.

Symptome
- häufig Intelligenzminderung
- epileptische Anfälle
- weitere neurologische Auffälligkeiten

Symptomatik
- Kinder ziehen sich von ihrer Umwelt ganz zurück
- Kontaktaufnahme nur durch eine sehr ritualisierte Art und Weise
- für Außenstehende ist es schwer, Kontakt zu diesen Kindern aufzunehmen und eine adäquate Kommunikation aufzubauen
- Autisten sind Mitleid, Empathie oder andere Gefühle der Zuwendung fremd
- sie können keine sozialen Signale durch ihre Mimik oder Gestik aussenden

- starke Selbstbezogenheit
- autistische Kinder zeigen kein Verlangen nach Zärtlichkeit, Lob und Zuneigung
- sie nehmen keinen Blickkontakt zum Gegenüber auf
- Kindern fehlt in den ersten Monaten das soziale Lächeln
- geringe Sprachentwicklung (unproduktiv, unmodoliert und affektarm)
- Sprache ist durch Echolalie, sich wiederholende Bemerkungen, Neologismen, bizarre Verknüpfungen und Verdrehungen begleitet
- enge Bindung an bestimmte Gegenstände (Schnüre, Stofftiere, Bälle usw.), die in monotoner Weise bewegt werden
- Veränderungsangst / bei Veränderung schwere Erregungszustände

Katatonie

Die Katatonie zählt zu den Antriebsstörungen. Hierbei handelt es sich um ein ausgeprägtes Störungsbild im Bereich der Willkürmotorik.

Die einzelnen katatonen Symptome können unterteilt werden in

- psychomotorische Hyperphänomene (Erregung)
- psychomotorische Hypophänomene (Sperrung)

Katatoner Stupor

Bei dem katatonen Stupor handelt es sich um eine relative motorische Bewegungslosigkeit mit Ausnahme der Reizaufnahme und Reaktion.

Häufig vorzufinden bei

- Depressionen
- exogenen Psychosen
- Schizophrenie
- dissoziativen Störungen

Katatone Rigidität

Der Patient behält eine starre, aufrechte Haltung über Stunden ein. Bei dem Versuch, ihn zu bewegen, wird durch den Betroffenen Widerstand entgegengesetzt.

Katalepsie

Der Betroffene erstarrt in einer passiv gegebenen Körperhaltung.

Kataplexie

Durch ein Affekterlebnis kommt es zu einem plötzlichen Versagen des Muskel-tonus und der Betroffene verfällt in eine „Schrecklähmung".

Koma

Beim Koma handelt es sich um eine quantitative Bewusstseinsstörung (Vigi-lanz). Der Patient befindet sich in einer tiefen Bewusstlosigkeit und ist nicht mehr weckbar. Abhängig von der Komatiefe (Grad I -IV) fehlen Pupillen-, Kor-neal- sowie Muskeleigenreflexe und vegetative Funktionen wie Atmung, Kreis-lauf und Temperaturregulation sind gestört.

Leichtes Koma: Der Patient reagiert nicht mehr auf optische oder akustische Reize; er reagiert mit undifferenzierten Abwehrbewegungen auf sensible Reize

Tiefes Koma: Der Patient reagiert auch auf heftige äußere Reize nicht mehr.

Konkretismus

Der Konkretismus zählt zu den formalen Denkstörungen. Der Betroffene ist nicht in der Lage, abstrakte Begriffe konkret zu interpretieren und die Bedeu-tung im übertragenen Sinn zu erkennen. Beispiel: „Der Apfel fällt nicht weit vom Stamm." Das Gegenteil zum Konkretismus ist das Symboldenken. Hier werden konkrete Begriffe in abstrakte Begriffe übertragen und metaphorisch dargestellt.

Konzentrations- und Aufmerksamkeitsstörung

Konzentration ist die Fähigkeit, Eindrücke in vollem Umfang durch die Sinne wahrzunehmen und sich ihnen zuzuwenden bzw. sich auf einen bestimmten Sachverhalt zu konzentrieren. Kommt es hier zu Beeinträchtigungen, kann es zu Aufmerksamkeits- und Konzentrationsstörungen kommen.

Die Betroffenen wirken häufig so, als wären sie „nicht bei der Sache". Diese Art der Störung kann im „normalen" Bereich bei Müdigkeit vorkommen.

Korsakow-Syndrom

Dieses Störungsbild ist eher selten, meist im Anschluss an ein Alkoholdelir oder es beginnt mit der Wernicke-Enzephalopathie. Die Symptomtrias besteht aus

- Merkfähigkeitsstörungen
- Desorientiertheit
- Konfabulationen

Die Stimmung ist flach euphorisch und der Patient verhält sich eher passiv. Seine Auffassung ist gestört, wobei das Kurzzeitgedächtnis am stärksten betroffen ist.

Symptomatik

- durch Alkoholmissbrauch
- häufig mit Wernicke-Enzephalopathie beginnend
- Störungen des Alt- und Neugedächtnisses (Merkfähigkeitsstörungen) mit Konfabulationen, Konzentrationsminderung und Desorientiertheit
- Verlauf überwiegend chronisch

Läppischer Affekt

Der läppische Affekt ist ein typisches Symptom, das bei der Hebephrenie zu beobachten ist. Er ist gekennzeichnet durch eine alberne leere Heiterkeit mit Anstrich des Einfältigen, Törichten und Unreifen.

Larvierte Depression

Hier handelt es sich um eine zyklothyme Depression, bei der die depressive Verstimmung im Hintergrund steht. Deutliche vegetative Symptome und körpernahe Beschwerden wie Rücken- und Kopfschmerzen, Übelkeit, Erschöpfbarkeit und Schlafstörungen stehen im Vordergrund. Der Patient berichtet nicht über seine Stimmungsqualität. Antriebs- und Vitalstörungen sind häufig gut nachweisbar.

Patienten mit somatisiert-depressiver Symptomatik werden oft als somatisch krank fehldiagnostiziert. Die Patienten verlangen und erhalten oft übertriebene organmedizinische Untersuchungen (ohne internistischen Befund). Die endogene Depression lässt sich wegen der vordergründigen körperlichen Symptome schwer erkennen, daher ist eine sehr genaue Exploration entscheidend für die richtige Therapie.

Symptomatik

- Form der Depression, die in Gestalt einer körperlichen Erkrankung auftritt
- depressive Stimmung ist hinter körperlichen Beschwerden versteckt
- körperliche Beschwerden
  - Rücken- und Kopfschmerzen
  - Übelkeit
  - Erschöpfbarkeit
  - Schlafstörungen

Lese- und Rechtschreibstörungen

Hierbei handelt es sich um eine Teilleistungsschwäche aus dem Bereich der Kinder- und Jugendpsychiatrie. Ein synonym verwendetes Wort ist Legasthenie.

Epidemiologie
- Betroffen sind ca. 3 % bis 7 % der Grundschulkinder
- Jungen häufiger als Mädchen

Symptomatik
- Ätiologie ist nicht eindeutig geklärt, möglich sind erbliche Formen, frühkindliche Hirnschädigungen, psychogene Faktoren
- Nichterfassen bestimmter Buchstabenkonstellationen
- Buchstabenvertauschen, Verdrehung von Worten oder Wortteilen
- Weglassen oder Hinzufügen von Silben
- verbunden mit optischen und auditiven Wahrnehmungsdefiziten
- begleitend emotionale Störungen und Störungen des Sozialverhaltens
- die Rechtschreibschwäche bleibt längerfristig bestehen
- bei non-verbalen Intelligenztests Normalbefund

Logorrhö

Logorrhö ist eine Störung des Antriebs.

- durch einen übermäßigen Rededrang, ist es nicht möglich, mit Betroffenen eine sinnvolle Kommunikation aufzunehmen
- Versuche, sie zu unterbrechen, werden nicht beachtet oder sogar zurückgewiesen

Manie

Die Manie gehört zu den affektiven Störungen. Bei der Manie besteht eine gehobene Stimmung oder Erregung mit gehobenen Affekten und gesteigerter Aktivität. In leichten Fällen zeigt sich nur gesteigerte Lebhaftigkeit, in schweren Fällen eine unkontrollierbare Erregung mit Aggression und Gereiztheit. Fatal für den Kranken und seine Angehörigen ist das Fehlen jeder Krankheitseinsicht oder jedes Krankheitsgefühls, was eine Behandlung gegen den Willen des Betroffenen nötig machen kann.

In der Regel bedingt eine Manie Schuldunfähigkeit und fehlende Testierfähigkeit (d.h. der Patient darf z.B. keine Ausgaben bzw. nur bis zu einer bestimmten Höhe tätigen – andere Kaufverträge sind unwirksam). Zum Schutz des Kranken und seiner Angehörigen ist häufig die stationäre Zwangseinweisung (Unterbringung) wegen Selbst- und Fremdgefährdung und Verlust der freien Willensbestimmung notwendig.

Psychischer Befund/Diagnose des manischen Syndroms

- Aktivität
- Rededrang
- sprunghaftes Denken
- Ablenkbarkeit
- Kritikunfähigkeit
- Selbstüberschätzung
- Größenideen
- euphorische Stimmung und Reizbarkeit
- Antrieb deutlich gesteigert
- teilweise ungehemmtes und manieriertes Verhalten
- Schlafdauer vermindert
- das Denken ist ideenflüchtig
- Mangel an Krankheitsgefühl und Einsicht

Epidemiologie

Die Manie beginnt gehäuft zwischen dem 25.-35. Lebensjahr und tritt selten nach dem 45. Lebensjahr als Spät- oder Involutionsmanie auf. Die Erkrankungsdauer während einer Phase beträgt im Durchschnitt vier Monate.

- monopolar-manische Verläufe sind mit 3 - 5 % selten
- Erstmanifestation 20.- 40. Lebensjahr
- eineiige Zwillinge erkranken zu 70 % konkordant, zweieiige Zwillinge und Geschwister zu 20 %

Symptome

- Affekt: gehobene Stimmung, Heiterkeit, Ausgelassenheit, Lebenslust, Umschlagen von Witzigkeit in Gereiztheit
- Antrieb: Überaktiv bis nicht bremsbar, Kontrollverlust
- Vegetativ: gesteigerte Libido, Gewichtsverlust, vermindertes Schlafbedürfnis, Tachykardie, Hypertonie
- Denken: Ideenflucht, Loghorrö, Größenideen

Während der manischen Symptomatik keine Tagesschwankungen.

Therapie

- Lithiumtherapie oder hochpotente Neuroleptika
- Psychotherapie

Manierismen

Manierismen sind eine Störung des Antriebs. Der Betroffene zeigt sonderbare unnatürliche gekünstelte und posenhafte Züge in seinem Verhalten. Häufig ist dieses Phänomen bei der Hebephrenie zu beobachten.

Merkfähigkeitsstörungen

Merkfähigkeitsstörungen bestehen in der Herabsetzung bis Aufhebung der Fähigkeit, sich neue Eindrücke über eine Zeit von etwa zehn Minuten zu merken und ins Gedächtnis einzuprägen. Die Prüfung der Merkfähigkeit wird durch Reproduktionsaufgaben vorgenommen.

Morbus Alzheimer

Morbus Alzheimer wird auch Alzheimer'sche Demenz genannt. Es handelt sich um eine chronische organische Psychose. Der Gipfel des Erkrankungsbeginns liegt zwischen dem 55. und 65. Lebensjahr. Selten ist der Beginn bei jüngeren Personen. Frauen erkranken häufiger als Männer. Die Dauer der Erkrankung beträgt ca. 2 - 10 Jahre.

Die Erkrankung beginnt meist uncharakteristisch mit Kopfschmerzen, Schwindel und Leistungsschwäche, oft entwickelt sich eine depressive Verstimmung.

Die Ursachen sind vielschichtig – das gehäufte familiäre Auftreten spricht für eine genetische Komponente.

Die typische Symptomatik

- schleichender Beginn mit mnestischen Störungen bei länger erhaltener Persönlichkeit
- Störung von Merkfähigkeit, Gedächtnis, Wortfindung
- Einengung der Interessen und affektive Erstarrung
- im fortgeschrittenen Stadium: Apraxie, Aphasie
- zunehmende Orientierungsstörungen in allen Bereichen
- Unfähigkeit, Sinnzusammenhänge zu erfassen

Mit zunehmendem Verlauf kommt es zu fortschreitendem körperlichen Zerfall. Da die Patienten nur selten in der Lage sind, ihre Angelegenheiten zu regeln, ist fast immer eine Betreuung nötig.

Die Therapie beschränkt sich hauptsächlich auf körperliche Pflege, Aufklärung und Beratung der Angehörigen und Sedierung des Patienten bei Unruhe.

Ziel ist der Schutz des Patienten vor sich selbst, ferner eine gezielte und nicht überlastende Beschäftigungstherapie sowie das Vermeiden von frühzeitiger intensiver Pflegebedürftigkeit.

Epidemiologie

- 5-10 % der über 65-Jährigen sind dement, davon 65 % an Alzheimer erkrankt
- frühe Form: vor dem 65. Lebensjahr
- späte Form: nach dem 69. Lebensjahr

Symptome

- ○ Gedächtnis- und Orientierungsstörungen
- ○ im Verlauf Reizbarkeit, Stimmungslabilität und Antriebsverarmung
- ○ emotionaler Rückzug, Rückgang von Sorgfalt und Verlässlichkeit
- ○ Neugedächtnis stark beeinträchtigt
- ○ Abstraktionsfähigkeit stark reduziert
- ○ Verlauf chronisch progredient

Therapie

- ○ medikamentös (Antidementia, Antidepressiva, Neuroleptika)
- ○ kognitives Training
- ○ psychosoziale Betreuung
- ○ Verhaltenstherapie
- ○ Training der Angehörigen

Morbus Pick

Wie der Morbus Alzheimer verläuft auch der Morbus Pick schleichend progredient ohne Fluktuationen. Er tritt bei Frauen doppelt so häufig auf wie bei Männern und ist insgesamt selten.

Diese degenerative Erkrankung betrifft ganz vorrangig das Frontalhirn sowie das Temporalhirn, zeigt eine starke Erblichkeit und beginnt nach dem 4. Lebensjahrzehnt mit einer Verlaufsdauer von 2 - 10 Jahren.

Im Vordergrund stehen frühzeitig progrediente Persönlichkeitsveränderungen, mit Verlust des Taktgefühls und zunehmender Distanzlosigkeit, während die kognitiven Funktionen noch verhältnismäßig lange erhalten bleiben.

Die Patienten fallen vor allem durch Enthemmung, Triebhaftigkeit (mit Kriminalität) und den Verlust sozialer Fertigkeiten und Funktionen auf.

Symptome

- ○ relativ langsam voranschreitende Persönlichkeitsveränderung mit Affektlabilität und Schlafstörungen
- ○ relativ geringe neurologische Defizite; Kognition, Gedächtnis und Orientierung fallen erst spät aus
- ○ zunehmende Vernachlässigung von Freunden, Haushalt und Beruf
- ○ Verlust moralischer Wertvorstellungen und Entgleisung

Epidemiologie

- ○ Beginn zwischen 50.-60. Lebensjahr
- ○ 1 % der Demenzkranken sind betroffen
- ○ mittlere Dauer (bis zum Tod) ca. 7 Jahre
- ○ wird dominant vererbt

Symptome
- verändertes Sozialverhalten
- Enthemmung
- Verlust von Takt und Schicklichkeit
- Sprachstörungen bis zum vollständigen Mutismus

Therapie

Die Therapie beschränkt sich auf pflegerische Maßnahmen: eine kausale Therapie ist nicht bekannt.

- Beaufsichtigung und Dauerhospitalisierung
- bei Unruhe: Neuroleptika

Motorische Unruhe

Motorische Unruhe wird auch als Hyperkinese bezeichnet.

Symptomatik
- motorische Aktivität ist ziellos und ungerichtet
- Bewegungsunruhe kann bis zu einer Tobsucht führen
- aufgrund ständiger Bewegung können soziale Kontakte kaum aufgenommen werden

Multiinfarkt Demenz (Vaskuläre Demenz)

Die Multiinfarkt Demenz verläuft in Schüben mit einem unregelmäßigen und vielgestaltigen Krankheitsbild.15-20 % der Demenzpatienten sind davon betroffen. Der Erkrankungsbeginn liegt zwischen dem 55. und 60. Lebensjahr.

15 % sind Mischformen zwischen Alzheimer und vaskulärer Demenz.

Ätiologie
- Grunderkrankung an den Gefäßen zur Versorgung des Gehirns
- akuter Beginn nach Schlaganfall
- mögliche Ursachen: Diabetes, Nikotin, Blutgerinnungsstörungen

Symptomatik
- Unruhezustände
- Desorientiertheit
- kognitive Beeinträchtigungen
- es können auch neurologische Störungen im Vordergrund stehen:

  - Paresen, Pyramidenbahnzeichnen, Sensibilitätsstörungen, Gesichtsfeldausfälle
  - Koordinationsstörungen

- vordergründige Beschwerden: häufiges Hinfallen, häufiges Wasserlassen (frühe Inkontinenz, depressive Stimmung und Stimmungsschwankungen)

Mutismus

Mutismus zählt zu den Antriebsstörungen. Die Betroffenen sind sehr wortkarg, bis hin, dass sie gar nicht mehr sprechen. Es ist aber nachgewiesen, dass die Sprachorgane und Sprachentwicklung intakt sind.

Symptomatik

- krankhaftes Schweigen bis hin zur Stummheit
- die Sprechorgane und Sprachentwicklung sind intakt
- Ausdruck einer Antriebshemmung oder allgemeinen Antriebsstörung
- Folge sind depressive Rat- und Hilflosigkeit, Angst oder konflikthafte Ambivalenz
- Auftreten bei:
  - Depressionen
  - Panikanfall
  - Psychosen
  - Dämmerzustand
  - Intoxikationen
  - Tumorerkrankungen
  - Enzephalitis

Neologismen

Es handelt sich um eine formale Denkstörung. Hierbei werden Worte neu gebildet, die in der Sprache nicht vorkommen und häufig für den Zuhörer nicht verständlich sind.

Symptomatik

- Sprachauffälligkeit durch Wortneubildungen/Worterfindungen
- ungebräuchliche Verwendung von Worten
- häufige Verknüpfung von heterogenen Dingen und verschiedenen Wörtern
- typische schizophrene Sprachstörung

Neuroleptika

Die Neuroleptika sind auch unter dem Namen Antipsychotika bekannt. Sie werden vor allem eingesetzt bei:

- Symptomen psychotischer Erkrankungen mit psychomotorischer Erregtheit
- Aggressivität
- katatonen Verhaltensstörungen
- schizophrenen Ich-Störungen

- affektiver Spannung
- psychotischen Sinnestäuschungen
- Wahndenken

Ihr Effekt beruht auf einer dämpfenden und antipsychotischen Wirkung. Bei diesen Medikamenten besteht kein Risiko einer Abhängigkeit.

Die typischen Neuroleptika lassen sich nach der Intensität ihrer dämpfenden und antipsychotischen Wirkung einteilen in:

- schwachpotente Neuroleptika – wirken vorwiegend sedierend
- hochpotente Neuroleptika – wirken vor allem antipsychotisch

Mögliche Handelsnamen von Neuroleptika

- Neurocil
- Atosil
- Truxal
- Haldol
- Imap
- Leponex

Wirkmechanismus von Neuroleptika

Die Haupteigenschaften der Neuroleptika werden auf die Beeinflussung des Dopaminstoffwechsels zurückgeführt. Neuroleptika bewirken eine Blockade der Dopaminrezeptoren, wodurch es zu einer verminderten Wirksamkeit des Dopamins als Neurotransmitter kommt. Die antipsychotischen Eigenschaften der Neuroleptika werden der Blockade des D2- Rezeptors zugeschrieben.

Nebenwirkungen

Bei den schwachpotenten Neuroleptika kommt es häufig zu vegetativen Nebenwirkungen wie:

- Schwitzen
- Mundtrockenheit
- Tachykardie
- Gewichtszunahme
- Libidoverlust
- Konzentrationsschwäche

Bei den mittelpotenten, meist aber hochpotenten Neuroleptika kommt es zu extrapyramidal-motorischen Nebenwirkungen:

- Frühdyskenisien: Auftreten meist bereits bei einmaliger Gabe (nach Stunden bis Tagen).
  Es kommt zu Zungenschlundkrämpfen, Augenmuskelkrämpfen, Blickkrämpfen mit bevorzugtem Blick nach oben, Sprechstörungen und geschraubten Bewegungen in der Hals- und Schulterregion.

○ Parkinsonoid: (nach 1 bis 2 Wochen)
Es kommt zu einer Versteifung der Muskulatur, Tremor, Salbengesicht, typischem kleinschrittigen Gang und zu einem hochfrequenten Lippentremor.

○ Akathisie: (nach Tagen bis Wochen)
Sie ist auch als Sitzunruhe bekannt. Die Betroffenen haben ein ständiges Bewegungsbedürfnis. Auffallend ist auch das Trippeln.

○ Spätdyskinesien: (nach Monaten bis Jahren)
Spätdyskinesien sind häufig irreversibel. Es kommt zu
   ● mimischen Stereotypien
   ● Schaukelbewegungen
   ● Zungenwälzbewegungen
   ● Schmatz- und Kaubewegungen
   ● zu einem hochfrequenten Lippentremor „Rabbit-Syndrom"

Neuropsychologische Störungen

Sie sind auch unter dem Begriff Werkzeugstörungen bekannt. Häufig werden von den Betroffenen Vermeidungsstrategien entwickelt, um Defizite nicht offensichtlich werden zu lassen. Zu den Werkzeugstörungen zählen:

○ Aphasie (Wortfindungsstörungen)
○ Agnosie (Nichterkennen von Objekten und Personen)
○ Apraxie (komplexe Handlungsabläufe können nicht durchgeführt werden z.B. Kaffeekochen, Anziehen)
○ Alexie (Lesestörung)
○ Agraphie (Schreibstörung)
○ Alkalkulie (Rechenstörung)

Neurose

Neurosen sind Störungen der Erlebnis- und Konfliktverarbeitung, die in unterschiedlichen Symptombildern auftreten können.

Sie lassen sich in drei Gruppen einteilen:

○ „Psychoneurosen" = Neurosen mit einer psychischen Symptomatik
○ „Charakterneurosen" = mit speziellen sehr auffälligen Persönlichkeitsmerkmalen
○ „Organneurosen" = im Vordergrund stehen körperliche Symptome

Nach der psychoanalytischen Lehre von Freud, sind die Ursachen unbewusst ungelöste Kindheitskonflikte. Für die Lerntheorie beruhen die Neurosesymptome auf erlerntem Fehlverhalten.

Symptomatik
- Betroffene leiden an ihren Störungen
- zwischenmenschliche Auswirkungen
- beim Versuch, Neurosesymptome zu unterdrücken, kommt es zu Unruhe und Angst
- viele andere Bereiche des Lebens bleiben ungestört

Oligophrenie

Für die Oligophrenie werden Synonyme wie Minderbegabung, Schwachsinn und Intelligenzminderung verwendet.

Bei der Intelligenzminderung handelt es sich um eine angeborene oder erworbene Einschränkung der kognitiven Leistungsfähigkeit, die quantitativ und qualitativ sehr unterschiedlich ausgeprägt sein kann. Die Intelligenzminderung kann verschiedene Schweregrade haben, die durch das Maß des IQ angegeben werden. Der IQ-Bereich von 70 bis 90 stellt einen Übergang dar und wird als eine Lernbehinderung bezeichnet. Bei einem IQ unter 70 spricht man von einer Intelligenzminderung.

Allgemeine Auffälligkeiten
- Entwicklungsverzögerungen, Lernbehinderungen mit Schulschwierigkeiten
- verminderte Konfliktfähigkeit
- mangelndes soziales Anpassungsvermögen
- Neigung zur Delinquenz

Leitsymptome im kognitiven Bereich
- Urteils- und Kritikschwäche
- sprachlicher Ausdrucksmangel
- Willensschwäche

Leitsymptome im psychomotorischen Bereich
- Sprech- und Koordinationsstörungen
- psychomotorische Ungeschicklichkeit
- Antriebsschwäche oder Unruhe
- Verhaltensstörungen

Organische Halluzinose

Bei der organischen Halluzinose handelt es sich um eine Störung mit ständigen oder immer wieder auftretenden, meist optischen oder akustischen Halluzinationen bei klarer Bewusstseinslage. Sie können vom Patienten als Halluzinationen erkannt werden. Die Halluzinationen können wahnhaft verarbeitet werden, doch bestimmt der Wahn nicht das klinische Bild, so dass eine Krankheitseinsicht bestehen bleiben kann. Das halluzinatorische Zustandsbild ist organisch bedingt, nicht durch Alkohol. Differenzialdiagnostisch sind die Alkoholhalluzinose und Schizophrenie auszuschließen.

Orgasmusstörungen

Wenn die sexuelle Erregung ihren Höhepunkt erreicht, entlädt sich die Anspannung und es kommt zu reflexartigen Muskelkontraktionen im Becken. Es kommt zu einem Orgasmus, wobei beim Mann Samen ausgestoßen wird und bei der Frau das äußere Drittel der Vaginawand kontrahiert. Es ist zu beachten, dass ein Samenerguss und ein Orgasmus gleichzeitig nicht zwingend notwendig sind. Kommt es in dieser Phase des Reaktionszyklus zu einer Dysfunktion spricht man von

- weiblichen Orgasmusstörungen
- männlichen Orgasmusstörungen (Ejaculatio praecox, Ejaculatio retarda)

Weibliche Orgasmusstörung

- anhaltende oder wiederkehrende Verzögerung oder ein Fehlen des Orgasmus nach einer normalen sexuellen Erregungsphase
- deutliches Leiden oder zwischenmenschliche Schwierigkeiten
- häufig bei verheirateten Frauen
- es ist völlig normal und gesund, wenn Frauen nicht bei jedem Geschlechtsakt einen Orgasmus haben oder nur klitorale Orgasmen bekommen
- geht meist mit einer verminderten sexuellen Erregung einher

Männliche Orgasmusstörung

- anhaltendes oder wiederkehrendes Auftreten einer Ejakulation bei minimaler sexueller Stimulation vor, bei oder kurz nach der Penetration und bevor die Person es wünscht (Ejaculatio praecox)
- anhaltende oder wiederkehrende Verzögerung oder ein Fehlen des Orgasmus nach einer normalen sexuellen Erregungsphase (Ejaculatio retarda)
- deutliches Leiden oder zwischenmenschliche Schwierigkeiten
- Diagnose lässt sich nur stellen, wenn eine normale Erregungsphase vorausgegangen ist
- Betroffene sind häufig Männer, die nur sehr selten Sex haben, und junge Männer
- durch sexuelle Emanzipation der Frauen kommen Männer häufig in die Situation des Leistungsdrucks

Ätiologie
- Zusammenwirken von biologischen, psychologischen und soziokulturellen Faktoren
- fehlende sexuelle Appetenz

- Gereiztheit, Depressivität, Selbstwertkrisen, Traumata, Spannung in der Partnerschaft
- Männer nehmen Beobachterrolle ein und haben Leistungsangst
- bedingt durch neurologische Krankheiten: Multiple Sklerose, Veränderungen durch die Wechseljahre und Missbrauch von Medikamenten, Drogen und Alkohol

Orientierungsstörungen

Die Betroffenen einer Störung der Orientierung wirken unsicher und desorientiert. Ihnen ist es nicht möglich, sich angemessen über die eigene Person, die Zeit und den Raum zu äußern. Je nach Intensität, kann man von eingeschränkter oder aufgehobener Orientierung sprechen. Die Vigilanz und die Auffassungs- und Merkfähigkeit sind nicht gestört.

Folgende Formen sind möglich:

- zeitliche Desorientiertheit (Tageszeit, Wochentag, Monat, Jahr, Datum)
- örtliche Desorientiertheit (Patient weiß nicht, wo er sich befindet)
- situative Desorientiertheit (Patient erfasst die Situation, in der er sich befindet, nicht richtig)
- Desorientiertheit zur eigenen Person (Wissen um eigene Person und ihre Lebensgeschichte kann nicht geleistet werden z.B. Name, Geburtstag, Hochzeit, Familienstand, Beruf usw.)

Vorkommen bei:

- HOPS
- Korsakow-Syndrom
- Erlebnisreaktionen
- akuten Psychosen

Pädophilie

Der Begriff bedeutet übersetzt „Kinderliebe". Pädophilie ist die Veranlagung, präpubertäre Kinder beobachten, berühren oder sexuelle Handlungen mit ihnen ausleben zu wollen. Nicht jeder Pädophile missbraucht auch gleichzeitig Kinder. Die Entwicklung zur Pädophilie findet meist in der Adoleszenz statt und kommt fast ausschließlich bei Männern vor.

- Beobachtungen ergeben, dass viele Pädophile als Kinder sexuell missbraucht wurden. Betroffene sind meist verheiratet, aber es liegt eine Unreife in den sozialen und sexuellen Fertigkeiten vor.

Panikstörung

Unter dem Oberbegriff der Angst- und Panikstörungen werden mehrere Erkrankungsformen zusammengefasst, die durch unterschiedliche Erscheinungsbilder der Angst geprägt sind.

Die wesentlichen Formen sind:

○ die generalisierte Angststörung
○ Phobien
○ Panikstörungen

Die Symptomatik umfasst in der Regel das seelische Erleben, die Veränderung des Verhaltens und körperliche Beschwerden.

○ wiederkehrende schwere Angstattacken (Panik nicht vorhersehbar)
○ meist nach erstem Angstanfall Phobophobie
○ objekt- und situationsunabhängig
○ mehrere schwere Angstanfälle innerhalb von zwei Monaten

Symptome

○ variieren, beginnen plötzlich
○ Schwindel, Ohnmachtsgefühl
○ Mundtrockenheit
○ Atemnot, Schluckbeschwerden
○ Druck/Schmerzen in der Brust, Beklemmungsgefühl
○ Tachykardie, Palpitation
○ Hitzewallungen, Kälteschauer
○ abdominelle Beschwerden (Beschwerden des Bauchraumes), Durchfall, Übelkeit
○ Taubheit, Kribbelgefühl
○ Entfremdungserleben (Depersonalisation, Derealisation)

sekundäre Symptome

○ Furcht zu sterben
○ Furcht vor Kontrollverlust
○ Angst, wahnsinnig zu werden

Therapie

○ im akuten Fall „Talking down", Benzodiazepine oder Betablocker
○ Aufklärung und Beratung über Art der Störung
○ Kognitive Verhaltenstherapie und Entspannungsübungen

Paralogik

Bei der Paralogik ist die Logik der Argumentation verzerrt, unstimmig und unrichtig.

○ es handelt sich um eine formale Denkstörung
○ heterogene Sachverhalte ohne logischen Zusammenhang werden miteinander verbunden oder durch andere ersetzt

Paramimie

Hierbei stimmen das mimische Verhalten und das affektive Erleben nicht überein.

Parasomnien

Parasomnien sind psychosomatische Erkrankungen, die durch abnorme Episoden während des Schlafes charakterisiert sind.

Es handelt sich um nicht organische Schlafstörungen, dazu zählen:

○ Somnambulismus
○ Pavor nocturnus
○ Albträume

Somnambulismus

○ Verlassen des Bettes während des Schlafes und Umhergehen meist während des ersten Schlafdrittels der Nacht
○ leerer, starrer Gesichtsausdruck, schwer weckbar
○ Amnesie nach Erwachen
○ kein Hinweis auf organbedingte psychische Störungen

Pavor nocturnus

○ Erwachen aus dem Schlaf mit Panikschrei, heftiger Angst, Körperbewegungen und vegetativer Überregbarkeit
○ Dauer 1 bis 10 Minuten, meist im ersten Schlafdrittel
○ mindestens einige Minuten desorientiert
○ (partielle) Amnesie
○ kein Hinweis auf körperliche Erkrankungen

Albträume

○ Aufwachen mit lebhafter Erinnerung an heftige Angstträume, meist mit Bedrohung
○ während der zweiten Schlafhälfte
○ nach Aufwachen rasch orientiert und munter

- deutlicher Leidensdruck
- keine verursachenden organischen Faktoren
- Zusammenhang mit seelischem Stress
- bei Kindern in spezifischen Phasen der emotionalen Entwicklung

Parathymie

Die Parathymie ist eine Störung der Affektivität, die bei der Schizophrenie zu beobachten ist. Der gezeigte Affekt passt in keiner Weise zur Situation oder Gegebenheit. Ein Beispiel hierfür ist ein Betroffener, der auf einer Beerdigung ins Lachen verfällt. Es wird auch vom inadäquaten Affekt gesprochen.

Perseveration

Die Betroffenen wiederholen gleiche Denkinhalte und bleiben an vorherigen Gedanken haften, die verwendet wurden, aber nun nicht mehr sinnvoll sind. Häufig ist dieses Symptom bei hirnorganischen Erkrankungen zu finden. Die verbale Form der Perseveration ist die Verbigeration.

Symptomatik
- formale Denkstörung
- krankhaftes Haften an Worten und Gedanken
- einmalig gedachte oder eingeschlagene Gedanken werden nicht mehr korrigiert bzw. geändert
- Gedankengänge können nicht zu Ende geführt werden

Vokommen bei:

- depressiven Störungen (Grübelzwang)
- Schizophrenie
- Zwangsstörungen
- hirnorganischen Erkrankungen

Persönlichkeitsstörungen

Der Begriff „Persönlichkeitsstörung" dient als neutraler Oberbegriff für alle behandlungsbedürftige Abweichungen der Persönlichkeitsentwicklung.

Diese gestörten Persönlichkeitsmerkmale weichen gegenüber der Mehrheit der Bevölkerung in Wahrnehmung, Fühlen, Denken und sozialen Interaktionen deutlich ab. Die Betroffenen stehen unter einem erhöhten Leidensdruck.

Die Persönlichkeitsstörungen sind gekennzeichnet durch extreme Ausprägungen von bestimmten Persönlichkeitszügen, die zwar mehr oder weniger menschlich sind, aber so dominieren, dass die soziale Anpassung und die berufliche Leistungsfähigkeit relevant eingeschränkt sind. Das Verhaltensmuster bezieht sich auf vielfältige Bereiche, liegt tief verwurzelt und ist anhaltend stabil.

Symptomatik

- Beginn in der Kindheit
- andauernd (nicht auf Episoden begrenzt)
- deutliche Unausgeglichenheit in Einstellung/Verhalten in mehreren Funktionsbereichen (wenig angepasst)
- deutlich subjektives Leiden
- deutliche Einschränkung der beruflichen sozialen Leistungsfähigkeit (rigide und unflexibel)
- im höheren Lebensalter nehmen subjektive Beeinträchtigungen und Ausmaß der Störung ab

Einteilung in Typen nach DSM-IV
Gruppe A (exzentrische, sonderbare Persönlichkeit)

- paranoide Persönlichkeitsstörung
- schizoide Persönlichkeitsstörung
- schizotype Persönlichkeitsstörung

paranoide Persönlichkeitsstörung

- übermäßig argwöhnisch und misstrauisch
- Missdeuten von Erlebtem und Handlungen anderer (Gedanken an Verschwörung)
- Streitsucht
- übermäßige Empfindlichkeit
- unangemessenes Beharren auf eigenen Rechten
- querulatorische Persönlichkeit

schizoide Persönlichkeitsstörung

- Anhedonie
- Betroffene sind reserviert, scheu, zurückgezogen und emotional kühl
- Verhalten ist einzelgängerisch; enge vertrauensvolle Beziehungen fehlen
- gesellschaftliche Regeln werden oft nicht anerkannt; exzentrisches Verhalten

schizotype Persönlichkeitsstörung

- kalter und unnahbarer Affekt
- seltsames, exzentrisches und eigentümliches Verhalten und Erscheinen
- fehlende soziale Bezüge bis hin zum sozialen Rückzug
- Denken und Sprache sind metaphorisch und gekünstelt
- zwanghaftes Grübeln
- Beziehungsideen, paranoide Ideen oder phantastische Überzeugungen

Gruppe B (emotionale, launische, dramatische Persönlichkeit)

- histrionische Persönlichkeitsstörung
- dissoziale Persönlichkeitsstörung
- narzisstische Persönlichkeitsstörung
- emotional instabile Persönlichkeitsstörung

histrionische Persönlichkeitsstörung

- übermäßig emotional, dramatisch
- theatralisches Verhalten mit übertriebenem Ausdruck der Gefühle
- Emotionen sind oberflächlich und beeinflussbar
- ausgeprägte innere Verletzbarkeit und Sensibilität
- Erwartung der ständigen Bestätigung, Anerkennung und Lob

dissoziale Persönlichkeitsstörung

- betrügerisch, manipulativ, kontrollierend
- Missachtung sozialer Normen, häufiges Lügen
- durchgängige Verantwortungslosigkeit
- häufiger Partnerwechsel
- unbeteiligt gegenüber Gefühlen anderer
- reizbar und aggressiv
- häufig strafrechtliche Komplikationen
- kein Zugang zu Patienten

narzisstische Persönlichkeitsstörung

- durchgängiges Muster von „Großartigkeit"
- Betroffene überschätzen ihre eigenen Fähigkeiten und Talente
- reagieren überempfindlich gegenüber Kritik
- Grandiosität kann immer in Gefühl der absoluten Wertlosigkeit umschlagen

emotional instabile Persönlichkeitsstörung

- Unterteilung in Borderline und impulsiven Typ
- ausgeprägte Stimmungsschwankungen
- Störung des Selbstbildes
- typischer Wechsel zwischen Idealisierung und Abwertung
- chronisches Gefühl der Leere und Langeweile
- selbstschädigende Handlungen
- wiederholte Suiziddrohungen oder -versuche
- verzweifeltes Bemühen, Alleinsein zu verhindern
- übermäßig starke Wut und geringe Impulskontrolle

Gruppe C (ängstliche Persönlichkeit)

- zwanghafte (anankastische) Persönlichkeitsstörung
- abhängige (asthenische) Persönlichkeitsstörung
- ängstlich vermeidende (selbstunsichere, sensitive) Persönlichkeitsstörung

zwanghafte (anankastische) Persönlichkeitsstörung

- durchgängiges Muster von Perfektionismus
- Starrheit im Denken und Handeln
- Konflikt zwischen Streben nach Perfektion und eigenen strengen, oft unerreichbaren Normen („nie gut genug")
- wenig Raum für Kompromisse
- hohe Rigidität und Halsstarrigkeit

abhängige (asthenische) Persönlichkeitsstörung

- Betroffene fühlen sich hilflos und inkompetent
- kaum in der Lage, eigene Entscheidungen zu treffen
- überlassen wichtige Entscheidungen anderen
- Unbehagen gegenüber Alleinsein
- Angst verlassen zu werden, dadurch Unterwürfigkeit
- unverhältnismäßige Nachgiebigkeit gegenüber anderen

ängstlich vermeidende (selbstunsichere, sensitive) Persönlichkeitsstörung

- durchgängiges Muster von Anpassung und Besorgtheit
- durch Kritik von anderen übermäßig leicht verletzbar
- Beziehungen werden nur aufgenommen, wenn unkritisches Akzeptiertwerden garantiert ist
- Abweichungen vom gewohnten Alltag werden vermieden

Epidemiologie

- 5-15 % in Allgemeinbevölkerung sind betroffen
- gehäuft bei Patienten in psychiatrischen Kliniken
- in Städten häufiger als auf dem Land
- Frauen haben eher selbstunsichere und ängstliche Persönlichkeitsstörungen
- Männer haben eher antisoziale, schizoide und zwanghafte Persönlichkeitsstörungen
- Borderline-Störungen sind auf Männer und Frauen gleich verteilt

Differenzialdiagnose

- Abgrenzung zu anderen psychischen Störungen sind schwierig (Depressive Störung, Essstörung, Abhängigkeiten, Angststörungen)
- es könnte eine Sucht vorliegen
- organisch bedingte Persönlichkeitsstörung
- Persönlichkeitsveränderung

Therapie

Es geht nicht darum, die Persönlichkeitsstörung „wegzumachen", sondern eine tragfähige Kompetenz im Umgang mit den bestehenden Auffälligkeiten und Einschränkungen zu entwickeln.

Phasenprophylaktika

Indikation und Wirkung

Die Phasenprophylaktika ermöglichen es, dass zukünftige Krankheitsphasen affektiver Psychosen verhindert oder in ihrem Ausmaß und ihrer Dauer reduziert werden. Hier werden bei bipolaren Störungen bevorzugt die Lithiumsalze sowie bei affektiven und schizoaffektiven Psychosen das Carbamazepin eingesetzt. Auch hier gilt, dass diese Medikamente ausschleichend abgesetzt werden müssen.

Die Probleme, die bei Lithiumsalzen bestehen, sind die geringe therapeutische Breite und die lange Wirklatenz, die bis zu einem ½ Jahr reichen kann. Stellt sich danach kein Erfolg ein, ist es ratsam, das Medikament abzusetzen. Bei Schwangerschaft oder dem Wunsch nach einer Schwangerschaft, Herz-Kreislauf-Erkrankungen sowie Nierenfunktionsstörungen sind Lithiumsalze kontraindiziert. Es ist sehr wichtig, dass während der Behandlung eine regelmäßige Kontrolle des Lithiumspiegels stattfindet.

Carbamazepin wird hauptsächlich dann eingesetzt, wenn eine Lithium-Behandlung nicht erfolgreich war oder bei Patienten mit raschem Phasenwechsel. Auch hier besteht bei Schwangerschaft oder dem Wunsch nach einer Schwangerschaft sowie schweren Leberfunktionsstörungen eine Kontraindikation. Es ist sehr wichtig, dass während der Behandlung eine regelmäßige Blutspiegelkontrolle stattfindet.

- Verhindern das Auftreten, das Ausmaß und die Dauer zukünftiger Krankheitsphasen affektiver Psychosen
- Einsatz bei bipolaren Störungen (Lithiumsalze)
- Einsatz bei affektiven und schizoaffektiven Psychosen (Carbamazepin)
- Medikamente müssen ausschleichend abgesetzt werden
- Probleme bei Lithiumsalzen: geringe therapeutische Breite und lange Wirklatenz (bis zu ½ Jahr); nicht bei Schwangerschaft / Wunsch nach Schwangerschaft, Herz-Kreislauf-Erkrankungen, Nierenfunktionsstörungen
- regelmäßige Kontrolle des Lithiumspiegels ist erforderlich
- Carbamazepin wird hauptsächlich eingesetzt, wenn eine Lithium Behandlung nicht erfolgreich ist oder bei raschem Phasenwechsel
- nicht bei Schwangerschaft / Wunsch nach Schwangerschaft, Leberfunktionsstörungen
- regelmäßige Blutspiegelkontrolle

Mögliche Handelsnamen von Phasenprophylaktika
Lithium

- Quilonum
- Hypnorex

Carbamazepin

- Tegretal
- Timonil

Nebenwirkungen
- Übelkeit, Durchfall
- Appetitverlust
- Müdigkeit
- Schwindel
- feinschlägiger Tremor
- Ataxie

Phobien

Die Phobie wird als eine anhaltende und unvernünftige Angst beschrieben, die objekt- oder situationsbezogen ist. Menschen mit einer Phobie beginnen sich schon zu fürchten, sobald sie an die Situation bzw. an das Objekt denken. Sie sind in ihren alltäglichen Situationen oder Beziehungen uneingeschränkt, solange sie das angstbesetzte Objekt oder die Situation vermeiden.

Die meisten Betroffenen wissen, dass ihre Angst unbegründet ist, können diese aber nicht ablegen. Viele wissen nicht, wann ihre Angst begonnen hat.

Die Phobien werden nach ihren Erscheinungsformen differenziert. Die meisten Phobien gehören zu den spezifischen Phobien, hierbei handelt es sich um die objekt- oder situationsgebundene Angst. Bei der sozialen Phobie hat der Betroffene Angst, im Mittelpunkt der Aufmerksamkeit zu stehen, das bedeutet sich den „kontrollierenden" Blicken anderer zu unterziehen. Die Agoraphobie bezieht sich auf die Angst vor öffentlichen Plätzen, Aufenthalt in Menschenmengen oder weiter Entfernung von zu Hause.

Symptomatik
- objekt- oder situationsbezogen, nur darauf begrenzt
- das Ausmaß der Angst vor dem Objekt oder der Situation wechselt nicht
- Vermeidungsverhalten
- Einsicht, dass die Furcht übertrieben ist
- spontane Rückbildung möglich oder Tendenz zur Chronifizierung mit Ausweitung der Ängste

Soziale Phobie

- Angst vor prüfender Beobachtung
- Situationen klar abgegrenzt oder in fast allen Situationen (außerhalb des Familienkreises)
- häufig mit niedrigem Selbstwertgefühl und Angst vor Kritik verbunden

- Erröten
- Vermeiden von Blickkontakt
- Händezittern
- Übelkeit
- Drang zum Wasserlassen

Agoraphobie

- Angst in Menschenmengen
- Angst auf öffentlichen Plätzen
- Angst bei Reisen oder weiterer Entfernung von zu Hause
- starkes Vermeidungsverhalten
- mit oder ohne Panikattacken

Epidemiologie

- Frauen sind häufiger betroffen als Männer
- kein spezifisches Erkrankungsalter

Poltern

Poltern ist eine Störung des Sprechablaufes. Sie ist gekennzeichnet durch ein überhastetes, unregelmäßiges Sprechtempo und eine verwaschene Artikulation, bis hin zum „Verschlucken" von ganzen Wörtern. Beim Poltern kommt es zu schnellen, ruckartigen Anläufen, die gewöhnlich zu einem fehlerhaften Satzmuster führen. Es kommt jedoch nicht wie beim Stottern zu Wiederholungen oder Verzögerungen und die Betroffenen können bei Aufforderung ihren Sprachfluss verbessern.

Symptomatik

- Störung des Sprechens
- überstürzter, hastiger oder fahriger Redefluss
- durchzieht den gesamten Sprechvorgang
- führt zur Veränderung ganzer Wörter und Verwaschenheit der Artikulation
- häufig auf hirnorganische oder psychogene Ursachen zurückzuführen

Posttraumatische Belastungsreaktion

Die posttraumatische Belastungsstörung ist eine verzögerte Reaktion (innerhalb von sechs Monaten) auf ein belastendes Ereignis oder eine Situation außergewöhnlicher Bedrohung. Sie kann mehrere Jahre bestehen bis hin zu einer andauernden Persönlichkeitsveränderung.

Im Rahmen einer posttraumatischen Belastungsstörung kommt es häufig zu Ängsten bezüglich des zugrunde liegenden Traumas. Bei den Betroffenen treten Symptome ähnlich wie bei den Angststörungen auf, dazu zählt Schlaflosigkeit, Vigilanzsteigerung und übermäßige Schreckhaftigkeit bzw. Überempfindlichkeit.

Symptome

- Wiedererleben des Traumas in Erinnerung, Träumen oder Albträumen
- Gefühl von Betäubtsein und emotionaler Stumpfheit
- Gleichgültigkeit gegenüber anderen Menschen
- Teilnahmslosigkeit, Lustlosigkeit
- Vermeidung von Aktivitäten und Situationen, die Erinnerungen an Trauma wachrufen können
- vegetative Überregtheit mit Vigilanzsteigerung
- übermäßige Schreckhaftigkeit und Schlaflosigkeit
- Ängste, Depressionen wie auch Suizidgedanken möglich

Präsuizidales Syndrom

Einen allgemeinen Grundsatz zur Erfassung von Suizidalität beschreibt Ringel (1953) mit dem „Präsuizidalen Syndrom", das auch als „Ringel'sche Trias" bekannt ist.

Präsuizidales Syndrom

1. Einengung der persönlichen Möglichkeiten

- Angst, Verzweiflung, Hoffnungslosigkeit
- Werte
- Sozialkontakte

2. Aggressionsstau

- gehemmte Aggressionen
- Wendung gegen die eigene Person

3. Suizidfantasien

- aktiv intendiert
- passiv sich aufdrängend

Pseudohalluzinationen

Die Trugwahrnehmung wird hier im Gegensatz zu Halluzinationen als unwirklich erkannt. Das bedeutet, dass der Betroffene nicht an den Eindrücken festhält, sondern die Täuschung erkennt und sie korrigiert. Häufig ist der akustische und visuelle Bereich betroffen.

Psychiatrischer Notfall

Psychiatrische Notfälle bedürfen einer sofortigen gezielten Diagnostik (wenn auch nur vorläufig) und umgehender Interventionen, um eine Gefahr für die Gesundheit des Patienten und anderer Personen abzuwenden.

Die häufigsten psychiatrischen Notfälle

- Erregungszustände
- Akute Suizidalität
- Bewusstseinsstörungen / Delir
- Drogennotfälle
- Katatonie / Stupor

Erregungszustände

Hauptcharakteristika von Erregungszuständen sind eine meist ziellose Steigerung des Antriebs und der Psychomotorik, affektive Enthemmung und Kontrollverlust. Es kann zu ausgeprägter Gereiztheit und aggressiven Äußerungen bis hin zu unvermittelten Gewalttätigkeiten kommen. In diesem Fall rufen Sie die Polizei.

Erregungszustände können im Rahmen der meisten psychischen Störungen, aber auch bei einer Vielzahl organischer Grunderkrankungen auftreten.

Die wichtigsten psychiatrischen Ursachen sind:

- demenzielle Syndrome
- akute organische Psychosyndrome (z.B. bei Epilepsie)
- Impulskontrollstörungen
- manische Psychose
- schizophrene Psychose
- agitiert-depressive Psychose
- akute Belastungsreaktion
- Persönlichkeitsstörungen (z.B. histrionisch)

Als organische Ursachen kommen vor allem hirnorganische Erkrankungen in Frage:

- endokrine (hormonelle) Störungen
- Stoffwechselstörungen
- Intoxikationen
- Entzugszustände
- Rauschsyndrome

In der akuten Situation ist es sehr wichtig, beruhigend auf den Patienten einzuwirken, das meint ruhiges Verhalten und Zusprache (talking down).

Oft ist eine medikamentöse Sedierung das Mittel der Wahl.

Sie rufen den Notarzt, bleiben bis zu seinem Eintreffen bei Ihrem Patienten und beruhigen ihn im Rahmen seiner Möglichkeiten und sichern gegebenenfalls seine Vitalfunktionen.

Akute Suizidalität

Die akute Suizidalität ist einer der häufigsten psychiatrischen Notfälle.

Die Grunderkrankung kann eine Psychose sein, Suizidalität kann aber auch im Rahmen von krisenhaften Situationen ohne psychiatrische Erkrankung auftreten.

Um eine Suizidgefahr abzuwenden, ist es unbedingt erforderlich:

- die Krisensituation zu erkennen
- das Ausmaß der Krise richtig abzuschätzen
- eine entsprechende Krisenintervention zu betreiben

Fragen Sie unbedingt genau nach und lassen Sie sich nicht von Ihren eigenen Ängsten verleiten, wegzuschauen. 80 % der Suizidopfer machen vorher deutliche Andeutungen, die als Suche nach Hilfe zu interpretieren sind.

Die landläufige Ansicht „wer darüber spricht, bringt sich nicht um" ist mit Sicherheit nicht zutreffend!

In der akuten Situation ist es meist möglich, mit dem Patienten ins Gespräch zu kommen und mehr über die Hintergründe zu erfahren. Es gilt, im Gespräch eine Vertrauensbasis aufzubauen. Dazu ist es unabdingbar, den Patienten und seine Situation ernst zu nehmen.

Nehmen Sie sich also ausreichend Zeit, hören geduldig zu und hinterfragen (Gesprächsführung nach Rogers).

Auch demonstrative Suizidalität, wobei der Patient lediglich damit droht, sich das Leben zu nehmen, um damit etwas zu erreichen, ist ein Notfall und muss von Ihnen ernst genommen werden!

Es gibt unterschiedliche Modelle eines Erklärungsversuches:

Das Krisenmodell geht von einer psychisch unauffälligen Persönlichkeit aus, die bislang ihr Leben meistern konnte. Ein subjektiv nicht bewältigbares Lebensereignis führt zu einem inneren Spannungszustand mit Panik, Wut, Depressivität, Hilflosigkeit, Hoffnungslosigkeit usw.

Suizidales Handeln wird dann als eine Möglichkeit angesehen, Spannung abzuführen und sich aus dem Felde zu nehmen.

Therapeutisch steht die Krisenintervention mit folgenden Grundprinzipien im Vordergrund:

- möglichst frühe Kontaktaufnahme
- möglichst ungestörte Atmosphäre für eine Aussprache
- Akzeptieren des suizidalen Verhaltens als Notsignal
- Suizidgedanken offen und direkt, ernst nehmend erfragen (ohne Beschönigung, aber auch ohne Dramatisierung)
- Trauer und Wut zulassen
- Anlass/Auslöser klären, Kriseninhalte erkennen und ausführlich besprechen (Klärung und Distanzierung)
- Stützung in emotionalen Situationen
- gemeinsamen Nenner (Grundproblematik) erkennen
- Ansprechen von Bindungen
- Abbau von Scham, Sündevorstellungen, Vermeidung von Wertungen
- Verhaltensalternativen erörtern, Entwicklung alternativer Problemlösungen, Zukunftsorientierung
- Klärung, ob und welche weitere Therapie notwendig ist, sichernde Fürsorge, Einbeziehung der Familie
- Ausschluss psychiatrischer Erkrankungen
- Abschätzen des Risikos für das Weiterbestehen der Suizidalität, Abwägen einer stationären Einweisung

Für die Abklärung der beiden letzten Punkte (und nicht nur dafür) brauchen Sie einen Psychiater, mit dem Sie zusammenarbeiten.

Die Bewältigung einer Krise geschieht üblicherweise durch Nutzung innerer und äußerer Ressourcen in Form der Adaption (= Anpassung) an eine neue Situation.

Kriterien für die stationäre Einweisung bei Suizidalität sind:

- akute Suizidabsicht, angekündigt, mit hoher Durchführungswahrscheinlichkeit und Versterbensrisiko (Patient zeigt Ihnen die Tablettenröhrchen)
- weitere akute Suizidabsicht trotz Therapie
- schwere Depressivität und generalisierte Hoffnungslosigkeit
- wahnhafte Einengung von Wahrnehmen und Erleben, vor allem mit Todesfantasien
- starke Agitiertheit und Angst oder Stupor mit Suizidalität
- ausgeprägtes Fluchtverhalten, Weglaufen, fehlende Bindungsbereitschaft bei Suizidalität
- exogene Psychose, delirante Zustände, Verwirrtheit
- Alkohol- bzw. Tabletteneinfluss
- Vorliegen einer psychischen Erkrankung, vor allem einer Psychose
- mehrere Suizidversuche (Parasuizid) in der Anamnese
- desolate soziale Situation

- Suizidalität nach krimineller Handlung (z.B. durch Alkoholfahrt verschuldeter Unfall mit tödlichem Ausgang)
- suizidale Äußerungen mit der Andeutung, andere mit einzubeziehen (erweiterter Suizid)

Einige statistische Daten werden oft bei der Prüfung abgefragt, die Sie wissen sollten:

- Suizidversuche (= Parasuizid) sind 10 - 20-mal häufiger als Suizide
- in etwa 80 Prozent der Fälle gibt es Ankündigungen
- vor allem im ersten Jahr nach einem Suizidversuch gibt es eine hohe Rezidivquote (Wiederholungsrate), die ersten sechs Monate sind dabei die gefährlichsten
- Frauen und Jugendliche begehen mehr Suizidversuche, Männer und Ältere mehr Suizide
- die höchste Suizidrate besteht bei den über 60-Jährigen
- beim erweiterten Suizid nimmt der Patient seine nächsten Angehörigen (ohne deren Einverständnis) mit in den Tod, was vor allem bei schweren depressiven Störungen vorkommt
- auf dem Land bringen sich weniger Menschen um als in der Stadt
- Alleinstehende sind gefährdeter als Menschen mit Familie
- Männer begehen häufiger Suizid als Frauen
- im Herbst und Frühjahr gibt es besonders viele Suizide
- Frauen benutzen eher sanfte Techniken (Tabletten), Männer neigen zu Erhängen oder Erschießen (harte Techniken)

Risikogruppen sind:
- ängstlich und wahnhaft Depressive
- Schizophrene
- Alkohol- und Drogenabhängige
- ältere und vereinsamte Menschen
- Menschen mit schweren organischen Krankheiten

Um das Risiko eines Suizids abzuschätzen, haben die Herren Ringel und Mitterauer Syndrome definiert, bei deren Erfüllung von einem erhöhten Suizidrisiko auszugehen ist.

Bei der Entwicklung eines Selbstmordes gibt es drei Phasen:
- Erwägungsphase
- Ambivalenzphase
- Entschlussphase

Kurz vor dem Selbstmord wirkt der Patient dann abgeklärt und gefasst, die sogenannte „Ruhe vor dem Sturm", dieses ist kein Zeichen der Besserung, sondern Anlass für allerhöchste Wachsamkeit!

Bewusstseinsstörungen / Delir

Bewusstseinstörungen sind das Leitsymptom der akuten organisch bedingten Störungen. Quantitativ äußern sie sich in der Regel als Einschränkung der Wachheit (Bewusstseinshelligkeit) – je nach Ausprägung sind zu unterscheiden:

- leichte Benommenheit
- Somnolenz (Schläfrigkeit)
- Sopor
- Koma (Bewusstlosigkeit)

Die Bewusstseinsstörung ist eine unspezifische Reaktionsweise des Gehirns und weist meist auf eine körperliche Ursache hin. Das therapeutische Vorgehen orientiert sich an den allgemeinen Prinzipien der Notfall-Therapie.

Ursachen für eine Bewusstseinsstörung sind

- zentralnervöse Erkrankungen
  - raumfordernde Prozesse (z.B. Hirntumor, Abszess)
  - entzündliche Prozesse
  - vaskuläre Prozesse (z.B. Hirninfarkt)

- systemische Erkrankungen
  - Infektionserkrankungen
  - endokrine Störungen (Schilddrüsenstörungen, Diabetes mellitus)
  - Medikamente und Drogen: Alkohol, Drogen, Sedativa

Bei Bewusstseinsstörungen besteht häufig die Gefahr einer vitalen Bedrohung (Herz-Kreislauf-Versagen, Atemdepression), also gilt es, bis zum Eintreffen des Notarztes die Atmung zu stabilisieren, Flüssigkeit zu geben und den Elektrolythaushalt zu stabilisieren (das macht dann der Notarzt). Der Patient muss unbedingt ins Krankenhaus zur intensivmedizinischen Überwachung!!!

Ein Delir ist hauptsächlich gekennzeichnet durch:

- Desorientiertheit
- Verkennung der Umgebung
- halluzinatorisches Erleben (vorwiegend optisch, die berühmten weißen Mäuse)
- Unruhe bis zu starker Erregung

Es handelt sich dabei um eine akute organische Psychose, die nicht nur bei Alkoholentzug (delirium tremens), sondern auch bei Medikamentenentzug und bei Einnahme zentral wirksamer Pharmaka auftritt.

Beim Delir liegt ein lebensbedrohlicher Zustand vor, der stationär überwacht werden muss.

Drogennotfälle

Drogennotfälle zeigen sich vorwiegend als akute Intoxikationen oder Entzugs-erscheinungen sowie als psychotische Reaktionen (z.B. Horrortrip im Rahmen einer LSD-Einnahme). Das Erscheinungsbild kann sich auf vielfältige Weise als Bewusstseinsstörung, delirantes Syndrom oder auch als Erregungszustand zeigen.

Die Behandlung eines Drogennotfalls richtet sich in der Regel nach der im Vor-dergrund stehenden Symptomatik.

Bitte berücksichtigen Sie immer, dass bei vielen Drogenabhängigen eine Poly-toxikomanie vorliegt, d.h. eine Abhängigkeit bzw. ein Missbrauch mit mehreren Stoffen, was zu einem unklaren Symptombild führen kann. Dadurch wird die Diagnostik erschwert.

Beim Verdacht auf eine Drogenintoxikation prüfen Sie bitte genau das Umfeld und erheben, wenn möglich, eine Fremdanamnese, d.h. Sie sprechen mit An-gehörigen und Freunden, um Informationen über die Konsumgewohnheiten und die aktuelle Situation des Patienten zu erhalten. Baldmöglichst muss durch einen Arzt eine Urinuntersuchung erfolgen (Screening). Gerade bei einem of-fensichtlich drogenabhängigen Patienten müssen auch andere Faktoren be-rücksichtigt werden, die für den akuten Zustand des Patienten verantwortlich sein können (Infektion, Mangelernährung).

Eine Einweisung in eine medizinische Klinik bzw. eine psychiatrische Fachklinik zur intensiven diagnostischen Abklärung und zur Akut- bzw. Entzugsbehand-lung ist dringend erforderlich.

Katatonie / Stupor

Unter Stupor versteht man einen Zustand reduzierter bzw. aufgehobener psy-chomotorischer Aktivität. Der Patient erstarrt ohne Bewusstseinsstörung mit einer Dauer von wenigen Minuten bis zu mehreren Wochen.

Es liegt somit eine Kommunikations- bzw. Kontaktstörung vor.

Eine minderschwere Ausprägung stellt der Mutismus (Nicht-Sprechen) dar.

Der Stupor muss zunächst von Zuständen der Bewusstseinsstörung abgegrenzt werden, die z.B. auftritt in Zusammenhang mit

- ZNS-Erkrankungen
- dem demenziellen Syndrom
- dem malignen neuroleptischen Syndrom
- unerwünschten Arzneimittelwirkungen
- Drogenmissbrauch

Organisch verursachte Stupor gehen mit entsprechenden Laborbefunden ein-her bzw. mit pathologischen Befunden im EEG.

Eine Katatonie ist gekennzeichnet durch ausgeprägte Störungen der Motorik. Es besteht entweder ein ausgeprägter Stupor mit Haltungsstereotypien, Mutismus und Rigor oder es kommt zu massiven Erregungszuständen. Beide Zustände können auch schnell abwechseln. Dadurch, dass oft Fieber und/oder vegetative Symptome dazukommen, kann eine Katatonie schnell lebensbedrohlich werden.

Ein katatones Syndrom tritt vor allem bei körperlich nicht begründbaren psychiatrischen Erkrankungen als katatone Schizophrenie, depressiver Stupor oder psychogener (oder dissoziativer) Stupor auf.

Katatonie und Stupor bedürfen zunächst allgemeinmedizinischer Maßnahmen wie Elektrolyt- und Flüssigkeitsausgleich und gehören damit in die Hände eines Arztes. Bei motorischer Erregung kann eine kurzfristige Fixierung des Patienten notwendig sein, um ihn selbst und seine Umgebung zu schützen.

Sowohl beim depressiven Stupor als auch bei der katatonen Schizophrenie ist oftmals die Elektrokrampftherapie angesagt. Bei der lebensbedrohlichen perniziösen Katatonie ist sie das Mittel der Wahl. Bei dieser sehr seltenen, im Verlauf einer katatonen Schizophrenie vorkommenden Erkrankung treten neben den katatonen Symptomen Fieber und vegetative Entgleisung auf.

Zu den durch Psychopharmaka induzierten Notfällen zählt das maligne neuroleptische Syndrom. Es tritt bei weniger als 1 % der mit Neuroleptika behandelten Patienten auf. Neben den motorischen, katatonen Symptomen kommt es zu einem schnellen Anstieg des Fiebers, wechselnder Bewusstseinslage bis hin zum Koma.

Diese Patienten brauchen intensivmedizinische Betreuung und ein Absetzen der Neuroleptika.

Psychogene Depression

s. Dysthymia

Psychopharmaka

Die Psychopharmakatherapie ist eine somatische Therapie, die sich mit der Reduktion bzw. Beseitigung psychischer Syndrome befasst.

- Sammelbezeichnung für chemisch verschiedenartige Arzneimittel
- auch als psychotrope Substanzen bezeichnet
- beeinflussen die Aktivität des Zentralnervensystems bzgl. Stimmung, Affektivität und Emotionalität

- zeigen ihre Wirkung in den Synapsen, die die Verbindungsstellen zwischen den einzelnen Nerven sind
- Substanz wirkt sich nicht direkt auf Psyche aus, sondern verändert bestimmte neurophysiologische Vorgänge

Die Psychopharmaka werden nach ihrer neuropsychologischen Wirkung eingeteilt.

Zu ihnen zählen folgende Gruppen:

- Antidepressiva
- Neuroleptika
- Tranquilizer
- Hypnotika
- Psychostimulanzien
- Phasenprophylaktika

Psychose

Der Begriff Psychose bezeichnet eine Gruppe schwerer psychischer Störungen, die mit einem zeitweiligen weitgehenden Realitätsverlust einhergehen. Auffällige Symptome sind Wahn und Halluzinationen. In den Klassifikationssystemen ICD-10 und DSM-IV wurde der Begriff Psychose abgeschafft. Die Begründung dafür ist die unzulängliche Abgrenzbarkeit zur Neurose sowie die Theoriegebundenheit an die Psychoanalyse. Bei deutschsprachigen Ärzten und Psychotherapeuten ist das traditionelle Begriffspaar Neurose/Psychose jedoch nach wie vor üblich.

Die Psychosen werden folgendermaßen unterteilt:

- organische Psychosen
- schizophrene Psychosen
- affektive Psychosen

Symptomatik
- Psychosen entstehen am häufigsten zwischen dem 15. und 25. Lebensjahr
- haben oft körperlich begründbare Ursachen (exogen) oder sind im Sinne des Vulnerabilitätskonzepts multifaktoriell bedingt (endogen)
- Symptome wie Halluzinationen, Wahn und Ich-Störungen treten in den Vordergrund
- grundlegender Wandel des eigenen Erlebens und des Außenbezuges (gestörter Realitätsbezug)
- wesentliches Kennzeichen ist phasenhafter Verlauf
- werden als strukturelle Störung bezeichnet
- können meist nur medikamentös und durch langwierige Therapie eingestellt werden

Psychostimulanzien

Indikation und Wirkung

Psychostimulanzien wirken vorwiegend psychisch anregend und antriebsstimulierend. Sie verdrängen Müdigkeit und Erschöpfung, steigern die Konzentrations- und Leistungsfähigkeit und unterdrücken das Hungergefühl. In höheren Dosen erzeugen sie Euphorie. Zu den Hauptvertretern, die heute therapeutisch eingesetzt werden, gehören die Amphetamine, aber auch bei Koffein, Nikotin bis hin zur Droge Kokain spricht man von Psychostimulanzien.

Ihr Einsatzbereich ist:

- die Narkolepsie
- Formen der Hypersomnie
- das hyperkinetische Syndrom bei Kindern

Mögliche Handelsnamen von Psychostimulanzien

- Pervitin
- Ritalin
- Preludin
- Captagon

Nebenwirkungen

- Tachykardie, Hypertonie
- Inappetenz
- Schlaflosigkeit
- Kopfschmerzen
- Tremor
- hohes Missbrauchs- und Suchtpotenzial
- Anorexie durch Anwendung als Appetitzügler
- können das Längenwachstum bei Kindern verzögern
- Ängstlichkeit, Aggressivität

Sadomasochismus

Hierbei handelt es sich um eine Störung der Sexualpräferenz (Paraphilie), indem Befriedigung durch Zufügen (Sadismus) oder Erleiden (Masochismus) von Schmerzen erreicht wird.

Sadismus

- sexuelle Erregung durch Demütigung oder körperliche Züchtigung des Geschlechtspartners
- sexuelle sadistische Fantasien lassen sich bis in die Kindheit zurückverfolgen

Masochismus

○ sexuelle Erregung durch Demütigung, Fesseln, Geschlagenwerden oder andere Weisen gequält zu werden

Beim Sadomasochismus besteht eine Ambivalenz zwischen dem Wunsch nach Beherrschung und Unterwerfung.

Schizophrenie

Die Schizophrenie gehört in die Hauptgruppe der endogenen Psychosen und stellt den Verlust der Beziehung zur Realität dar. Der Betroffene fühlt sich „zerrissen" bzw. fehlt ihm die Einheit von Erleben, Denken, Fühlen, Wollen und Handeln. Grenzen der eigenen Person und seiner Umwelt sind entzwei.

Der Begriff Schizophrenie wurde durch Eugen Bleuler (1911) geprägt. Er ersetzte damit den von Kreaplin eingeführten Begriff „ Dementia praecox" (vorzeitige Verblödung).

Epidemiologie
○ Auftreten meist zwischen Pubertät und 35. Lebensjahr
○ Auftreten nach dem 40. Lebensjahr wird als „Spätschizophrenie" bezeichnet
○ bei Männern und Frauen gleich häufig
○ es besteht eine Suizidrate von 10 %

Schizophrenie Symptome nach Bleuler

Grundsymptome
○ Formale Denkstörungen
○ Affektstörungen
○ Ambivalenz
○ Autismus

akzessorische Symptome
○ Katatonie
○ Halluzinationen
○ Wahn

Schizophrenie Symptome nach Schneider

Symptome 1. Ranges
○ Wahnwahrnehmungen
○ dialogisierende Halluzinationen
○ Gedankenentzug
○ Gedankeneingebung
○ Gedankenausbreitung
○ „Gefühle des Gemachten"

Symptome 2. Ranges

- Wahneinfall
- sonstige Halluzinationen
- Affektveränderung
- „Ratlosigkeit"

Einteilung in Positiv- und Negativsymptomatik

Positivsymptomatik (Exzesse von Gedanken, Gefühlen und Verhalten)

- Wahnvorstellungen
- Halluzinationen
- Gedankeneingebung, -ausbreitung und -entzug

Negativsymptomatik (Defizite bei Gedanken, Gefühlen und Verhalten)

- Alogie
- Affektverflachung
- Apathie
- Anhedonie
- Asozialität
- Aufmerksamkeitsstörungen

Der Verlauf der Schizophrenie

Prodromalphase (es stechen noch keine Symptome hervor)

- Leistungsniveau sinkt
- allmählich sozialer Rückzug
- nimmt eigenartige Gewohnheiten an
- abgestumpfter unangemessener Affekt

floride Phase (die schizophrenen Symptome treten in den Vordergrund)

- die Phase kann durch psychosozialen Stress ausgelöst werden
- es können Schübe auftreten und somit eine chronische Residualsymptomatik oder akute Phasen mit völliger Remission

Residualphase (Rückkehr zum Leistungsniveau der Prodromalphase)

- akute Symptome der floriden Phase treten zurück
- viele Betroffene bleiben trotzdem in einem allgemein beeinträchtigten Zustand

Jede dieser Phasen kann Tage oder Jahre andauern! Bei der Mehrzahl der Betroffenen bleiben residuale Beeinträchtigungen für den Rest des Lebens bestehen. Bei weniger als ¼ erfolgt eine vollständige Remission. Eine vollständige Remission ist wahrscheinlicher bei:

- Personen mit hoher Leistungsfähigkeit

- wenn Störungen ein abruptes belastendes Ereignis vorausging
- Beginn im mittleren Alter

Während der akuten Erkrankung, in der Remission oder im Residualzustand kann es zu suizidalen Krisen kommen. Nach akuter Erkrankungsepisode können postpsychotische Depressionen (postremissive Erschöpfungszustände) auftreten.

Faustregel: je akuter der Beginn, je deutlicher der situative Auslöser, desto günstiger die Prognose.

Subtypen

Die einzelnen schizophrenen Typen werden nach dem aktuellen Erscheinungsbild unterschieden.

- Paranoid-halluzinatorischer Typ
- Katatoner Typ
- Hebephrener Typ (desorganisiereter Typ)
- Undifferenzierter Typ
- Schizophrenia simplex
- Residualtyp

Paranoid-halluzinatorischer Typ

- häufigster Subtyp
- Wahn und Halluzinationen bestimmen das Bild
- andere Symptome sind entweder nicht vorhanden oder wenig auffällig

Katatoner Typ

- relativ selten
- katatone Symptomatik bestimmt das Bild
- kann zwischen Stupor und extremer Hyperkinese schwanken
- Befehlsautomatismen, Negativismen, stereotype Haltung
- bis hin zur unheilbaren Katatonie, die zum Tode führen kann

Hebephrener Typ (desorganisierter Typ)

- häufig im Jugendalter
- im Vordergrund Affektstörungen (läppischer Affekt)
- insgesamt unberechenbares, flapsiges und enthemmtes Sozialverhalten
- Affektive Störungen: läppische Gestimmtheit, Affektinkontinenz, Grimmassieren, Faxen, Manierismen
- Kontaktstörungen: Rückzug, Beziehungslosigkeit, auch Enthemmung
- Denkstörungen: abschweifend, zerfahren, konfus, häufig Wahnvorstellungen

Undifferenzierter Typ

◎ Schizophrenie, die nicht genau in die einzelnen Kategorien passt

◎ Schizophrenie weist nicht immer Wahn und Halluzinationen auf

◎ 80 % der Schizophrenen entwickeln jedoch mindestens einmal Wahnsymptome

Schizophrenia simplex

◎ selten und mit großer Unsicherheit behafteter Subtyp

◎ ist eine symptomarme Form, vor allem fehlen die produktiven Symptome wie Wahn und Halluzinationen

◎ langsamer kaum merklicher Krankheitsbeginn, weiterer Verlauf relativ undramatisch

◎ zunehmend durch Negativsymptomatik gekennzeichnet

Residualtyp

◎ trifft zu, wenn ausgeprägte Symptome in Stärke und Zahl nachlassen, jedoch eine Restform weiter besteht

◎ chronische Negativsymptomatik oder chronische Negativ- und Positivsymptomatik

Differenzialdiagnose

◎ organisch bedingte (exogene) Psychosen:
  ● entzündliche, neoplastische, toxische oder andere (hirn-) organische Prozesse

◎ schizoaffektive oder affektive Erkrankungen:
  ● Mischbild zwischen schizophrenen und affektiven Erkrankungen
  ● floride Phase mindestens 2 Wochen

◎ schizophrenieforme Erkrankungen:
  ● akut beginnende Erkrankung mit schizophrener Symptomatik
  ● Dauer weniger als ein Monat

◎ Persönlichkeitsstörungen:
  ● schizotypischer und schizoider Typ
  ● paranoider Typ
  ● Borderline Typ

Ätiologie
Biologische Erklärung

◎ genetische Befunde (Zwillingsstudien)

◎ biochemische Befunde (exzessive dopaminerge Aktivität)

◎ abnorme Gehirnstruktur

◎ virale Infekte in der Schwangerschaft können zur Störung der Gehirnentwicklung des Kindes führen

Soziokulturelle Erklärung

○ viele Merkmale der Schizophrenie werden durch die Diagnose selbst hervorgerufen (die selbst erfüllende Prophezeiung)

○ das Etikett „Schizophrenie" ist verantwortlich dafür, wie sich die Umwelt verhält (Rosenhan-Studie)

Psychologische Erklärung

○ nach Freud

  ● Schizophrenie ist eine Regression auf psychosexueller Stufe

  ● eine schizophrenogene Mutter (kalt, dominant, für Bedürfnisse anderer unempfindlich)

○ double-bind Kommunikation

○ Schizophrenie ist ein konstruktiver Prozess, durch den versucht wird, sich selbst von der Verwirrung und dem Leid zu heilen, in das der Betroffene von seiner sozialen und familiären Umwelt gestürzt wurde

Das Vulnerabilitätsmodell versucht, biologische, kognitive Defizite und Stressoren in Beziehung zu setzen.

Therapie
Stationäre Versorgung

○ Milieutherapie
Bewohner gehen konstruktiver Arbeit nach: Sonderprojekte, Arbeit, Beschäftigungstherapien, Freizeit

○ Wertmarken-Verstärkungssysteme
Belohnung = Wertmarke, Wertmarken können gegen Vergünstigungen eingelöst werden, z.B.: Privilegien, mehr Privatsphäre, Unterhaltung, Einkaufen usw.

Psychotherapien

in Anfangsstadien der Störung eher begrenzt wirksam, später sehr nützlich

○ Familientherapie
Therapeut weist auf problematische Verhaltensweisen und Interaktionen in der Familie hin

○ Sozialtherapie
therapeutischer Ansatz, bei dem praktische Ratschläge und Anpassung an das Leben in den Mittelpunkt der Therapie gestellt werden

Gemeindenahe Versorgung

○ Beginn mit der Deinstitutionalisierung

○ Förderung nach dem Prinzip der kleinen Schritte

○ berufliche Rehabilitationen

○ Patienten werden aus Landeskrankenhäusern entlassen und in ihren Gemeinden versorgt

○ Einrichtungen:
  ● kommunales psychiatrisches Behandlungszentrum
  ● Tageskliniken
  ● Übergangsheime

Schlafstörungen

Eine Störung besteht, wenn ein Mangel an Dauer und/oder Qualität des Schlafes besteht und die Beeinträchtigung mindestens 3x pro Woche innerhalb eines Monats vorliegt. Schlafstörungen beeinträchtigen auch das Wohlbefinden und die Leistungsfähigkeit am Tag. Sie werden unterteilt in:

○ Dyssomnien – psychisch bedingte Schlafstörungen, bei denen Dauer, Qualität und/oder Zeitpunkt beeinträchtigt sind
○ Parasomnie – Störungen, die den Schlaf unterbrechen

Dyssomnien

Dyssomnien sind durch die Psyche verursachte Schlafstörungen. Hierbei ist die Dauer, Qualität oder der Zeitpunkt des Schlafes beeinträchtigt.

Die Dyssomnien werden in die Untergruppen Insomnie und die Hypersomnie unterschieden.

Arten der Dyssomnien

○ Einschlafstörungen (meist verbunden mit innerer Unruhe, Grübeleien oder Angstgefühlen)
○ Durchschlafstörungen (unruhiger, zerhackter Schlaf und leichte Erweckbarkeit)
○ Hypersomnien (überlange Schlafdauer und Schläfrigkeit am Tag)
○ Schlaf-Apnoe-Syndrom
○ Narkolepsie
○ Restless-legs-Syndrom

Insomnien

Die Insomnien sind eine der weit verbreitetsten Schlafstörungen. Die Patienten klagen meist über Ein- und Durchschlafstörungen oder eine Kombination aus beiden sowie morgendliches Früherwachen.

Leidet ein Mensch unter vorzeitigem Aufwachen, so spricht man von Durchschlafstörungen. Das ist aber nur dann der Fall, wenn das Aufwachen vor Ablauf von sechs Stunden dreimal pro Woche geschieht. Oft wird der Schlaf dann als oberflächlich und wenig erholsam beschrieben.

Von vorzeitigem Erwachen spricht man, wenn der Betroffene häufig viel zu früh aufwacht und dann nicht mehr einschlafen kann. Dabei ist die Störung über einen beträchtlichen Zeitraum zu beobachten. Oft fixieren sich die Betroffenen auf das „Schlafen-können" und die Angst vor Schlaflosigkeit, so dass es zu einem circulus vitiosus kommt. Häufig wird versucht, den Zustand mit Medikamenten oder Alkohol zu beeinflussen.

Hypersomnie

Bei Hypersomnie handelt es sich um Schlafanfälle und einen Zustand exzessiver Schläfrigkeit während des Tages. Eine unzureichende Schlafdauer erklärt die Ursachen nicht. Die Patienten neigen dazu, zu unangemessenen Zeiten einzuschlafen, und benötigen eine ausgeprägte Übergangszeit vom Aufwachen aus dem Schlaf bis zum völligen Wachsein. Häufig ist die Hypersomnie mit psychischen Störungen, vor allem Depressionen, verbunden.

Schlaf-Apnoe-Syndrom

Bei der Schlafapnoe kommt es zu Atemstillständen von mehr als zehn Sekunden. Dadurch wird die Sauerstoffsättigung im Blut verringert. Schlafapnoe kann Erkrankungen auslösen, insbesondere des Herz-Kreislauf-Systems. Besonders gefährlich sind Herzrhythmusstörungen.

Narkolepsie

Narkolepsie ist eine relativ selten vorkommende Erkrankung, die sowohl bei Kindern als auch Erwachsenen auftritt. Die Betroffenen sind tagsüber schläfrig und verspüren einen Drang zum Schlafen zu unpassenden Zeiten. Die Schlafanfälle setzen abrupt ein und können vom Betroffenen nicht verhindert werden. Daneben besteht ein kontinuierliches Müdigkeitsgefühl.

Restless-Legs-Syndrom

Periodisch wiederkehrende, kurze Muskelkontraktionen lösen Zuckungen in den Beinen aus. Die Bewegungen führen zu einem unruhigen Schlaf, der keine ausreichende Erholung bietet. Dies kann sich sowohl auf den Schlaf als auch auf den Wachzustand auswirken. Die Betroffenen empfinden im Sitzen bzw. Liegen ein unangenehmes Kribbeln in den Waden oder Oberschenkeln.

Parasomnie

Der Begriff der Parasomnie wird für verschiedene schlafbezogene Störungen gebraucht, die den Schlafprozess unterbrechen. Sie sind durch auffällige Verhaltensweisen gekennzeichnet, die in den meisten Fällen relativ harmlos sind und eher selten auftreten. Hierzu zählen:

- Schlafwandeln (Somnambulismus)
- nächtliches Aufschrecken (Pavor nocturnus)
- Albträume
- beim Aufwachen auftretende Bewegungslosigkeit

- nächtliche Anfälle (Schreien, Weinen, Fluchen und Umherirren im Raum)
- Einschlafzuckungen (plötzliches, blitzschnelles Zusammenzucken des ganzen Körpers)
- nächtliches Zähneknirschen
- stereotype Bewegungsabläufe im Schlaf wie rhythmisches Kopfschlagen, Kopfrollen und Körperrollen, begleitet von Seufzen und Summen
- Sprechen im Schlaf

Schlafstörungen können im Weiteren folgendermaßen unterschieden werden:

- nicht krankheitsbedingt
  - Überstimulation durch abendliche Erlebnisse
  - Stimulantieneinnahme
  - psychischer Stress

- krankheitsbedingt (bei alle Erkrankungen mit körperlicher Beeinträchtigung)
  - Schmerz
  - Fieber
  - Organfunktionsstörungen
  - Alkohol- und Medikamentenmissbrauch
  - Psychosen
  - Folgen einer Hirnfunktionsstörung

Sexuelle Appetenzstörungen

Unter Appetenz werden das sexuelle Verlangen, sexuelle Fantasien und Tagträume sowie das Gefühl, sich zu anderen sexuell hingezogen zu fühlen, verstanden. Die Störung kann mit vermindertem bis fehlendem sexuellen Verlangen oder sexueller Aversion einhergehen.

Epidemiologie
- bei Frauen kommt diese Störungsform zu 20-30 %, bei Männern zu 15 % vor
- zu beachten ist das Alter und die Anzahl der Ehejahre

Symptomatik
- Mangel an sexuellem Interesse und daraus folgend geringe sexuelle Aktivität
- diese Menschen können trotzdem sexuell aktiv sein
- funktioniert der Sex, kommt es sogar zum Genuss bzw. wird der Sex als nicht unangenehm erlebt

Sexuelle Aversion

- die Sexualität wird als äußerst unangenehm und abstoßend empfunden
- Betroffene erleben Abscheu, Ekel oder Angst, sexuell aktiv zu werden

- jegliche Erregung und Lust fehlt
- manche erleben Küssen und Berührung schon als unangenehm andere wiederum empfinden Aversion erst bei der Penetration
- bei Männern eher seltener als bei Frauen

Sexuelle Erregungsstörungen

Die sexuelle Erregung ist durch Veränderungen in der Lendenregion, allgemeine körperliche Aktivierung, Anstieg der Herzfrequenz, Puls- und Blutdruckanstieg sowie Atemfrequenz gekennzeichnet. Durch den starken Blutdrang kommt es beim Mann zur Erektion, bei der Frau kommt es in dieser Zeit zum Anschwellen der Schamlippen und Klitoris sowie zur Produktion von Vaginalflüssigkeit.

Störung der Erregung der Frau (Frigidität)

- Unfähigkeit zur Lubrikation, Anschwellung der äußeren Genitalien aufrechtzuerhalten
- ca. 10 % der Frauen sind betroffen
- Dysfunktion tritt selten alleine auf, meist mit Orgasmusstörungen oder anderen sexuellen Funktionsstörungen verbunden

Erektionsstörung des Mannes (Impotenz)

- unmöglich, eine adäquate Erektion zu erlangen oder diese bis zu Ende aufrechtzuerhalten
- ca. 10 % aller Männer sind betroffen
- ca. 50 % aller Männer haben mindestens einmal in ihrem Leben eine Erektionsstörung
- Mehrzahl der Betroffenen sind über 50 Jahre alt (häufig durch altersbedingte Erkrankungen)

Somatisierungsstörungen

Die Betroffenen von Somatisierungsstörungen leiden unter multiplen, wiederholten und häufig wechselnden körperlichen Symptomen, die jedes Körperteil oder Organsystem betreffen können.

Betroffene von Somatisierungsstörungen laufen von Arzt zu Arzt, in der Hoffnung, dass irgendeiner ihre Beschwerden lindern kann. Es kann jedoch kein organischer Befund nachgewiesen werden. Häufig ist ihre Krankengeschichte sehr lang, die sie dramatisch und wortreich wiedergeben.

Es handelt sich nicht um kurze vorübergehende Krankheitssymptome. Das Beschwerdebild hält über mehrere Jahre an und dadurch kommt es meist zu Beeinträchtigungen in sozialen, familiären und beruflichen Lebensbereichen.

Mögliche Symptome der Somatisierungsstörung:

○ Schmerzsymptome
- Kopfschmerzen
- Rückenschmerzen
- Gelenkschmerzen
- Abdominalschmerzen
- Schmerzen beim Wasserlassen
- Schmerzen während der Menstruation

○ gastrointestinale Symptome
- Übelkeit
- Völlegefühl
- Unverträglichkeit von Speisen
- Erbrechen
- Durchfall

○ sexuelle Symptome
- sexuelle Gleichgültigkeit
- Erektions- und Ejakulationsstörungen
- unregelmäßige bis starke Blutungen
- Erbrechen während der ganzen Schwangerschaft

○ pseudoneurologische Symptome
- Gleichgewichtsstörungen
- Kloßgefühl im Hals
- Halluzinationen
- Muskelschwäche
- Sehen von Doppelbildern

Somatierungsstörung liegt vor wenn:

○ mindestens vier Schmerzsymptome in vier verschiedenen Körperregionen oder Körperfunktionen vorliegen, davon zwei gastrointestinale, ein pseudo-neurologisches und mindestens ein sexuelles Symptom

○ bei gastrointestinalen, pseudoneurologischen und sexuellen Symptomen darf es sich nicht um Schmerzsymptome handeln

○ genannte Symptome müssen irgendwann im Verlauf der Krankheit aufgetreten sein

○ einzelne Symptome können fluktuieren, in Intensität wechseln oder völlig verschwinden

Somatoforme Schmerzstörungen

Unter dem Begriff „Schmerz" werden akute körperliche Schmerzen verstanden, die die Aufgabe eines Warnsignals haben, z.B. bei Verbrennungen. Bei den somatoformen Schmerzstörungen jedoch hat dieses Warnsignal seine Funktion verloren. Die Beschwerden haben eher einen appellativen Charakter.

Die Diagnose der Schmerzstörungen wird gestellt, wenn die Betroffenen unter anhaltenden und schweren quälenden Schmerzen leiden, die physiologisch nicht erklärt werden können.

Es besteht ein enger Zusammenhang zwischen Beginn, Schweregrad und Aufrechterhaltung des Schmerzsymptoms und den bestehenden psychischen Problemen.

Der Schmerz kann in jedem Körperteil auftreten und bildet im Gegensatz zu den anderen somatoformen Störungen das Hauptsymptom. Die Lokalisation des einzelnen Schmerzes wechselt rasch. Es werden meist beobachtet:

- Migräne
- Spannungskopfschmerz
- Rückenschmerzen
- Phantomschmerzen, die sich auf alle möglichen Körperregionen erstrecken

Unser Schmerzerleben beschränkt sich leider nicht nur auf das körperliche Erleben des Defekts, sondern beeinträchtigt auch unser Fühlen, Denken und Handeln. Dies ist der Grund, dass die somatoformen Schmerzstörungen die Lebensqualität der Betroffenen in vielen Bereichen reduziert. Sie leiden unter zunehmender Lustlosigkeit, Freudlosigkeit, geringem Antrieb, erhöhter Erschöpfung und Hilflosigkeit.

Somatogene Depression

Depressionen können auch als sekundäre Depressionen bei (chronischen / schweren) somatischen Erkrankungen auftreten und gehören zu den exogenen Psychosen. Klingen diese normalpsychologischen Verstimmungen nach einigen Wochen nicht ab, muss davon ausgegangen werden, dass eine behandlungsbedürftige depressive Episode vorliegt.

Formen
- Symptomatische Depression (Begleitdepression bei internistischen Krankheiten)
- Organische Depression (durch strukturelle Veränderungen des Gehirns)

Das depressive Krankheitsbild kann auch durch Psychopharmaka ausgelöst werden. Der Verlauf hängt von dem der Grunderkrankung ab.

Sozialer Rückzug

Soziale Kontakte werden vermindert. In extremen Fällen kann es zu Aggressionstendenzen oder Verwahrlosung kommen.

Soziale Umtriebigkeit

Im Gegensatz zum sozialen Rückzug werden hier die sozialen Kontakte erweitert. Häufig handelt es sich um eine Kontaktaufnahme zu völlig fremden Menschen. Diese ist distanzlos, umtriebig, anklammernd und querulatorisch. Die Umwelt reagiert meist ablehnend, was jedoch nicht zur Kenntnis genommen wird.

Soziotherapie

Es handelt sich hierbei um eine Behandlungsform von psychisch kranken Menschen, die bei der Diagnose und Therapie den Einfluss zwischenmenschlicher Beziehungen, soziokultureller und ökonomischer Faktoren betont.

Soziotherapeutische Maßnahmen sollen den sozialen Behinderungen der Betroffenen vorbeugen bzw. diese verringern oder beseitigen.

Psychiatrische Rehabilitation beinhaltet Leistungen und Maßnahmen, die das Ziel haben, die psychisch Kranken oder von einer psychischen Behinderung bedrohten Menschen wieder einzugliedern. Hierbei ist es besonders wichtig, die noch bestehenden Fähigkeiten zu erkennen und zu erhalten.

Dabei müssen die unterschiedlichen Formen einer Behinderung beachtet werden.

- soziale Behinderung
- primäre Behinderung
- sekundäre Behinderung

Die folgende Darstellung zeigt das Angebot einer psychiatrischen Standardversorgung.

Präventative Einrichtungen sowie rehabilitative Dienste

- Gesundheitsämter, Beratungsstellen
- Sozialarbeit
- Krisenberatungsstellen
- Selbsthilfegruppen, Angehörigengruppen

Ambulante Dienste

- Niedergelassene Nervenärzte
- Sozialpsychiatrischer Dienst
- Kinder- und Jugendpsychotherapeuten
- Fachpsychotherapeuten
- Institutionsambulanzen

Stationäre Dienste			
Halbstationäre Dienste	**Stationäre Dienste**	**Rehabilitative Einrichtungen**	**Dienste für Behinderte**
- Tageskliniken - Nachtkliniken	- Psychiatrische Abt. in Allgemeinkrankenhäusern - Psychiatrische Krankenhäuser - Psychiatrische Pflegeheime	- Übergangsheime - Wohnheime - Wohngemeinschaften - Familienpflege - Patientenclubs - Tagesstätten	- Sonderkindergärten - Sonderschulen - Wohnangebote - Berufsbildungswerke - beschützte Arbeitsplätze - Werkstätten

Leitlinien der Soziotherapie

- Prävention
- Aufklärung
- Selbsthilfe
- Erreichbarkeit
- Chancengleichheit
- Koordination
- Kontinuität

Ständiges Grübeln

Der Betroffene beschäftigt sich ständig mit unangenehmen Gedankeninhalten, die meist im Zusammenhang mit einer aktuellen Lebenssituation stehen.

Stereotypien

Hierbei handelt es sich um sprachliche und motorische Äußerungen, die in immer gleicher Form wiederholt und für einen Außenstehenden als sinnlos erlebt werden. Stereotypien zählen zu den Antriebsstörungen.

Stottern

Bei dieser Sprechstörung ist der Redefluss durch Verspannungen der Sprechmuskulatur unterbrochen und/oder es kommt zu klonischen Wiederholungen. Etwa 1 % der Kinder zeigt diese Symptomatik, wobei Jungen wesentlich häufiger davon betroffen sind.

Das Sprechen ist durch häufige Wiederholung oder Dehnung von Lauten, Silben oder Worten oder durch häufiges Zögern und Innehalten gekennzeichnet. Stottern soll als Störung nur klassifiziert werden, wenn die Sprechflüssigkeit deutlich beeinträchtigt ist. Das Stottern wird durch Aufregung verstärkt. In den meisten Fällen kommt es zu Spontanremissionen und deutlichen Verbesserungen. Nur selten bleibt die Symptomatik trotz Therapie über Jahre bestehen.

Stress

Immer dann, wenn wir mit einer gewissen Bedrohung konfrontiert werden, die uns irgendeine Veränderung abverlangt, sprechen wir von einem Stresszustand.

Der Stresszustand besteht aus der Komponente Stressor, dies ist das Ereignis, das uns zur Veränderung zwingt, und der Komponente Stressreaktion, die die individuelle Reaktion der betroffenen Person auf die Anforderung darstellt.

Stressor + Stressreaktion = Stresszustand

Stressoren können ganz unterschiedliche Ereignisse im Leben sein:

- die Belastung im Job
- Straßenverkehr
- der Familienzuwachs
- der unerwartete Besuch
- die Hochzeit
- Arbeitslosigkeit
- ein einschneidendes Lebensereignis
- ein Unfall usw.

Unsere Reaktion auf solche Ereignisse hängt nicht nur vom Stressor allein ab, sondern auch von:

- unseren früheren Erfahrungen
- dem vorhandenen Verhaltensrepertoire

- dem Selbstbild, das wir von uns haben
- dem sozialen Hintergrund
- der biologischen Ausstattung

Die Reaktion auf einen Stressor, den wir als bedrohlich einordnen, ist Angst. Diese löst ein ganzes Bündel unterschiedlicher Symptome aus, die sich auf der emotionalen, kognitiven und körperlichen Ebene zeigen.

Suizidalität

Zu dem Phänomenbereich der Suizidalität gehören im engen Sinne alle Gedanken und Handlungen, mit dem Ziel, sein Leben zu beenden. Im weiten Sinne kann auch der Wunsch nach Ruhe, Veränderung, Pause und Unterbrechung im Leben als suizidaler Gedanke verstanden werden.

Suizidalität ist keine Krankheit, sondern ein Symptom des zugrunde liegenden Problems, und besteht als Zuspitzung einer seelischen Entwicklung, in der Verzweiflung, Hoffnungslosigkeit und Ausweglosigkeit überhand genommen haben.

Suizidalität ist ein psychiatrischer Notfall. Als Heilpraktiker für Psychotherapie werden Sie selten mit Patienten konfrontiert, die ernsthaft suizidgefährdet sind. Dies ist auch der Grund, warum viele Heilpraktiker wenig Routine im Umgang mit diesen Problemen haben. Suizidgefährdete bedürfen einer akuten Krisenintervention, eines Gesprächspartners, der keine Scheu vor dem Thema Tod und Suizid hat und selbst gut darüber reflektiert ist, wie seine Einstellung zum Problem der Selbsttötung ist. Des Weiteren sind Heilpraktiker für Psychotherapie verpflichtet, verantwortungsvoll mit dieser Patientengruppe umzugehen. Sie müssen diese Patienten auffangen, ihnen neue Problemlösungsstrategien eröffnen, sich vielleicht eingestehen, dass Sie bei dieser Thematik überfordert sind oder sich sogar dafür entscheiden, den Prozess der stationären Zwangseinweisung in Gang zu setzen.

Suizidarten
- Suizid

    - Die absichtliche Selbstschädigung mit tödlichem Ausgang.

- Suizidversuch

    - Die absichtliche Selbstschädigung mit dem Ziel bzw. der Möglichkeit des tödlichen Ausgangs.

- Parasuizid

    - Handlung mit nicht tödlichem Ausgang, bei der ein Mensch sich absichtlich verletzt oder selbst schädigt, z.B. durch eine Überdosierung von Drogen oder Medikamenten.
    - Meist dient dies einem Appell an die Umwelt.

○ Bilanzsuizid

  ● Kommt sehr selten vor. Es liegt kein psychopathologischer Hintergrund vor, denn dieser Art von Suizid wird eine rein rationale Entscheidung unterstellt (z.B. bei Offizieren verletzte Ehre).

○ erweiterter Suizid

  ● Andere Personen werden ohne ihre Mitentscheidung oder ihr Wissen in den Suizid miteinbezogen (z.B. Vater erschießt Frau und Kinder und tötet sich am Ende selbst).

○ gemeinsamer Suizid

  ● Zwei Menschen begehen Suizid, aufgrund einer gemeinsamen Entscheidung (z.B. Romeo und Julia).

○ Massensuizid

  ● selten, z.B. bei Sekten

Suizidmethoden

○ „harte" Methoden:
  ● Sturz aus großer Höhe
  ● sich vor ein Fahrzeug (z.B. Zug) werfen
  ● Erhängen
  ● Erschießen

Die „harten" Methoden werden bei Suizid häufiger angewendet als bei Suizidversuchen. Männer wählen diese häufiger als Frauen.

○ „weiche" Methoden:
  ● Intoxikationen durch Überdosierung von Medikamenten und/oder Alkohol

Ätiologie

Einen allgemeinen Grundsatz zur Erfassung von Suizidalität beschreibt Ringel (1953) mit dem „Präsuizidalen Syndrom", das auch als „Ringel`sche Trias" bekannt ist.

→ siehe Präsuizidales Syndrom

Im folgenden sehen Sie die Stadien suizidaler Entwicklung nach Pöldinger.

Stadien suizidaler Entwicklung

1. Erwägungsphase

  ● Suizid wird als mögliche Problemlösung in Betracht gezogen
  ● Fall wird gedanklich durchgespielt

2. Ambivalenzphase

  ● direkte Suizidankündigung

- Kontaktsuche
- Hilferuf als Ventilfunktion

3. Entschlussphase

- „Ruhe vor dem Sturm" (Distanziertheit; keine Gefühlsregung)
- Vorbereitungshandlungen

Epidemiologie

- Suizid ist die 10. häufigste Todesursache in Europa
- ca 12.000 Suizidtote pro Jahr in Deutschland
- ca. alle 45 Minuten tötet sich ein Mensch selbst
- Suizidrate bei Männern 3- bis 4-mal so hoch wie bei Frauen
- zu den Risiken/Risikogruppen zählen:
  - alte und einsame Menschen
  - Lebenskrisen bzw. neue Lebensabschnitte (z.B. Scheidung, Arbeitslosigkeit, Pubertätskrisen)
  - körperliche Erkrankungen
  - biologische Umstellungsphasen
  - Neurosen
  - Psychosen
  - Süchte
  - Menschen in helfenden Berufen
  - vorangegangene Suizidversuche

Syphilis

Die Syphilis ist der so genannte harte Schanker, eine der meldepflichtigen Geschlechtserkrankungen. Klinisch unterscheidet man eine erworbene und angeborene Syphilis.

Symptome

- nach etwa drei Wochen entwickelt sich an der Eintrittspforte ein münzgrosser, schmerzloser Primärulcus, der harte Schanker, der aber auch an anderen Körperstellen auftreten kann, häufig auch im Mundbereich; regionale Lymphknoten sind geschwollen
- gerötete Papeln, nicht juckender Ausschlag (Syphilid) auf Haut und Schleimhäuten
- nässende Papeln im Scheidenbereich, dem Darm und im Analbereich
- etwa sechs bis acht Wochen nach Erstinfektion uncharakteristische Beschwerden wie Kopfschmerzen und Gliederschmerzen und generalisierte Lymphknotenschwellung
- nach ca. drei bis fünf Jahren bilden sich oberflächliche Papeln, Narben und Geschwüre

○ nach ca. 10 bis 20 Jahren: durch den Befall der Hirnstränge im Rückenmark progressive Paralyse mit Gedächtnisstörungen

Therapieformen

Es gibt verschiedene Psychotherapiemethoden. Dies sind verschiedene Modelle, die zur Erklärung und Behandlung psychischer Störungen dienen.

Modelle

○ biologisches Modell
○ soziokulturelles Modell
○ tiefenpsychologisches Modell
○ humanistisch-existenzielles Modell
○ verhaltenstherapeutisches Modell
○ kognitives Modell

Tiefenpsychologisches Modell

Die tiefenpsychologisch fundierte Psychotherapie ist eine Abwandlung der klassischen Psychoanalyse, hat aber die gleichen Wurzeln. Da die klassische Psychoanalyse für viele Erkrankungen ein zu langwieriges Verfahren ist, hat sich in der Praxis das abgewandelte und zügigere Verfahren der tiefenpsychologisch fundierten Psychotherapie entwickelt.

Trotzdem gibt es einige wesentliche Unterschiede zur klassischen Psychoanalyse.

Wesentliche Elemente sind die Grundregeln und die Abstinenzregel. Bei der Anwendung der Grundregeln wird der Patient aufgefordert, alles mitzuteilen, was ihm in den Sinn kommt und was er empfindet **(freie Assoziation)**.

Die **Abstinenzregel** besagt, dass der Analytiker sich aller agierenden und wertenden Stellungnahmen enthält.

Die Bearbeitung der **Übertragung** und des **Widerstandes** sind von grundlegender Bedeutung für die Aufdeckung unbewusster Konflikte, Einstellungen, Wünsche usw. Als wichtigste therapeutische Intervention wird die Deutung, d.h. das Aufzeigen von Bedeutungen und Zusammenhängen, die dem Patienten bisher nicht bewusst waren, angesehen.

Das Setting dauert ca. 50 Minuten und es werden pro Wochen ein oder zwei Sitzungen durchgeführt.

Es gibt einige Hauptaspekte der psychoanalytischen Lehre:

- Unter dem Entwicklungsaspekt unterscheidet die Psychoanalyse im Kindes- und Jugendalter fünf Phasen: orale Phase (Mund), anale Phase (After), phallische Phase (vor allem das männliche Glied). Auf diese Phasen folgt eine Ruhepause der Sexualentwicklung (Latenzphase), in der die Entwicklung des Kindes mehr durch Interaktion mit seiner Umwelt gestaltet wird (Sozialisation). Mit Beginn der Pubertät setzt die eigentliche genitale Phase ein.

- Unter personalem Aspekt werden hauptsächlich drei Schichten der Person unterschieden:
  - das Es
  - das Ich
  - das Über-Ich

- Unter dynamischem Aspekt werden vor allem die direkten oder indirekten Wechselwirkungen gesehen zwischen den unbewussten (Trieb-)Vorgängen und den vorwiegend bewussten seelischen (Zensur-)Vorgängen. Ferner wird eine dynamische Beziehung zwischen den Polaritäten Lust (Lustprinzip) und Unlust angenommen.

Klientenzentrierte Gesprächstherapie nach Rogers

Bei dieser Psychotherapieform wird eine schrittweise Entfaltung und Automatisierung der Persönlichkeit zum eigentlichen „Selbst" angestrebt. Es werden dabei keine Ratschläge erteilt.

Auf eine vorausgehende neuropsychologische Diagnose wird verzichtet.

Grundannahmen

- Jeder Mensch verfügt über genügend Kräfte, sich selbst zu bestimmen und zu artikulieren.
- Unentdecktes Potenzial des Patienten wird ermittelt und ihm auf dem Weg der Selbstexploration bewusst gemacht.
- Der Therapeut sollte folgende Haltung einnehmen:
  - positive Wertschätzung
  - emotionale Wärme
  - einfühlendes Verständnis
  - Kongruenz
  - Echtheit

Verhaltenstherapeutisch-kognitives Modell

Nach lerntherapeutisch-verhaltenstherapeutischer Auffassung werden psychische Störungen als festgefahrene „Fehlgewohnheiten" beschrieben, die mit Hilfe systematisch konsequenten Trainings abgebaut und durch erwünschte Verhaltensweisen ersetzt werden können.

Der verhaltensdiagnostische Prozess gliedert sich wie folgt:

○ Problemanalyse
○ Situationsanalyse
○ Verhaltensanalyse
○ Bedingungsanalyse
○ Funktionsanalyse

Verhaltenstherapeutische Methoden umfassen sowohl einfache Techniken des klassischen und operanten Konditionierens als auch übende, desensibilisierende, konfrontierende und aversive Verfahren, wobei diese Techniken miteinander kombiniert werden können.

Die häufigsten verhaltenstherapeutischen Methoden:

○ Systematische Desensibilisierung (Ziel eines systematisierten, schrittweisen Abbaus von Angstsymptomen)
○ Reizüberflutung bzw. Konfrontation (rasche intensive Konfrontation mit gefürchteter Situation)
○ Kognitive Therapie (Identifizierung negativer Denkstereotypien und Ersatz durch alternative Denk- und Vorstellungsmuster)
○ Rational-Emotive Therapie (krankheitsverursachende Verzerrungen der Wahrnehmung und Denkmuster werden aufgedeckt und dialogisch verdeutlicht)
○ Gedankenstopp
○ Symptomverschreibung
○ Tagebuch
○ Selbstkontrolltechniken

Entspannungsverfahren

Sie dienen der Seele, um sie zu entspannen, zu beruhigen und die Spannungen im Körper zu lösen.

Da Stress unspezifische körperliche Reaktionen auslöst, kann die Entspannung des Körpers eine wirksame Gegenmaßnahme darstellen.

Sie werden als kompatible Techniken im Rahmen von Therapieplänen in psychotherapeutischer Medizin und Psychiatrie eingesetzt.

Um eine Entspannungsreaktion auszulösen, müssen folgende Voraussetzungen erfüllt sein:

○ ruhige Umgebung
○ geschlossene Augen
○ bequeme Stellung
○ wiederholte innere Instruktionen

gut fundierte klassische Entspannungsverfahren sind:

- Hypnose
- Autogenes Training
- Progressive Muskelrelaxation
- Biofeedback

	Klassische Psychoanalyse	Verhaltens- therapie	Gesprächs- psychotherapie	Krisen- intervention
Methodik	- Bewusstma- chung und Be- arbeitung un- bewusster und verdrängter Konflikte - vergangen- heitsorientiert	- „Verlernen" falscher, Erler- nen neuer Verhaltens- muster - gegenwartsbe- zogen	- Selbstverwirk- lichung Verba- lisierung von Gefühlen	- unterschiedlich - Hier und Jetzt!
Aktivität des Therapeuten	- abstinent - neutral	- psychoeduka- tiv	- nicht-direktiv	- direkt-aktiv, beratend, sup- portiv
Hauptindikation	- Neurosen - Persönlich- keitsstörungen	- Phobien - Depressionen - Zwangsstö- rungen	- Neurosen - psychosomati- sche Störun- gen	- aktuelle Le- benskrisen - Konfliktreakti- onen
Ziel	- Aufarbeitung intrapsychi- scher Konflikte - Neustrukturie- rung der Per- sönlichkeit	- Symptomre- duktion oder - beseitigung - Selbstkontrolle - Kompetenz- training	- Aufbau, Fin- dung und Sta- bilisierung der Persönlichkeit	- Lösung und Reduktion der aktuellen Krise
Behandlungs- dauer	- Jahre	- Monate	- Monate	- Wochen

Tic

Tics sind unwillkürliche, unregelmäßige, plötzliche, schnelle, einschießende und wiederkehrende muskuläre Aktionen oder Lautäußerungen. Häufig geht Ihnen eine Aura in Form einer subjektiv spürbaren, zunehmenden sensorischen An- spannung voraus. Sie zählen zu den Störungen des Antriebs.

Man geht davon aus, dass 5 bis 15 % aller Kinder zu irgendeinem Zeitpunkt Tics entwickeln. Dabei sind Jungen häufiger betroffen als Mädchen. Das Mani- festationsalter liegt meist um das 7. Lebensjahr. Die Entstehungsursachen sind sehr heterogen. Es ist jedoch sicher, dass eine familiäre Häufung von Tic-

Erkrankungen besteht. Des Weiteren geht man davon aus, dass die Ursache in einer Störung der Hemmungs-Enthemmungs-Abläufe bestimmter Neurotransmitter liegt.

Tics werden unterteilt in:

○ motorische Tics
  ● einfach (z.B. Blinzeln, Gesichtszucken)
  ● komplex (z.B. Berühren von Gegenständen, Hüpfen)
○ vokale Tics
  ● einfach (z.B. Räuspern, Grunzen)
  ● komplex (z.B. Wörter oder ganze Sätze)

Die Grenzen der einzelnen Tic-Formen sind fließend und können kombiniert auftreten. Die meisten Tics befinden sich im Gesichtsbereich. Von vorüberge- henden Tic-Störungen wird gesprochen, wenn diese weniger als ein Jahr an- dauern, liegt die Störung über ein Jahr vor, wird von einer chronischen Tic- Störung gesprochen.

Bei der Differenzialdiagnose muss darauf geachtet werden, dass es sich nicht um Zwangshandlungen, Konversionsstörungen oder sonstige Dyskenisien oder Stereotypien handelt.

Die Betroffenen einer Tic-Störung leiden nicht unter einer geistigen Behinde- rung oder seelischen Störung.

Tourette-Syndrom

Das Tourette-Syndrom ist nach dem ICD-10 eine kombinierte vokale und mul- tiple motorische Form der Ticstörung, bei der gegenwärtig oder in der Vergan- genheit multiple motorische Tics und ein oder mehrere vokale Tics vorgekom- men sind. Motorische und vokale Tics müssen nicht notwendigerweise gleich- zeitig auftreten. Die Störung verschlechtert sich meist während der Adoleszenz und neigt dazu, bis in das Erwachsenenalter anzuhalten. Die vokalen Tics sind häufig multipel mit explosiven repetitiven Vokalisationen, Räuspern und Grun- zen und Gebrauch von obszönen Wörtern oder Phrasen. Manchmal besteht eine begleitende gestische Echopraxie, die ebenfalls obszöner Natur sein kann (Kopropraxie).

Tranquilizer (Beruhigungsmittel)

Indikation und Wirkung:
Hierbei handelt es sich um Medikamente, die zur Behandlung von Angst- und Spannungszuständen verwendet werden. Die Wirkung von Tranquilizern ist angstlösend, beruhigend, krampflösend und muskelrelaxierend sowie emotional entspannend.

Aufgrund ihres breiten Wirkungsspektrums, ihrer rasch einsetzenden Wirkung und der großen Arzneimittelsicherheit, finden Benzodiazepin-Tranquilizer eine breite Anwendung unter Allgemeinmedizinern und Internisten.

Da bei Benzodiazepinen durch ihre rasch empfundene spürbare Erleichterungswirkung die Gefahr eines hohen Gewöhnungs- und Abhängigkeitspotenzial besteht, werden auch gerne niedrig dosierte Neuroleptika eingesetzt, die aber wiederum eine höhere Nebenwirkungsrate haben. Dies sollte besonders bei Patienten mit einer Suchtanamnese beachtet werden. Des Weiteren ist es gerade bei Patienten, die Benzodiazepine erhalten, von besonderer Wichtigkeit, mit dem behandelnden Arzt einen Gesamtbehandlungsplan aufzustellen, damit die Medikamente nicht als bloße „Lebenserleichterer" fungieren.

Tranquilizer werden nach ihrer chemischen Struktur in folgende Gruppen eingeteilt:

- Benzodiazepine
- niedrig dosierte Neuroleptika
- Betablocker
- Non-Benzodiazepine
- pflanzliche Sedativa (z.B. Baldrian, Hopfen)

Die Benzodiazepine nehmen allerdings den ersten Rang unter den Tranquilizern ein.

Des Weiteren werden Benzodiazepine nach ihrem Wirkungsprofil eingeteilt.

- sedierend
- muskelrelaxierend
- krampflösend
- angstlösend

Eine weitere Einteilungsmöglichkeit der Benzodiazepine besteht aufgrund ihrer Halbwertszeit (Kumulationsgefahr!).

- kurz
- mittellang
- lang

Mögliche Handelsnamen von Tranquilizern

- Valium
- Tavor
- Lexotanil
- Musaril

Nebenwirkungen

Benzodiazepine sollten langsam ausschleichend abgesetzt werden. Ihre Nebenwirkungen können zu Beginn der Behandlung folgende Symptome umfassen und sind meist auch ein Zeichen einer leichten Überdosierung:

- Müdigkeit, Schläfrigkeit
- Schwindel, Koordinationsstörungen
- Muskelschwäche, Ataxie (Sturzgefahr!)
- Artikulationsstörungen
- Appetit- und Sexualstörungen
- Gedächtnisstörungen
- Paradoxwirkungen (Erregung, Unruhe)
- „Maskierungseffekt", Realitätsflucht
- „Bindung" psychische Abhängigkeit
- Atemdepression

Bei Benzodiazepinen kann es auch zu folgenden Entzugserscheinungen kommen:

- Vegetative Störungen (z.B. Zittern, Schwitzen, Kreislaufstörungen, Schwindel)
- Sensorische Perzeptionsstörungen (z.B. Listgefühl, Lichtempfindlichkeit, optische Verzerrungen)
- Depersonalisations- und Derealisationsphänomene
- Konzentrations- und Antriebsstörungen

Bei Langzeiteinnahmen mit hohen Dosen kann es unter Umständen auch zu folgenden Entzugserscheinungen kommen:

- Delir
- zerebrale Krampfanfälle
- Funktionspsychosen

Transsexualismus

Transsexuelle sind ständig damit beschäftigt, ihre primären und sekundären Geschlechtsmerkmale loszuwerden, da sie sie abstoßend finden. Unter diesem Störungsbild leiden doppelt so viele Männer wie Frauen. Das Leid geht häufig so weit, dass es zu Depressionen oder gar Suiziden kommt. Um wie das andere Geschlecht nach außen zu wirken, wird die entsprechende Kleidung dafür gewählt. Hierbei ist zu beachten, dass es sich nicht um den Transvestitismus handelt. Des Weiteren gehen Transsexuelle häufig Aktivitäten des anderen Geschlechts nach, um diesen näher zu sein und mit ihnen in Verbindung gebracht zu werden. Diese Störung kann sich schon im Kindesalter zeigen. Manchmal geht sie mit der Adoleszenz weg oder manifestiert sich zum Transsexualismus oder Transvestitismus. Meist entwickelt sich diese Störung aber erst im mittleren Erwachsenenalter. Durch eine hormonelle und chirurgische Behandlung soll das eigene Geschlecht dem bevorzugten Geschlecht so gut wie möglich angeglichen werden.

Transvestitismus

Bei Transvestitismus besteht nicht der längerfristige Wunsch einer Geschlechtsumwandlung. Hierbei reicht meist schon das Tragen der Kleidung des anderen Geschlechts, um eine Zugehörigkeit zu erfahren. Wird der Betroffene am Tragen dieser Kleidung gehindert, bewirkt dies innere Unruhe, Unkonzentriertheit und eine gedrückte Stimmung. Das Tragen der Kleidung des anderen Geschlechts führt zum inneren Gleichgewicht. Diese Art der Störung kommt eigentlich nur bei Männern vor.

Übertragung / Gegenübertragung

Während der intensiven psychoanalytischen Therapie kommt es von Seiten des Klienten zu emotionalen Reaktionen gegenüber dem Therapeuten, die als Übertragung bezeichnet werden. Oft handelt es sich dabei um wiederbelebte infantile Gefühle gegenüber Bezugspersonen, die in der Vergangenheit im Mittelpunkt eines emotionalen Konflikts standen (Eltern, Geschwister). Diese frühkindlichen Erfahrungen werden auf den Therapeuten übertragen. Es kann sich um positive oder negative Übertragungen handeln, die dem Therapeuten entgegengebracht werden. Diese Übertragung ist das wesentliche therapeutische Mittel der Psychoanalyse. Der Therapeut reagiert darauf nicht wie die damalige Bezugsperson des Patienten, sondern mit einer wertschätzenden Haltung, der Gegenübertragung, sodass eine frühere Erfahrung korrigiert werden kann. Die Aufgabe des Therapeuten besteht nun darin, dem Klienten diese Übertragung bewusst zu machen, um die damit verbundenen Gefühle zu interpretieren, ihre Ursprünge zu erkennen und sie adäquat zu verarbeiten. Gefährlich ist dabei, dass dies der Moment ist, in dem der Patient am verletzlichsten ist. Erfolgt die Bewusstmachung zu früh, wird der Patient seine gewohnten Abwehrmechanismen einsetzen.

Natürlich kann es bei der Übertragung auch dazu kommen, dass sich persönliche Gefühle, Einstellungen und Reaktionsmuster des Therapeuten gegenüber seinem Klienten und dessen Thematik bemerkbar machen. Dies kann dazu führen, dass der Therapeut eine wohlgesonnene oder ablehnende Haltung dem Klienten gegenüber einnimmt. Dieser Prozess wird als Gegenübertragung bezeichnet. Denn auch der Klient kann als ein bedeutender Mensch im Leben des Therapeuten wahrgenommen werden.

Der Therapeut sollte sich dieser Dynamik bewusst sein. Der Prozess der Übertragung und Gegenübertragung kann ein sehr wirksames Mittel der Psychotherapie sein. Versäumt der Therapeut diese Gegenübertragung zu beachten, kann dies sehr hinderlich für den weiteren Therapieerfolg sein.

Überwertige Ideen

Es ist zu beachten, dass der Wahn von überwertigen Ideen unterschieden wird. Hierbei handelt es sich um gefühlsmäßig stark besetzte Erlebnisinhalte, die das Denken beeinflussen, aber nicht absolut unkorrigierbar sind.

Umständliches Denken

Umständliches Denken zählt zu den formalen Denkstörungen. Nebensächliche Dinge können von wesentlichen nicht getrennt werden, und somit ist das Denken des Betroffenen sehr weitschweifig. Trotzdem wird das Ziel nicht ganz verfehlt.

Unterbringungsgesetz

Das Unterbringungsgesetz regelt eine so genannte freiheitsentziehende Unterbringung eines Patienten in einer psychiatrischen Anstalt. Das Unterbringungsgesetz kommt also nicht zum Tragen, wenn sich der Patient freiwillig in die ärztliche Behandlung und in die Psychiatrie begibt.

Die Unterbringungsgesetze sind auf Landesebene geregelt – es gibt also ein bayerisches Unterbringungsgesetz, ein hessisches Unterbringungsgesetz ...

In den wesentlichen Punkten sind die Unterbringungsgesetze jedoch gleich:

„Wer psychisch krank oder infolge von Geistesschwäche oder Sucht psychisch gestört ist und dadurch in erheblichem Maße die öffentliche Ordnung oder Sicherheit gefährdet, kann gegen seinen oder ohne seinen Willen in einem psychiatrischen Krankenhaus oder sonst in geeigneter Weise untergebracht werden.

Unter den Voraussetzungen des Satzes 1 ist die Unterbringung vor allem dann auch zulässig, wenn jemand sein Leben oder in erheblichem Maße seine Gesundheit gefährdet.

Die Unterbringung darf nur angeordnet werden, wenn die Gefährdung nicht durch weniger einschneidende Mittel (...) abgewendet werden kann."

Das bedeutet:
Eine Unterbringung ist möglich bei

- Selbstgefährdung
- Fremdgefährdung

Das Unterbringungsgesetz tritt immer dann in Kraft, wenn der Patient infolge einer psychischen Krankheit seinen Willen nicht mehr frei bestimmen kann.

Unter einer psychischen Krankheit versteht dieses Gesetz alle Arten von Abnormitäten (alle Psychosen, Neurosen und jedes auffällige Verhalten).

Wenn ein Patient süchtig ist, ist das alleine noch kein Grund zu einer Einweisung, es sei denn, es liegt bereits ein Hirnschaden und eine Eigen- oder Fremdgefährdung vor. Alleine der Hang zum Alkohol rechtfertigt keine Unterbringung.

Eine Fremdgefährdung besteht in:

- Körperverletzung
- Randalieren
- Sittlichkeitsdelikten

Bloße Belästigungen, Anpöbeln oder leichtere Beschimpfungen sind ausgenommen.

Die Selbstgefährdung besteht in:

- Suizidversuchen
- ernst gemeinten Drohungen, einen Suizid zu unternehmen

Ab wann eine Drohung ernst zu nehmen ist, müssen Sie entscheiden – legen Sie die Kriterien nach Ringel und Mitterauer an und hinterfragen Sie jede Andeutung Ihres Patienten genau (siehe oben Notfallverhalten Suizid).

Wenn der Patient freiwillig in die Klinik geht, darf er auch nach eigener Maßgabe wieder heraus – bei einer zwangsweisen Unterbringung darf er erst dann wieder heraus, wenn die Gefahr vorüber ist, d.h. es bestimmen andere über ihn. Mit dieser Argumentation können Sie Ihren Patienten vielleicht überzeugen, freiwillig in eine psychiatrische Klinik zu gehen.

Unter Selbstgefährdung fällt auch die Verstümmelung oder die Verweigerung des Essens, soweit es sich um einen psychisch Kranken handelt.

Eine Anorexia-Patientin mit kritischem Gewicht kann also untergebracht werden, wohingegen jeder in den Hungerstreik treten darf jeder.

Auch die Schädigung des eigenen Vermögens, Verwahrlosung oder Sucht reicht nicht für eine Unterbringung, wenn der Patient psychisch normal ist.

Die Unterbringungsgesetze gelten also nur für Situationen, in denen eine Eigen- oder Fremdgefährdung vorliegt und wenn der Patient seinen Willen infolge einer Krankheit nicht mehr frei bestimmen kann.

Folgende Personen können anzeigen (die Behörden informieren, dass etwas nicht in Ordnung ist):

- Polizei

- Sozial- und Gesundheitsamt
- Staatsanwaltschaft
- alle anderen Personen (also auch Sie)

Daraufhin ermittelt das Gesundheitsamt oder die Kreisverwaltungsbehörde und lädt den Patienten zu einer Untersuchung vor. Im Anschluss entscheidet das Vormundschaftsgericht in einer nicht-öffentlichen Sitzung, ob der Patient in einer psychiatrischen Anstalt untergebracht werden muss.

Bei höchster Dringlichkeitsstufe und bei akuter Gefahr im Verzug müssen Sie die Polizei verständigen. Die Polizei (nicht die Sanitäter, die dürfen das nicht) bringen den Patienten dann in das nächste Krankenhaus. Dort wird er ärztlich untersucht; die Ärzte benachrichtigen das Gesundheitsamt und das Vormundschaftsgericht entscheidet innerhalb 24 Stunden über die Unterbringung.

In weniger dringenden Fällen benachrichtigen Sie das Gesundheitsamt; die Behörde leitet dann weitere Schritte ein. In noch weniger dringenden Fällen können Sie sich an das Vormundschaftsgericht wenden.

Vaginismus

Vaginismus bezeichnet eine von der Frau nicht kontrollierbare Verkrampfung der Muskulatur im unteren Drittel der Vagina, die das Eindringen in die Vagina erschwert oder unmöglich macht.

Es lassen sich verschiedene Formen von Vaginismus unterscheiden:

- situativer Vaginismus: bezeichnet den Fall, dass die Verkrampfung reflexartig in dem Moment auftritt, in dem versucht wird, etwas in die Vagina einzuführen
- permanenter Vaginismus: bedeutet eine ständige situationsunabhängige Verkrampfung
- sekundärer Vaginismus: bedeutet, dass der Vaginismus als ein Symptom oder infolge anderer körperlicher Krankheiten, wie z.B. schmerzhaften Infektionen der Scheide, entstanden ist
- primärer Vaginismus: tritt isoliert auf, geht nicht mit anderen körperlichen Beschwerden einher

Symptomatik

- weibliche Störung der Sexualität bedingt mit Schmerzen
- nicht kontrollierbare Verkrampfung der Muskulatur im unteren Drittel der Vagina
- Eindringen in die Vagina ist erschwert oder unmöglich
- komplexe, jedoch heilbare Krankheit

- Auftreten in unterschiedlichen Schweregraden: beim leichten Fall ist die Frau in der Lage, Tampons oder Finger einzuführen, beim schweren Fall ist sogar das unmöglich
- Geschlechtsverkehr ist in schweren Fällen unmöglich, in leichteren Fällen extrem schmerzhaft

Verbigeration

Verbigeration ist eine formale Denkstörung. Unsinnige Wörter und Sätze werden von dem Patienten ständig wiederholt. Dabei ist der Tonfall häufig sehr stereotyp.

Verwirrtheitszustand

Der Verwirrtheitszustand ist auch als amentielles Syndrom bekannt.

Geht einher mit:
- Trübung des Bewusstseins
- Verwirrtheit
- Ratlosigkeit
- Inkohärenz des Denkens

Halluzinationen stehen im Hintergrund. Im Gegensatz zum zerfahrenen Denken bei der Schizophrenie fehlt hier die Sprunghaftigkeit, vielmehr haften diese Personen an aufgetauchten Gedanken und zeigen eine Einbuße der kritischen Einschätzung. Häufig fehlt die vollständige Orientierung über Zeit und Raum und die eigene Person, dies führt zu Angst, Aggressivität und Ratlosigkeit. Nach Beenden des Verwirrtheitszustandes besteht Amnesie.

Es kommt bei hirnorgnanischen Psychosyndromen und nach einem Hirntraumata vor. Bei allgemeiner Hypotonie zeigt sich eine verstärkte Symptomatik.

Hauptsymptome für die Prüfung:
- Ratlosigkeit
- verworrenes inkohärentes Denken
- Bewusstseinstrübung
- keine eindeutige produktive Symptomatik

Vorbeireden

Vorbeireden ist eine formale Denkstörung.

Der Patient geht nicht auf die gestellte Frage ein, obwohl ganz klar ersichtlich ist, dass er diese verstanden hat. Es wird unabsichtlich inhaltlich etwas anderes hervorgebracht.

Voyeurismus

Der Begriff Voyeurismus bedeutet übersetzt soviel wie „Zuschauerschaft". Als Voyeur wird jemand bezeichnet, der nicht durch eigene sexuelle Aktivität erregt wird, sondern indem er andere Menschen heimlich beobachtet, wenn sie nackt oder sexuell aktiv sind.

- Voyeur wird nicht durch eigene sexuelle Aktivität erregt
- muss andere Menschen heimlich beobachtet, wenn sie nackt oder sexuell aktiv sind
- Risiko, entdeckt zu werden, trägt zur Erregung bei
- Voyeur kann entweder während der Handlung oder bei späterer Erinnerung masturbieren
- Beginn meist vor dem 15. Lebensjahr, Tendenz des chronischen Verlaufs
- dass andere sich durch die Beobachtungen gedemütigt fühlen könnten, wenn sie es wüssten, gehört zum Vergnügen des Voyeurs
- Voyeurismus kann die eigene Sexualität ersetzen
- meist besteht Angst, eine reale und aktive sexuelle Verbindung einzugehen

Wahrnehmungsstörungen

Bei den Wahrnehmungsstörungen handelt es sich um Sinnestäuschungen oder Trugwahrnehmungen, die ohne einen entsprechenden Außenreiz erfolgen. Es wird zwischen Illusionen, Pseudohalluzinationen und Halluzinationen unterschieden. Die Definitionskriterien stehen damit im Zusammenhang, ob die Sinneswahrnehmungen als unwirklich erkannt werden oder für eine subjektive Gewissheit gehalten werden.

Die Formen der Wahrnehmungsstörungen:

- Pseudohalluzinationen
- Illusionen
- gesteigerte Wahrnehmung
- Optische Halluzinationen
- Akustische Halluzinationen
  - imperative Stimmen (Stimmen, die den Kranken beschimpfen, ansprechen oder Befehle erteilen)
  - dialogisierende Stimmen (Stimmen unterhalten sich untereinander über den Kranken)
  - kommentierende Stimmen (Stimmen, die das Verhalten des Kranken kommentieren)
  - Akoasmen (ungestaltete akustische Wahrnehmungen, z.B. Rauschen, Summen, Pfeifen usw.)
- Olfaktorische und gustatorische Halluzinationen
- Taktile (haptische) Halluzinationen

Wernicke-Enzephalopathie

Durch sehr starken Alkoholmissbrauch entwickelt sich beim Abhängigen ein Thiaminmangel (Vitamin B_1). Dieser Mangel ist die Ursache dieses lebensbedrohlichen Syndroms.

Die klassische Symptomtrias der Wernicke-Enzephalopathie besteht aus

- Bewusstseinstrübung
- Ataxie
- Augenmuskelstörungen

Der Patient ist desorientiert und sein Grad der Wachheit ist gestört. Während dieser Störung kann es zu Erregungszuständen kommen.

Wochenbettdepression

Hier handelt es sich um depressive Störungen, die im zeitlichen Zusammenhang mit dem Wochenbett auftreten (per Definition in den ersten sechs Wochen nach der Geburt). Wenn wahnhaftes Erleben, u.a. psychotische Symptomatiken auftreten, spricht man von einer Wochenbettpsychose.

Es ist anzunehmen, dass die mit dem Wochenbett zusammenhängende hormonelle Umstellung und die situativen Belastungen eine Rolle spielen.

In der Schwangerschaft sind Psychosen auffallend selten, im Wochenbett aber 10-mal häufiger als zu anderen Lebenszeiten der Frau. Wochenbettpsychosen liegen bei einer Inzidenz (Häufigkeit) von 0,4 - 2 %. Nahezu 50 % aller Wöchnerinnen leiden jedoch unter mehr oder weniger starken reaktiven Verstimmungen. Bei ebenfalls etwa 50 % aller Wöchnerinnen kommt es am 3. Tag nach der Entbindung zu einem so genannten Heultag, wobei dann die Frauen energielos sind und unter Konzentrationsstörungen leiden, insgesamt überempfindlich und weinerlich reagieren. Dies ist völlig normal – es sollte nur wieder aufhören. Wenn es anhält, psychotische Symptome oder Suizidgedanken aufkommen, handelt es sich um eine Wochenbettdepression.

Wochenbettdepressionen haben mit einer Häufigkeit von 10 - 15 % große Bedeutung in den Monaten nach der Entbindung. Hierbei handelt es sich meist um depressive Psychosen, deren Symptomatik z.T. aber auch schizoaffektiven Syndromen entspricht. Auch Psychosen mit schizophrener Symptomatik kommen im Wochenbett vor, selten auch organisch wirkende psychotische Zustände (delirantes Syndrom u.ä.).

Meist beginnen diese Psychosen in der ersten und zweiten Woche nach der Geburt. Sie dauern Wochen bis Monate und haben in der Regel eine günstige Prognose. Ein Teil der Frauen erkrankt jedoch erneut und dann oft wieder im Wochenbett. Es kann jedoch im weiteren Verlauf auch eine isoliert vom Wochenbett verlaufende Psychose auftreten.

Therapie

Die therapeutischen Möglichkeiten sind vielfältig. Die nachfolgend aufgeführten Behandlungsmöglichkeiten werden vielfach in Kombination eingesetzt.

Folgende Therapiemöglichkeiten sind möglich:

- Psychotherapie
- Medikamentöse Therapie
- Hormon-Therapie
- Naturheilkundliche Therapie

Psychotherapien

Es können folgende Psychotherapien angewendet werden:

- Analytische Psychotherapie
- Verhaltenstherapie
- Familientherapie
- Gesprächstherapie
- Tiefenpsychologische Therapie

Medikamentöse Therapie

Wichtig ist, dass das Medikament regelmäßig und streng nach den ärztlichen Vorgaben eingenommen wird. Die Wirkung mancher Medikamente wie z.B. die der Antidepressiva setzt zeitversetzt, d.h. nicht sofort ein. Auf keinen Fall darf das Medikament eigenmächtig abgesetzt werden.

Hormon-Therapie

Hormontests sind notwendig und können sich auch über einen ganzen Tag erstrecken, um die Hormonschwankungen besser feststellen zu können. Die Verabreichung synthetischer Hormone wie der Pille können eine bestehende Depression verstärken oder sogar auslösen.

Naturheilkundliche Therapie

Verschiedene Formen der naturheilkundlichen Behandlung haben bei der postpartalen Depression gute Ergebnisse erzielt.

Zerfahrenheit / Inkohärenz

Die Zerfahrenheit ist typisch für die Schizophrenie. Es handelt sich um eine formale Denkstörung. Die Gedanken verlieren ihren Zusammenhang und ihre Assoziationen sind gelockert. Logische Verknüpfungen im Gesagten fehlen, sodass es zu einem völligen Wortsalat (Schizophasie) kommen kann. Die Betroffenen glauben aber an den inhaltlichen Sinn des Gesagten.

Zwang

Das pathologische Zwangsphänomen tritt in verschiedenen Formen auf, zum Beispiel als zwanghafte Befürchtung, als Impuls, gegen andere Aggressionen zu begehen, oder als Waschzwang bis hin zu rituellen Handlungen. Unter der Bezeichnung Zwang unterscheiden die Fachleute zwischen

- Zwangsgedanken
- Zwangsimpulsen
- Zwangshandlungen

Häufig treten diese Formen in Kombination auf.

Im ICD-10 finden wir die Zwangsstörungen im Abschnitt „neurotische, Belastungs- und somatoforme Störungen" und im DSM-IV im Abschnitt der Angststörungen. Eins haben alle Störungen gemeinsam und zwar das Leitsymptom der Angst.

Symptomatik

- mindestens einem Gedanke oder einer Handlung muss Widerstand geleistet worden sein, wenn auch nicht erfolgreich
- die Gedanken und Handlungen müssen als nicht angenehm und zeitweise als störend empfunden werden
- die Gedanken und Handlungen müssen sich wiederholen
- der Versuch, die Gedanken oder Handlungen zu unterdrücken, löst ein tiefes Unbehagen und Angst aus
- Zeitkriterium: mindestens zwei Wochen lang müssen an den meisten Tagen Zwangsgedanken, -impulse oder -handlungen auftreten
- die Zwangshandlungen dienen dazu, ein Unwohlsein zu verhindern oder zu reduzieren
- in den meisten Fällen ist der Verlauf chronisch, es kann aber auch zu Schwankungen in der Intensität der Symptomatik kommen
- sieben Jahre nach einer Therapie fühlen sich etwa. 10 % der Betroffenen sehr gut, 67 % mittelmäßig und 22 % deutlich beeinträchtigt

Epidemiologie

- vierthäufigste psychiatrische Störung
- Betroffene kommen aus allen sozialen Schichten
- Lebenszeitprävalenz 1-2 % der Bevölkerung
- ca. 20 % der Bevölkerung
- Männer und Frauen sind etwa gleich häufig betroffen

- normaler Beginn im Alter von 15 - 25 Jahren, jedoch auch schon im Kindergartenalter
- Komorbidität mit Depressionen, Phobien, Alkoholmissbrauch und Essstörungen

Ätiologie

- anlagebedingt
- rigide Erziehungsformen in der analen Phase
- Zwangshandlungen sind der Versuch, angstbesetzte Situationen zu bewältigen, ist dies erfolgreich, wird die Zwangshandlung an die Stelle der Angst gesetzt

Therapie

- häufig Kombination von Medikamenten und psychotherapeutischen Behandlungsmethoden
- Behandlung von Psychopharmaka hängt vom Schweregrad der Erkrankung, von der Persönlichkeit des Betroffenen und der sozialen Belastung ab
- Einsatz von seretonergen Antidepressiva und selektiven Serotonin Wideraufnahmehemmern
- in der Therapie soll die Kontrollfähigkeit gegenüber den Zwangssymptomen gelernt werden
- Verhaltenstherapie ist sehr maßgebend (Konfrontation und Reaktionsverhinderung)
- in der kognitiven Therapie: Erlernen neuer Verhaltensweisen anstelle des Zwangsverhaltens; Gedanken-Stopp
- wichtig ist es, während der Therapie die nähere Umgebung (z.B. Familie) mit einzubeziehen

Zwangsgedanken

Zwanghafte, sich immer wieder aufdrängende Denkinhalte, die als unsinnig anerkannt werden.

Inhalte:

- Angst, sich zu beschmutzen
- dauernde unlösbare Zweifel
- Gedanken, die eigene Gesundheit sei gefährdet

Zwangshandlungen

Zwanghafte, gegen den Willen ausgeführte Handlungen. Sie können nicht unterdrückt werden, da sonst massive Anspannung und Angst auftritt. Durch Ausführung der Handlung kommt es zu einer Reduktion der inneren Anspannung.

Inhalte:

○ Zählzwang
○ Waschzwang
○ Kontrollzwang

Zwangsimpulse

Impulse, die sich zwanghaft gegen den eigenen Willen durchsetzen wollen. Sie sind verbunden mit der Angst, dass sie vollzogen werden könnten, was aber gewöhnlich nicht geschieht.

Inhalte:

○ Aggressionen gegen andere zu begehen
○ autoaggressive Impulse
○ sexuelle Impulse

Zwangseinweisung

Die Zwangseinweisung und Unterbringung psychisch Kranker ist durch das Unterbringungsgesetz der einzelnen Bundesländer geregelt.

Bedingungen für die Zwangseinweisung in ein psychiatrisches Krankenhaus durch Unterbringungsbeschluss sind:

○ Vorliegen einer psychischen Störung (Diagnose!)
○ Gefährdung der öffentlichen Sicherheit oder Ordnung in erheblichem Maße (psychische Krankheit oder Geistesschwäche), insbesondere, wenn jemand sein Leben/seine Gesundheit oder das Leben von anderen gefährdet (Prinzip: Selbst- und Fremdwahrnehmung)
○ Unterbringung darf nur erfolgen, wenn Gefährdung durch weniger einschneidende Mittel nicht abgewendet werden kann
○ Gutachten des Amtsarztes oder des psychiatrischen Krankenhauses (in Notfällen Einweisungszeugnis durch jeden Arzt ausstellbar) ist erforderlich
○ Aufklärungspflicht seitens des Arztes
○ mündliche Anhörung des Betreffenden durch das Gericht innerhalb der ersten 24 Stunden nach Einweisung
○ Entscheidung über Fortdauer der Unterbringung nur durch den Richter für eine von ihm festzulegende Dauer

Merke:

Es ist zu empfehlen, sich vor der Prüfung darüber zu informieren, mit wem Sie im Notfall in Ihrer Stadt (-teil) Kontakt aufnehmen können.

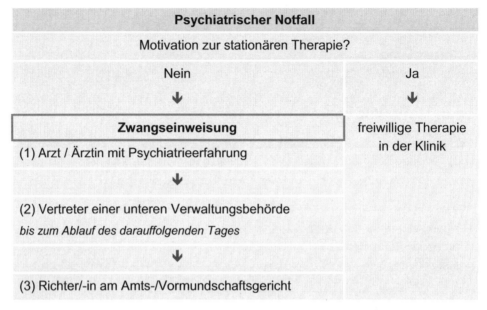

Indikationen zur Unterbringung bzw. Zwangseinweisung:

- Suizidalität
- Erregungszustand
- Aggressivität
- delirantes Syndrom
- Dämmerzustand
- maniformes Syndrom
- pathologischer Rausch
- schwerer Stupor
- Wahn

Zyklothymia

Der Begriff Zyklothymia oder zyklothyme Störung wurde früher allgemein für die manisch-depressive Erkrankung verwendet. Heute bedeutet Zyklothymia eine bipolare Erkrankung.

Symptomatik

- mindestens 2 Jahre Phasen leichter Depression und leichter Manie (Hypomanie), häufig wechselnd
- chronisch
- Leidensdruck der Betroffenen ist oft so gering, dass sie nur selten einen Arzt aufsuchen
- ca. 5 % der Bevölkerung